国家重大出版工程项目
中国常见癌症丛书

食 管 癌
ESOPHAGEAL CARCINOMA

主　编　张熙曾
副主编　赵锡江　王绿化　于振涛
编　委　（按姓氏笔画为序）
　　　　马明全　尤　健　王长利　王华庆　王　敏
　　　　叶兆祥　任　凯　任　鹏　刘贤明　张宝麟
　　　　张建国　张慧英　忻晓洁　李世霞　李树权
　　　　李晓璘　屈大望　金庆文　姜宏景　宫立群
　　　　战忠利　郝瑞生　姬　巍　贾宝玲　钱正子
　　　　谢广茹　韩春荣

北京大学医学出版社

ESOPHAGEAL CARCINOMA

图书在版编目（CIP）数据

食管癌／张熙曾主编. —北京：北京大学医学出版社，2006.2

（中国常见癌症丛书）

ISBN 7-81071-897-5

Ⅰ. 食… Ⅱ. 张… Ⅲ. 食管肿瘤－诊疗
Ⅳ. R735.1

中国版本图书馆 CIP 数据核字 (2005) 第 120610 号

食管癌

主　　编：	张熙曾
出版发行：	北京大学医学出版社（电话：010-82802230）
地　　址：	(100083) 北京市海淀区学院路 38 号　北京大学医学部院内
网　　址：	http://www.pumpress.com.cn
E-mail：	booksale@bjmu.edu.cn
印　　刷：	北京圣彩虹制版印刷技术有限公司
经　　销：	新华书店
责任编辑：曹霞　责任校对：杜悦　责任印制：郭桂兰	
开　　本：	889mm×1194mm　1/16　印张：11　字数：306 千字
版　　次：	2006 年 3 月第 1 版　2006 年 3 月第 1 次印刷　印数：1-4000 册
书　　号：	ISBN 7-81071-897-5 /R·897
定　　价：	68.00 元

版权所有，违者必究

（凡属质量问题请与本社发行部联系退换）

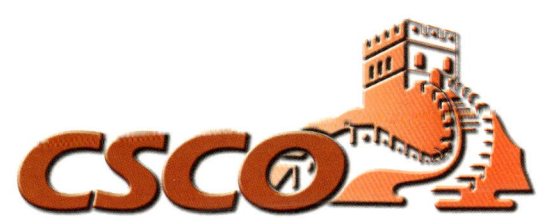

中国常见癌症丛书编委会

名誉主任 孙 燕 吴孟超

主 任 储大同

副 主 任 秦叔逵 马 军 吴一龙

编 委 （按姓氏笔画为序）

马 军 于振涛 王建民 王金万
王绿化 余子豪 石远凯 吴一龙
吴令英 吴孟超 张熙曾 李 力
李 槐 沈 锋 邵志敏 赵 平
赵锡江 徐兵河 高 黎 储大同
蒋国梁 蔡三军

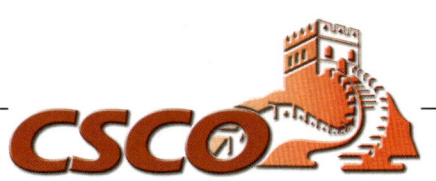

主 编 简 介

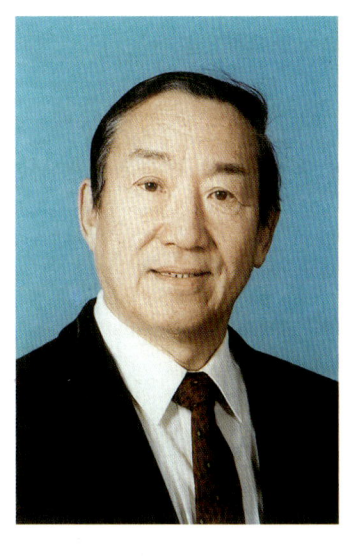

张熙曾教授1933年10月出生于日本京都，祖籍湖北省武汉市，1958年毕业于上海第二医学院本科医学系。毕业后到天津市人民医院从事肿瘤外科工作，师从全国肿瘤学权威金显宅、王德元教授。在该院历经瘤科住院医师、总住院医师、主治医师（胸科）、副主任医师、主任医师。1980年任胸科副主任，1983年任胸科主任。1987年人民医院改为肿瘤医院及研究所，1995年改称天津医科大学附属肿瘤医院及临床肿瘤学院，1990年为研究生导师。

1995年任医科大学教授，指导天津医科大学及南开大学医学系研究生。1999年起任天津医科大学附属肿瘤医院胸科名誉主任、专家委员会委员、学术委员会委员、学位评委会委员。

张教授首批获国务院特殊津贴，现任中国抗癌协会理事及中国癌症研究基金会理事（2004年前为常务理事）、天津抗癌协会理事长、中国抗癌协会全国食管癌专业委员会及肺癌专业委员会副主任委员、中国抗癌协会肿瘤临床协作中心(CSCO)指导委员、天津市胸心外科学会副主任委员、中日食管癌协作中心中方组长。

目前尚担任一系列肿瘤杂志编委，包括：《癌症》、《中国肺癌杂志》、《肿瘤研究与临床》、《临床肿瘤学》、《中国癌症杂志》高级编委，《食管外科》副主编，2004年前担任《中华肿瘤杂志》及《中国营养杂志》编委。

发表论文、译文200余篇，并参加肿瘤相关书籍的编写：《农村医师》（1967年）、百科全书医学部分《肿瘤内分泌治疗》、《肿瘤学》（1、2版）、《胸部肿瘤学》、《食管成型术》、《食管癌的诊断与治疗》、《纵隔肿瘤学》（2004年）、《胸部医疗器械手术学》（待出版）、《CSCO肿瘤丛书——食管肿瘤》（2005年）、《实用肿瘤手术学》（编写中）。

张教授从事肿瘤临床工作已47年，在临床工作与研究中发挥了积极作用。在全国肿瘤医院首先建立纤维内镜室（1973年），建立ICU（1981年），肺功能室，静脉营养室。开展锁骨下静脉穿刺做静脉肠道外高营养及化疗，目前全院已逾万例。与胸科赵锡江主任开展皮下留置万次输液泵做肠道外营养及化疗。

1983年至1984年经卫生局考试录取，由卫生局、医院及金显宅教授推荐派往丹麦王国哥本哈根大学国家医院胸心外科进行临床工作及基础研究，并在1983年获得手术权，这是文革后我国第一位获得国外手术权者。

在临床工作中开展一些实用工作。如与大津塑料研究所研制成十二指肠营养管（1984~1985年）、胸腔引流、胃管及胸瓶，从而代替玻瓶胸引管；设计食管曲形手术刀及手术刀片清洁片（获局二等奖）；与李晓璘主任研制食管扩张器（获局三等奖）。以上研制产品均已投放市场。

开展一些高难度手术：贲门癌扩大根治手术；食管上段、下咽癌切除术、气管造瘘、胃咽吻合术；气管肿瘤切除术、气管成形术；支气管肺动脉成型术治疗肺癌；食管癌、贲门癌采取食管内剥脱术，均填补市内空白。首创胸骨恶性肿瘤切除，用同种异体髂骨移植2例成功，均存活10年以上（第一例与上海胸科医院周允中合作），此为世界首创。

与研究生开展基础研究，如：肺癌细胞凝血酶敏感蛋白-1和CD44基因表达与肿瘤发展的关系（与研究生尤健获局三等奖）；食管癌、贲门癌端粒酶活性研究，此研究对判断预后有价值（与研究生获医科大学三等奖）。

1985年作为大队长带领四个医院（医大附院、公安医院、传染病院及肿瘤医院）60人的医疗队，对京津环渤海环境进行多学科综合研究，其中肿瘤及健康普查获国家科技进步二等奖。

张教授对纵隔肿瘤研究现状做了深入的研究，对一些观点提出自己的看法，并制定了纵隔肿瘤的新分类。

张教授热爱医学教育，主持召开气管外科全国第二届学术会议，无保留地把自己的心得传授给年轻医师，并选送他们出国深造。参加卫生部举办的全国临床医师进修班讲学已40余年，学员遍及全国。1997年张教授被纳入英国出版世界名人录。

张熙曾教授座右铭：医海无涯勤作舟！

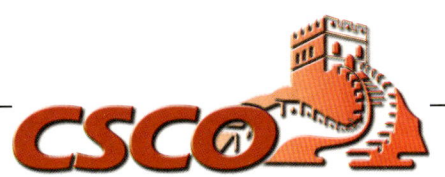

序 言

肿瘤是一类古老的疾病,无论西方和东方的医学文献中早有记载,但一直属于罕见疾病。而且动植物也均可有肿瘤生长。近150年来特别是进入20世纪以后先是发达国家,以后是发展中国家,肿瘤的发生率和死亡率迅速增高,目前在全球已经成为一类严重威胁人类健康和生命的疾病。世界卫生组织最近公布2000年全球共有恶性肿瘤患者男性530万,女性470万,死于这一疾病的620万,占总死亡人数的12%,在多数发达国家这一数字可达25%。随着发展中国家城市化的进程,和饮食习惯密切相关的肿瘤均将逐渐转变成经济发达国家的类型。我国目前疾病的特点是发达国家和发展中国家的疾病并存。进入新世纪以来癌症已经占居民死亡原因的首位,接近发达国家的水平。在北京和上海分别为24%和26%,如果这一趋向得不到改善,预期到2020年每年新发生的病人将达1500万,在发展中国家癌症总数将增加73%,发达国家为29%。很大程度上是老年人口增加的结果,因此强调各国应当采取必要的预防措施。我国卫生部统计,2000年我国城市中癌症死亡已经占首位,在农村中占第2位。癌症发病率逐年提高,每年新发癌症病人180万,每年死于癌症的人数超过140万。而且专家预测,由于我国目前环境污染和吸烟问题仍然严重,在2025年前癌症总的发病率不大可能下降,因此癌症已成为一种我们每个人必须面对的多发病、常见病。近50年来,我国癌症的发病率总体来说一直处于上升趋势,只是癌症谱有所变化:原来高发的胃癌、宫颈癌、阴茎癌、食管癌和鼻咽癌等有不同程度的下降;而肺癌、乳腺癌、结肠癌和前列腺癌等发病率有明显上升。尤其是大城市和沿海发达地区有较大幅度增加,这主要是与生活方式和饮食结构等有关。因之,如何开展肿瘤的预防和治疗成为大家十分关注的课题,WHO和我国政府都已经将癌症列为继续解决的重点问题之一。

在医学领域中临床肿瘤学(Clinical Oncology)是一门发展较晚的学科。1965年美国临床肿瘤学会(ASCO)成立标志着美国医学会承认临床肿瘤学为一门独立的专科。目前在世界各地学科发展迅速,欧美国家均有规模较多的肿瘤中心从事肿瘤防治研究和临床防治工作,并有很多专著和刊物,是当前最活跃的医学领域之一,并受到政府和人民的广泛关注。1933年我国在北京协和医院外科学系成立了肿瘤组,1954年在上海镭锭医院的基础上成立了上海肿瘤医院。以后各省逐渐成立肿瘤医院或在综合医院中成立肿瘤中心。从20世纪60年代以来也有不同规模的专著和刊物。

在相当年代里,中外医学都强调肿瘤是一种全身性疾病。近百年来,随着生物化学、免疫学、分子生物学和现代物理学等生命科学的发展,人们对肿瘤的认识越来越深入。目前,很多研究都说明原癌基因控制正常细胞的生长和发展,同时也有生化和免疫学方面的改变。单纯形态学的描述已经远远不能满足临床上制定治疗方案、预测可能的治疗结果、判断有无微量残存肿瘤细胞及监测复发的需要。

当前我们在临床上对肿瘤的认识仍然基本上停留在细胞水平。肿瘤的定义可以概括为:生物机体内的正常细胞在众多内因(包括遗传、内分泌失调和营养不良等状况、过度紧张等)和外因(包括物理性、化学性、生物性等因素)长期作用下发生了质的改变,从而具有过度增殖的能力而形成的。这种异常增殖既不符合正常细胞生长的规律,也不符合生理的需要。现有对肿瘤的认识可以概括为：①绝大多数临床肿瘤是由机体细胞而来的，不是外来的；②80%以上主要是由环境因素引起的。动物实验早已证明，许多物质可以诱发肿瘤。这些物质可以是物理的（如X射线）、化学的（如苯并芘）、生物的（如致瘤病毒），统称为致癌物。这些致癌物引起细胞遗传物质的改变，使细胞出现正常细胞所没有的许多生物学特征。这些特征又通过遗传，传给子代细胞；③在肿瘤的形成中，内因也很重要。2001年北欧研究人员发表了对于44 788对双胞胎和他们的医学档案进行了调研分析。由于双胞胎的遗传基因相同，如果一个患癌另一个未患癌则可认为癌症不是遗传因素所致。结果由于遗传因素导致的病例占30%；而环境因素造成的占70%。这说明了"外因通过内因起作用的"的事实。目前证实与肿瘤发生有关的内因包括遗传、营养和内分泌失调、细胞免疫缺损和长期过度应激反应如精神紧张和其他不良刺激等；④通过长期内外因的作用，细胞发生一定变化，表现为难以治愈的炎性反应、增生或过度增生。一般在这些癌前病变时期在一定程度上是可逆的。但如果恶变已经发展到一定阶段，一般是不可逆的。分子生物学研究正在阐明这种失控的原因。原癌基因大多数是正常细胞生长所必需的生长因子及其受体，由于发生基因突变、扩增、重排，以致细胞的过度生长；此外，还有另一些基因，当缺少、丢失、失活或变异时会导致病人发生肿瘤或促进肿瘤的发展，因之命名为抑癌基因或抗癌基因。在临床上，我们还可以看到各种免疫细胞如巨噬细胞、T淋巴细胞、自然杀伤细胞（NK）功能的失调和抑癌基因（如p53、p16）的丢失。这些，都可理解为祖国医学中"正虚"的范畴；⑤正常细胞的生长受到体内许多因素的严格控制和约束，包括神经、内分泌、遗传和免疫方面的调控。例如组织受到损伤后，细胞生长加快直到损伤完全修复，伤口愈合，细胞生长停止或恢复常态。由于有严格的控制，组织的修复总是恰到好处。肿瘤细胞的过度生长是生长失控的后果，分子生物学研究已经找到肿瘤细胞生长失控的原因，正是这些原癌基因的活化。所以，肿瘤的临床特点是，虽然具有一定阶段性却是不断发展的。

目前，临床肿瘤学正处于一个重大变革时期。新世纪的临床医学需要脱离几千年经验医学的模式发展为循证医学（Evidence Based Medicine，EBM）。可靠的临床试验和从中得出的数据将使我们愈来愈明白在一定情况下何种治疗更好，从而使疗效进一步提高。医生的任务是向病人提供最好的服务，什么是最好就需要拿出数据。这就把科学严谨的临床试验提到更高的地位，在肿瘤临床中就更为重要。循证医学、诊疗规范化和个体化已经成为学术界公认的趋势。因此，肿瘤的预防、诊断和治疗将会发生巨大变革。

进入新世纪以来，各国都在制定供本国参考的诊疗规范。我国人事部、卫生部、医师协会已经开始通过专科考试和继续教育推动医学领域内各个专科的建设，并由中华医学会组织制定了常见肿瘤的诊疗规范。为了适应学科发展的需要，CSCO组织大家编写本丛书的目的是及时向专科医师提供最新和实用的重要参考资料，其中包括病因、预防措施、WHO编写的新分类、AJCC编写的新分期和美国NCCN及我国2003年制定的诊疗规范中的处理原则；并且吸取当前最新的进展和富有成效的新处理方法，从而给广大病人带来裨益。

尽管如此，由于各位编者学识和经验有限，不足之处在所难免，所以需要在实践中不断完善，形成具有我国特色的防治规范，才能真正给病人带来裨益。

孙 燕

中国工程院院士
中国抗癌协会临床肿瘤学协作专业委员会(CSCO)
指导委员会主任委员
2005年5月

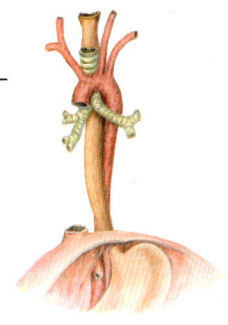

前　言

食管癌是常见的恶性肿瘤之一，全世界几乎所有的国家及民族均有发病。不同地区、不同国家发病不同，甚至同一国家内也有高发区及低发区。亚洲国家如日本、中国和南亚一些国家，伊朗北部均为食管癌高发区。近年报告世界上约60%的食管癌发生在中国，食管癌对我国人民健康的危害性很大。

解放后早期统计食管癌的死亡率仅低于胃癌，而且也发现一些高发区。1959年河南、北京等有关单位的医务人员在我国食管癌高发区林县进行防治工作，对食管癌的流行病学、病因学、诊断学及治疗学研究取得了一定的进展和成果。在他们的带动下，其他地区相继开展了食管癌的防治研究。其中，河北医大在临漳的防治工作颇有成效。50余年的防治研究使我国高发区食管癌的发病率已略有下降。我国在食管癌高发区普查发现早期食管癌经手术治疗5年生存率已达90%，受到世界各地的重视。

建国后，我国食管癌外科治疗取得迅速发展。1940年吴英恺教授首次经胸切除食管癌成功。1949年全国解放时只有少数单位（北京、上海、天津等）开展这种手术，总计仅50例左右，手术死亡率达30%。此后50余年手术普及推广，食管手术已在大、中、小城市及县镇等医疗单位开展。尤其是河北省肿瘤医院、河南省肿瘤医院、中国医学科学院肿瘤医院、山西省肿瘤医院、天津市肿瘤医院、上海胸科医院都积累了大量手术病例，河北省肿瘤医院手术例数已达2万例，为世界首位。

在手术方面，我国学者邵令方、黄国俊、张毓德等开创了食管包裹缝缩术，1972年又研制了我们独特的食管胃吻合器，大大降低了吻合口瘘的发生率。随着手术技术的进一步发展，我国食管癌的外科治疗已日臻成熟。

然而，至今食管癌患者在就诊时已多为中晚期，外科切除总的5年生存率仍徘徊在30%左右，不令人满意。因此放疗、化疗、生物治疗、中医治疗等综合治疗已被临床工作者接受推广，使治愈率有所提高，但仍需继续努力。

本书对食管癌的解剖、胚胎、组织、生理、流行病学、病因学及发病机制、普查预防、食管癌的病理、细胞学、影像学、食管癌标志物、临床表现、临床分期、外科治疗、放疗、内科治疗、中医治疗、综合治疗、心理治疗、生活质量、护理做了扼要介绍，并对食管其他恶性肿瘤及良性肿瘤做了简单介绍。

放疗在食管癌治疗中占重要位置，中国医学科学院肿瘤医院在编写本章做了详细介绍。

本书对食管癌进行了多方面叙述，涉猎面较广，希望能为中青年医师提供参考。

在编写本书中大家尽了很大努力。但限于水平，难免有许多不足及错误之处，希望各位同仁提出批评、指正，以促进今后纠正补充。

张熙曾
李晓璘

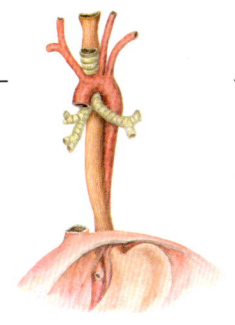

目　　录

第一章
食管的解剖学、胚胎学和组织学 1
第一节　食管形态 1
　一、食管长度 1
　二、食管各部解剖特点 2
　三、食管各部相邻关系 2
第二节　食管的血供、神经支配及淋巴引流 ... 2
　一、食管的血液供应 2
　二、食管的神经支配 3
　三、食管的淋巴系统 4
　四、食管的组织结构 4
第三节　食管胚胎发生 5
第四节　食管生理 5

第二章
食管癌的流行病学 7
第一节　食管癌的发病率与死亡率 7
第二节　食管癌的流行地区与人群分布 ... 7

第三章
食管癌的病因学和发病机制 9
第一节　食管癌的病因学 9
　一、不良的生活饮食习惯和营养微量元素
　　　缺乏 9
　二、生物学及化学致癌因素 9
　三、经济与心理因素 10
　四、遗传因素 10
　五、某些疾病的影响 10
第二节　食管癌的发病机制 10

第四章
食管癌的普查与预防 13
第一节　食管癌的普查 13
　一、食管粘膜碘染色 13
　二、拉网脱落细胞学检查 13
　三、食管镜检查 14
　四、其他普查方法 14
第二节　食管癌的预防 14
　一、病因学预防 14
　二、治疗食管上皮非典型增生和食管疾患
　　　 14
　三、针对"三早"的预防 14

第五章

食管肿瘤病理 ... 17

第一节　食管肿瘤的组织学分类 17
　　一、WHO（2000）食管肿瘤的组织学分类
　　　　　　　　　　　　　　　　　　　 17
　　二、中国食管肿瘤病理学类型（2001） 17
第二节　食管的良性肿瘤 19
　　一、食管平滑肌瘤或良性间质瘤 19
　　二、食管囊肿 20
　　三、食管息肉 20
　　四、食管鳞状上皮乳头状瘤 21
　　五、食管脂肪瘤 21
　　六、食管血管瘤 21
　　七、食管颗粒细胞瘤 21
第三节　食管癌 21
　　一、食管癌的组织发生学 21
　　二、早期食管癌的病理特点 22
　　三、中晚期食管癌的病理特点 23

　　四、食管癌的扩散与转移 27
　　五、影响食管癌预后的因素 27
　　六、食管癌的癌前病变 27
　　七、食管癌的癌前疾病 28
第四节　食管的其他恶性肿瘤 29
　　一、食管癌肉瘤 29
　　二、食管肉瘤样癌 30
　　三、原发性食管黑色素瘤 30
　　四、原发性食管恶性淋巴瘤 31
　　五、食管平滑肌肉瘤或恶性间质瘤 31
　　六、食管壁的转移瘤 31
第五节　食管瘤样病变 32
　　一、纤维血管性或纤维性息肉 32
　　二、囊肿 32
　　三、弥漫性平滑肌瘤病 32
　　四、异位症 32

第六章

食管癌细胞学检查 ... 35

第一节　食管细胞学标本的采集方法 35
第二节　食管细胞学检查的应用 35
第三节　食管细胞学诊断 36

第七章

食管癌的影像学检查 ... 37

第一节　放射学检查方法 37
　　一、钡餐造影 37
　　二、CT检查 37
　　三、MRI检查 37
第二节　食管的正常解剖 37
　　一、正常X线解剖 37
　　二、正常X线和CT表现 38
第三节　食管肿瘤 38

　　一、食管癌 39
　　二、食管的其他恶性肿瘤 43
　　三、食管的良性肿瘤 43
第四节　食管内镜超声扫描在食管癌诊断中的
　　　　作用 44
　　一、正常颈段食管的声像图 45
　　二、正常腹段食管声像图 45
　　三、食管癌声像图 45

第八章

食管癌标志物 ... 49

　　一、肿瘤标志物的生物学意义 50
　　二、有关肿瘤标志物的研究 50
　　三、肿瘤标志物的意义 50
　　四、食管癌的肿瘤标志物 50

第九章

食管癌的临床表现 ... 51

第一节　早期食管癌症状 ... 51
第二节　中期食管癌症状 ... 51
第三节　晚期食管癌症状 ... 52

第十章

食管癌的分期 ... 53

第一节　概况 ... 53
第二节　国际抗癌联盟食管癌的分段和分期 ... 53
　　一、食管癌病变分段标准 ... 53
　　二、食管癌国际 TNM 分期 ... 53

第十一章

食管癌的外科治疗 ... 57

第一节　食管癌外科治疗发展概况 ... 57
第二节　食管癌的手术治疗 ... 58
　　一、手术方式 ... 58
　　二、切除范围 ... 58
第三节　食管癌手术适应证 ... 59
第四节　食管癌手术禁忌证 ... 59
　　一、食管癌手术禁忌证 ... 59
　　二、食管癌手术切除率和手术死亡率 ... 59
　　三、影响手术切除率的因素 ... 60
第五节　食管癌切除术后的远期疗效 ... 62
第六节　食管癌外科治疗远期疗效的影响因素 ... 62
　　一、肿瘤部位 ... 62
　　二、病变长度 ... 62
　　三、癌是否有外侵 ... 62
　　四、有无淋巴结转移 ... 63
　　五、手术彻底性 ... 63
　　六、残端有无癌残留 ... 63
　　七、病程 ... 63
　　八、年龄 ... 64
　　九、临床病理分期 ... 64
　　十、术前放疗 ... 64
第七节　食管重建手术 ... 64
　　一、经左胸食管癌切除及胸内食管胃吻合术 ... 65
　　二、经左胸食管癌切除及食管胃颈部吻合术 ... 66
　　三、经右胸食管癌切除胸内或颈部食管胃吻合术 ... 66
　　四、下咽部和颈部食管癌切除行胃咽吻合术 ... 66
　　五、食管癌切除及结肠移植食管重建术 ... 66
　　六、食管癌切除及空肠移植食管重建术 ... 66
　　七、食管内翻剥脱术切除食管 ... 67
　　八、胸腔镜切除食管癌 ... 67
第八节　食管癌的其他治疗 ... 67
　　一、激光治疗 ... 67
　　二、生物治疗 ... 67
　　三、内镜治疗 ... 67
　　四、光动力治疗 ... 68
　　五、食管支架置入术 ... 68
第九节　食管癌的术后并发症及其防治 ... 68
　　一、吻合口瘘 ... 69
　　二、乳糜胸 ... 70
　　三、肺部并发症 ... 70
　　四、心肺并发症 ... 70
　　五、脓胸 ... 71

第十二章

食管癌的放射治疗 ... 73

- 第一节　食管癌的术前化疗 ... 73
- 第二节　食管癌的术前放射治疗 ... 78
- 第三节　术前同步放化疗 ... 81
- 第四节　不能手术的食管癌的放射治疗 ... 85
  - 一、后程加速超分割 ... 85
  - 二、后程加速超分割联合化疗 ... 86
  - 三、全程加速超分割与后程加速超分割的比较 ... 86
  - 四、同步放化疗和单纯放疗 ... 86
- 第五节　食管癌的术后放疗 ... 88
- 第六节　食管癌的适形放疗 ... 89

第十三章

食管癌的内科、生物免疫及基因治疗 ... 97

- 第一节　食管癌的内科治疗 ... 97
  - 一、术前化疗（新辅助化疗） ... 97
  - 二、姑息性化疗 ... 100
- 第二节　食管癌的生物免疫治疗 ... 103
- 第三节　食管癌的基因治疗 ... 104
  - 一、食管癌的基因治疗概况 ... 104
  - 二、癌基因治疗程序 ... 104

第十四章

食管癌的中医药治疗 ... 109

- 第一节　概述 ... 109
- 第二节　食管癌的中医药治疗 ... 109
  - 一、病因病机 ... 109
  - 二、辨证论治用药 ... 110
  - 三、中西医结合综合治疗 ... 110
  - 四、成方验方的临床应用 ... 111
  - 五、常用抗癌中草药介绍 ... 111

第十五章

食管癌的综合治疗 ... 113

- 一、术前放疗 ... 113
- 二、术后放疗 ... 114
- 三、手术前后药物治疗 ... 114
- 四、食管癌放化疗综合 ... 115

第十六章

食管癌的心理治疗与生活质量 ... 117

- 第一节　心理社会因素与肿瘤的发生与发展 ... 117
- 第二节　生活质量 ... 118
- 第三节　食管癌患者的心理治疗与康复 ... 119

第十七章

食管癌的护理 ... 121

- 第一节　手术护理 ... 121
  - 一、手术前护理 ... 121
  - 二、术后护理 ... 122
  - 三、术后并发症的护理 ... 122

四、支架的护理 125
　第二节　放疗护理 126
　第三节　化疗护理 126

第十八章

食管癌防治的进展 127

第一节　病因学预防 128
　　一、化学预防 128
　　二、营养学预防 129
第二节　外科治疗进展 129
第三节　病因学防治 131

第十九章

其他少见的食管恶性肿瘤 133

第一节　食管癌肉瘤 133
第二节　食管小细胞癌（燕麦细胞癌） 133
第三节　食管腺样囊腺癌 134
第四节　食管类癌 134
第五节　食管粘液表皮样癌 134
第六节　食管肉瘤 134
第七节　食管恶性黑色素瘤 135
第八节　食管恶性淋巴瘤 135

第二十章

食管良性肿瘤及囊肿 137

第一节　食管良性肿瘤及囊肿概况 137
第二节　食管平滑肌瘤 138
　　一、一般概况 138
　　二、病理 138
　　三、临床症状 138
　　四、诊断 139
　　五、治疗 139
第三节　食管息肉 139
　　一、概况 139
　　二、临床表现 140
　　三、诊断与治疗 140
第四节　食管囊肿 140
　　一、概况 140
　　二、临床症状 140
　　三、诊断 141
　　四、治疗与预后 141
第五节　其他几种少见的食管良性肿瘤 141
　　一、食管乳头状瘤 141
　　二、食管血管瘤 141
　　三、食管颗粒细胞瘤 142
　　四、其他极罕见的食管良性肿瘤 142

索引 145

第一章 食管的解剖学、胚胎学和组织学

第一节 食管形态

一、食管长度

食管是连接咽与胃之间的肌性器官，它起始于环状软骨下缘水平（相当于第6颈椎水平）。下行经颈部，上胸部，后纵隔，再经横膈的食管裂孔进入腹部，于第11胸椎水平的左侧与胃贲门相连。

食管长度因人而异，它受到高度（尤其胸腔纵径长度）、年龄、性别等因素的影响。我国成年人食管长度（length of esophagus）为25～30cm，男性为21～30cm（平均25cm），女性为20～27cm（平均23cm）[1-3]。成人自门齿至食管起始部平均为15cm，至左主支气管越过食管处为24～26cm，至食管下端胃粘膜移行部的长度为40cm。食管长度与年龄关系见表1-1 [4-7]。

表1-1 食管长度与年龄的关系

年龄	门齿至环咽肌(cm)	门齿至气管分叉(cm)	门齿至贲门(cm)	食管总长度(cm)
初生儿	8	12	18	10
5岁	10	17	26	16
10岁	10	18	28	18
15岁	14	23	33	19
成人	15	26	40	25

测量食管长度方法较以往增多，如下列几种：①纤维食管镜（或胃镜）②钡餐放射线透视 ③测量食管胃连接的粘膜电位差 ④根据躯干、身长简易公式，一般身长的15%，躯干长的26% ⑤尸体解剖测量。

食管长度在临床上对诊治食管癌病变有重要参考价值，因为有些疾病可导致食管长度改变。如食管炎形成瘢痕，食管癌放疗后，均可使食管缩短，严重贲门失弛缓症可使食管延长。

食管管径（caliber of esophagus）约为1.5～2.5cm，下半部较上半部为大。

食管在正常情况下有3个解剖学狭窄。第1个狭窄为食管入口处，它位于环状软骨下缘，在第6颈椎水平，是3个狭窄中最窄的部位，口径为

1.3cm，距门齿距离 14～16cm，在行食管镜检时，因前有环状软骨，后有颈椎体，因此较难通过。第 2 个狭窄为食管在左主支气管交叉处，管径 1.5～1.7cm，距门齿 24～26cm。第 3 个狭窄为食管通过膈食管裂孔处，在第 10～11 胸椎水平，管径 1.6～1.9cm，距门齿 37～42cm。

狭窄（stenosis）在临床有重要意义，具有对人体的生理保护作用。第 1 狭窄可防止吸入时空气由咽入食管。第 3 狭窄可防止胃内容物反流入食管，同时第 3 狭窄为食管异物滞留的好发部位，也为损伤、穿孔、溃疡等好发部位，同时也为肿瘤的好发部位。这些狭窄也是食管镜检查时易损伤的部位，尤其是第 1 狭窄。

在狭窄之间有两处膨大，第 1 膨大位于第 1 和第 2 狭窄之间，约 10cm 长，管径 1.9cm；第 2 和第 3 狭窄之间的膨大长 15～17cm，管径 2.2cm。

二、食管各部解剖特点

解剖学上食管分为颈段，胸段和腹段。从临床应用的角度上又将胸段分为胸上段，胸中段和胸下段。胸上段由胸骨柄上缘平面至主气管分叉水平，胸中段和胸下段由主气管分叉水平至膈裂孔之间，其中上 1/2 为胸中段，下 1/2 为胸下段。

由生理角度划分则为食管上括约肌，食管体部和食管下括约肌 3 个部分[1-7]。

三、食管各部相邻关系

（一）颈段食管

此段较短，由环咽肌水平（相当第 6 颈椎水平）食管起始，此处咽部为横行肌，食管为纵形肌，后者薄弱。两种肌肉交界处存在好发食管憩室的薄弱区。食管后面贴附于脊柱与颈长肌上，与脊柱之间有椎前筋膜，前为疏松脂肪组织，与纵隔相通，一旦出现颈食管吻合口瘘，食管内容物可通过此间隙进入后纵隔。

颈段食管前为主气管，在颈食管与气管两侧形成气管食管间分别有左右喉返神经与食管动脉。食管两侧近上端与甲状腺两侧叶及甲状旁腺相邻，颈食管下端与甲状腺下动脉及颈动脉鞘相邻，鞘内含颈总动脉、颈内静脉和迷走神经。

（二）胸段食管

此段为颈段食管末端至膈肌食管裂孔的一段。此段食管与纵隔胸膜和肺、心脏、大血管、气管、支气管、胸导管、奇静脉、肋间动静脉及胸段脊柱等相毗邻。

食管下行至第 4 胸椎水平，主动脉弓的末端跨越食管左侧，食管由此偏右进入后纵隔，食管先位胸主动脉之后方，在第 7 颈椎水平食管向左越过胸主动脉前方，在第 8 椎体水平食管处于食管与脊柱之间，并由纵隔胸膜所覆盖。在降主动脉左前方，食管穿过膈肌的食管裂孔进入腹部与胃连接，在气管分叉以上，食管前壁与气管相近，但疏松，在气管分叉以下食管左前壁有左主支气管横过，此外气管分叉以下食管前壁与心包相邻（相当左心房部位）。

（三）腹段食管

此段最短，约 3cm，食管腹段右与胃小弯相连，左与胃底相连，此处两者成一夹角，称之为 His 角。腹段食管的前面和右面的一部分与肝左叶相接触，食管的后段包于小网膜内，前面和左侧为腹膜覆盖。

第二节　食管的血供、神经支配及淋巴引流

一、食管的血液供应

（一）食管的动脉供应

食管的动脉供应丰富，其特点为多段性，多分支性，多源性。颈、胸、腹段有不同来源的动脉，在食管壁内外互相吻合。

1. 食管颈段　食管颈段主要来自左右甲状腺下动脉，该动脉来自锁骨下动脉的甲状颈干的一个分支。甲状腺下动脉的食管支通常为一个分支向下沿食管前侧向下延伸。成对的气管支的分支至气管，沿气管和食管外侧行走，从左右两侧分支供应颈部食管。

2. 食管胸段　胸段食管动脉主要来自主动脉弓、胸主动脉、支气管动脉，其次为肋间动脉。食管上胸段动脉供应变异大，左侧由主动脉弓的支气管动脉食管支或来自胸主动脉的 3～5 支分布到食管。右侧源自肋间动脉的右支气管动脉供应胸廓入口至主动脉弓以下 5～8cm，弓上食管血供差。

3. 食管胸中下段　主要为胸主动脉食管固有支，一般3～4支，其次为右肋间动脉（第2～6肋间食管支），此血管向上与甲状腺下动脉食管支吻合，向下经食管裂孔与腹部食管的动脉吻合。

4. 食管腹段　来自胃左动脉食管支，尚有左膈下动脉分支。

5. 食管壁内动脉　颈部供应的食管动脉直接穿入食管壁内，而胸部供应的食管动脉在食管壁外走行一段穿入食管壁内。

（二）食管静脉

食管静脉可分为壁内、壁外及迷走神经并行静脉。

1. 壁内静脉　又分为上皮下静脉丛，粘膜下静脉丛及穿行静脉。

（1）上皮下静脉丛　食管壁内的毛细小静脉集合成丛，在固有膜内形成上皮下静脉丛，分布食管全长。此丛由短小静脉穿过粘膜肌层，汇入粘膜下静脉丛较大的静脉。在食管上、下两端呈纵长方向，分别与咽上皮静脉丛和胃腺体下静脉丛互相连续，故在贲门形成体循环系统与门静脉系统的微小静脉交通。

（2）粘膜下静脉丛　此丛由无数小静脉从粘膜肌层穿出，纵行于粘膜肌层与环形肌层之间，形成较大静脉。这些静脉连接食管与胃粘膜下层静脉丛，形成门、腔两静脉系统的交通吻合。

（3）穿行静脉　较大的静脉丛穿过肌层，到达食管表面。

2. 壁外静脉丛（plexus venosus）

（1）食管颈部的食管周围静脉起自食管外侧，其终末1～3支越过气管前注入甲状腺下静脉。

（2）食管胸静脉大部分引流到奇静脉（azygos vein），半奇静脉（hemiazygos vein）和副半奇静脉（accessory hemiazygos vein），最后入上腔静脉（superior vena cava）。

（3）食管腹部及食管胸下部静脉，一部分入奇静脉，另一部分在胃左静脉向右达后腹壁，另3～4支入胃左静脉，入门静脉系统。

3. 迷走神经并行静脉

迷走神经并行静脉是两支纵行静脉紧靠迷走神经行走，直接或经由支气管后静脉把胃左静脉与奇静脉沟通，两侧下行彼此吻合。此静脉汇入奇静脉处有静脉瓣，而此静脉在下端则无静脉瓣，迷走神经并行静脉是门、腔两静脉系统在食管壁外的一个吻合交通支。

二、食管的神经支配

食管神经由躯体运动神经的喉返神经支配食管的横纹肌，内脏运动神经（交感与副交感神经）支配食管平滑肌。

（一）交感神经

交感神经经过颈、胸交感神经链分布到食管。食管丛尚有胸主动脉丛来的分支，食管末端还接受来自腹腔神经节的交感纤维，这些纤维由胃左动脉和左膈下动脉的动脉周围神经丛达到食管。

（二）副交感神经

副交感神经纤维随迷走神经分布到食管，迷走神经由颈静脉孔出颅，在咽中缩肌处形成咽丛，分支支配咽与咽食管连接部。

在颈部，双侧迷走神经在颈总动脉、颈内静脉之间后方，并为颈血管鞘包围。右侧迷走神经穿出颈血管鞘进入胸部前发出右喉返神经，沿右锁骨下动脉返向右气管食管沟内，并发出食管支，支配食管中、上段横纹肌。此神经干在后纵隔下行，在肺内后方下行，发出分支支配食管中段平滑肌及腺体，继续下行形成食管丛，支配胸食管下段平滑肌及腺体。左侧迷走神经穿出血管鞘入上纵隔在主动脉弓前，再向左至主动脉弓下缘发出左喉返神经，此神经绕过主动脉弓后，沿左气管食管沟上行。左迷走神经在胸主动脉和左肺动脉间，至食管壁形成食管丛，其分支分布与右侧同。食管丛的迷走神经在食管下段合并成前后干，经膈食管裂孔进入腹腔。

（三）壁内神经丛（nerve plexus）

食管粘膜下层有粘膜下丛（支配食管腺分泌活动），内环外纵肌之间有肠肌丛（支配食管肌肉活动），迷走神经节前纤维（混以交感神经节后纤维）经喉返神经，食管支，食管丛分支，穿过食管壁到达粘膜下丛及肠肌丛。

有关食管感觉由迷走神经传导，颈部食管上部感觉神经有喉上神经，向下由喉返神经及迷走神经的食管支进入迷走神经。

三、食管的淋巴系统

食管粘膜及粘膜下层淋巴管密切交通，其贯穿食管全长，粘膜下淋巴管纵行为主，其数量大大超过横行淋巴管，并断续穿过肌层，回到淋巴结。食管上2/3主要引流向背侧，下1/3引流向腹侧。

胸导管为全身最大的淋巴管，管径2～5mm，起源于第2腰椎前方的乳糜池，在腹主动脉右穿过膈主动脉裂孔进入胸腔，然后在后纵隔及食管后方，在主动脉处胸导管位于食管左后方，然后向上位于食管左侧，渐向前上，进入左侧静脉角。

胸、腹段淋巴管注入胸腹淋巴结，各段分别注入不同的局部淋巴结，今将淋巴结标号及名称与部位见表1-2。

表1-2 食管引流淋巴结标号、名称及部位

标号	部位命名	位置
1	锁骨上淋巴结	胸骨切迹和锁骨以上
2R	右上气管旁淋巴结	头臂干动脉起始部与气管交叉线到肺尖之间
2L	左上气管旁淋巴结	主动脉弓上缘与肺尖之间
3P	后纵隔淋巴结	上食管淋巴结，气管分叉以上
4R	右下气管旁淋巴结	头臂干动脉起始部与气管交叉线到奇静脉弓上缘
4L	左下气管旁淋巴结	主动脉弓上缘到隆突
5	主动脉窗淋巴结（Bottolo淋巴结）	动脉导管韧带侧面的主动脉弓下淋巴结
6	前纵隔淋巴结	升主动脉及无名静脉（头臂干静脉）前
7	隆突下淋巴结	气管隆突下
8M	中食管旁淋巴结	气管分叉至下肺静脉下缘
8L	下食管旁淋巴结	下肺静脉下缘到食管胃连接处
9	下肺韧带淋巴结	下肺韧带内
10R	右气管支气管淋巴结	奇静脉上缘到右上叶支气管起始部
10L	左气管支气管淋巴结	隆突到左上叶支气管内
11	叶间淋巴结	
12	肺叶淋巴结	
13	肺段淋巴结	
14	肺亚段淋巴结	
15	膈上淋巴结	位于膈穹隆上，可达膈角
16	贲门旁淋巴结	食管胃接合部
17	胃左淋巴结	沿胃左动脉走行分布
18	肝总动脉淋巴结	沿肝总动脉走行分布
19	脾淋巴结	沿脾动脉走行分布
20	腹腔淋巴结	腹腔动脉起始部

四、食管的组织结构

食管与消化道一样具有四层组织结构，即粘膜层、粘膜下层、肌层及外膜层。

（一）粘膜层

食管粘膜位于食管壁的最内层，粘膜表面光滑湿润，上界与咽部鳞状上皮相移行，在贲门处与胃粘膜的单层柱状上皮明显分界。食管、胃连接部粘膜的纵行皱襞可以越过鳞、柱状上皮，移行部的纵行皱襞可为两种上皮覆盖。

（1）上皮基底层：在上皮最深层，其增殖细胞向浅层退役，分化出各层细胞，因此该层又称为生发层。

（2）固有层：由纤维结缔组织构成，有众多有血管的乳头，突向上皮基底面，食管及贲门的腺体位于此层内。

（3）粘膜肌层：此层位于固有膜层与粘膜下层间，由薄层纵行平滑肌纤维和疏松弹力纤维网组成，厚度200～400μm，并与胃粘膜肌延续。

（二）粘膜下层

此层较厚，300～700μm，有胶原纤维与纵行弹力纤维及少量脂肪，有较大血管、淋巴管及神经丛，并有食管腺。

（三）肌层

由内环、外纵肌纤维组织组成，厚0.5～2.2mm[4]。上1/4为横纹肌，其下为横纹肌与平滑肌混合，食管下1/3为平滑肌。

（四）外膜

由疏松结缔组织构成，又称纤维层，与周围组织相连。此层不像其他消化道器官有浆膜层，因此不具有消化道浆膜层的防御功能。

第三节 食管胚胎发生

食管的发生与消化系统一样，与胎盘内胚层相伴。开始形成管状结构，为原始消化管。原始消化管分为前、中、后三段，前段称之为前肠，前肠衍化成众多消化道器官，包括甲状腺、甲状旁腺、胸腺。在前肠咽底部食管区腹侧外突形成呼吸系统原基（包括喉、气管、肺），因此可见食管原基在胚胎发育时期与呼吸系统的发生密切相关。发育不良时食管、气管均可形成先天畸形，如食管气管瘘。

在胚胎期第3周末，闭锁原肠前端的咽膜破裂，前肠与口窝相通。前肠腹侧形成呼吸道，后侧形成食管与胃。在胚胎坐高80mm的胎儿，食管壁4层结构已清晰可见。管腔内可见纵行皱襞，上皮为复层柱状上皮，此后逐渐变为复层扁平上皮，分娩时上皮细胞达10层。

在胚胎第5周，出现食管浅层腺体。在出生时才出现深层腺体，在胎儿坐高14mm时食管内环肌及结缔组织出现，在第8周出现外纵行肌，在第10周出现粘膜下肌层。胚胎第6周一些神经沿迷走神经到食管，形成神经丛。在胚胎4个月时胎儿迷走神经内有神经节细胞出现[6-8]。

第四节 食管生理

食管无消化功能，其主要生理功能为主动咽下食物或水从咽部送到胃内。食管虽为一食物通道，但也有重要特点。食管粘膜能分泌少量碱性粘液，使食管管腔润滑。食管有上括约肌（superior sphincter），上、中部横纹肌（middle striated muscle）及食管下括约肌（inferior sphincter）。上括约肌能防止空气由咽进入食管和胃，也防止食物反流到咽部，下括约肌能防止胃内容物反流入食管。在进食时，食管体部肌肉收缩，产生蠕动，上、下括约肌先后松弛，使食物由咽到胃。上述吞咽动作常称之为口咽期及食管期。

1. 口咽期　食物由舌尖向后移到舌根、咽部，出现反射性咽下动作。舌抵住口，使口咽压力上升，软腭上举，抵住咽后壁，分隔鼻腔与口咽腔；防止食物入鼻，声门关闭，会厌下覆盖，关闭气道，而使食物入食管。

2. 食管期　食物进入食管喉，及时引发上食管蠕动波。由上面蠕动波形成食管内压力差，将食物推向胃，残留的食物造成膨胀性刺激，引起继发性蠕动波，而使残留食物顺利完全送入胃内[6, 8]。

参 考 文 献

1. 王其彰. 食管解剖学. 劭令方、张毓德主编, 食管外科学, 石家庄, 河北科学技术出版社, 1987: 1-10
2. 刘文彪. 食管解剖学. 劭令方、王其彰主编, 新编食管外科学, 石家庄, 河北科学技术出版社, 2002: 1-27
3. 廖瑞. 食管解剖学. 食管组织学, 食管胚胎学, 王其彰主编, 食管外科, 北京, 人民卫生出版社, 2005: 12-27
4. 李辉. 食管解剖学. 李辉主编, 新代食管外科学, 北京, 人民军医出版社, 2004: 3-54
5. 赵锡江, 张熙曾. 食管的外科解剖学. 赵锡江、张熙曾、王网明等, 食管癌诊断与治疗, 天津, 天津科技翻译出版公司, 1999: 57-72
6. 王德元. 食管胚胎发生、解剖与生理. 王德元编著, 胸部肿瘤学, 天津, 天津科学技术出版社, 1999: 239-242
7. Dorothea Lieberman-Meffert. Anatomy, Embryology, and Histology. F.Griffith Pearson Cooper Cooper JO, Deas Lauriers J, et al. Esophageal Surgery. Health Science Asia. Elsevier Science, Elsevier Livingstone, 2nd Edition, 2002: 8-31
8. 雷建章. 食管胚胎学. 王其彰主编, 食管外科, 北京, 人民卫生出版社, 2005: 42-44

第二章 食管癌的流行病学

张熙曾
赵锡江

第一节 食管癌的发病率与死亡率

食管癌是人类常见的消化道恶性肿瘤之一。食管癌的分布遍及世界各地，但其发病情况在不同国家、不同地区却相当悬殊。在高发区内有低发区，在低发区有高发区，高发区的发病率可高于低发区100至200倍[1]。

我国是世界上食管癌发病率和死亡率最高的国家，尤其在农村地区，食管癌严重威胁人们的健康。食管癌位居全球肿瘤发病率的第8位，死亡率的第6位。据《现代食管外科》介绍，食管癌60%发生在我国[2]。全世界新增食管癌病例近40万，其中80%的新发病例发生在发展中国家[3]。由于难以早诊，所以死亡率仍高，每年达36万左右，占癌症死亡率的5.4%。王国清[1]介绍，据估计，食管癌的世界年龄调整发病率：男性10.2/10万，女性4.2/10万；死亡率：男性9.3/10万，女性3.8/10万，但近年国外食管腺癌呈上升趋势。

我国开展食管外科及放疗已有60余年，在高发区开展筛查，做到早期诊断，积累了不少经验。但至今就诊病例多为中晚期，门诊病例30%～50%有手术机会，其中约70%可根治切除。除极早期外，术后生存率在20%～30%，而总就诊病例5年生存率仅为8%左右[4]，所以食管癌的防治任务巨大。

由全国肿瘤防办1990～1992年抽样调查，食管癌占肿瘤死因的16.05%，居城市恶性肿瘤死亡第4位，农村第3位；50～70岁组占食管癌总死亡的3/4[5]。近10年来食管癌发病率、死亡率有所下降，已低于肺癌、胃癌，但下降不明显。

第二节 食管癌的流行地区与人群分布

食管癌主要流行地区为发展中国家，发病有明显的地区差异。食管癌发病率最高地区是亚洲的"食管癌带"，包括：伊朗高发区贡巴达区，并由伊朗北部延伸，通过中亚诸国，一直到我国太行山区；有些地区食管癌发病高达200/10万。非洲一些国家如南非德班、特兰斯凯、津巴布韦，南美洲东部的一些国家，如巴西南部、乌拉圭、巴拉圭和阿根廷北部以及欧洲西部的一些国家，如法国和瑞士的发病率亦高。部分欧洲国家[6]（如保加利亚、尼日利亚）、北美和大洋洲为低发区。

以1973～1975年全国恶性肿瘤死亡回顾调查资料及之后的全国防办城镇试点抽样调查，我国食管癌发病率、死亡率，农村均高于城市。全国有许多高发区：①太行山区（河南、河北、山西）；②四川北部地区；③江苏北部地区；④大别山地区（湖北、安徽交界）；⑤粤闽交界沿海地区；⑥新疆地区，尤其是哈萨克族居住区[7]。

在1993～1997年我国食管癌试点调查中，有些高发区发病率达130/10万。1990～1992年全国抽样调查，食管癌死亡率男性为27.23/10万，女性为13.63/10万，分别为WHO（1998）公布数据的3.1和3.6倍。一般男多于女，高发区男女比例相近，低发区差别大。在南非高发区男女之比为1：1，在法国为20～30：1，我国男女之比为2：1。我国林州市（高发区）男女之比为1.3：1[8, 9]。

食管癌好发年龄为60～64岁，其次为65～69岁，35岁以下及70岁以上渐低。我国食管癌平均死亡年龄为63岁。河南林州市1993～1997年统计：45岁以前发病率为12.5/10万，死亡率为7.7/10万；45～54岁，55～64岁及65岁以上发病率分别为249.2/10万，419.3/10万和811.2/10万，死亡率分别为168.4/10万，333.0/10万和861.9/10万[8]。

食管癌研究表明，不同民族食管癌发病率有明显差异。某些民族发病率高，可能与生活习惯有关。亚洲中国人及日本人发病率高于欧洲人及美洲人。美国黑人高于白人。新疆新源县，哈萨克族远较该居住区的汉族、维吾尔族、回族为高。托里县哈族死亡率高于其他族7倍，可能与哈族人喜嚼纳斯有关。移居美国的中国人、日本人第一代以后食管癌死亡率下降，可能与生活习惯、遗传易感性有关。环境因素对食管癌的发生有非常重要的作用，其他还有很多与食管癌发生的相关因素，有许多原因尚待研究。

参 考 文 献

1. 王国清, 魏文强, 潘泰钟等. 食管癌的筛查及早诊早治. 岑志伟主编, 中国癌症研究进展, 北京大学医学出版社, 北京, 2005: 61-64
2. 谭家驹. 食管癌流行病学. 李辉主编, 现代食管外科学, 人民军医出版社, 北京, 2004: 331-332
3. Parkin D M, Bray F I, Devesa S S. Cancer burden in the year 2000. *The global picture Eur J Cancer*, 2001, 37: 827-841
4. 邵令方. 食管癌外科治疗的现状. 当代肿瘤学杂志, 1994, 1(4): 245-246
5. 李连弟, 鲁凤珠, 张思维等. 中国恶性肿瘤死亡率20年变化趋势和近期预测分析. 中华肿瘤杂志, 1999, 19 (1): 3-9
6. 杨文献, 陆建邦. 食管癌的流行病学特征. 河南医学院主编, 食管癌, 人民卫生出版社, 北京, 1983: 29-50
7. 乔有林, 侯浚, 杨玲等. 我国太行山高发区食管癌流行趋势及与之策略. 中国医学科学院学报, 2001, 23 (1): 10-14
8. 全国肿瘤研究防治办公室. 1993-1997中国试点市、县恶性肿瘤的发病死亡. 中国医药科技出版社, 北京, 2002: 37-60
9. 赵锡江, 张熙曾, 王凤明等. 食管癌诊断与治疗. 天津科技翻译出版公司, 天津, 1999: 1-3

第三章 食管癌的病因学和发病机制

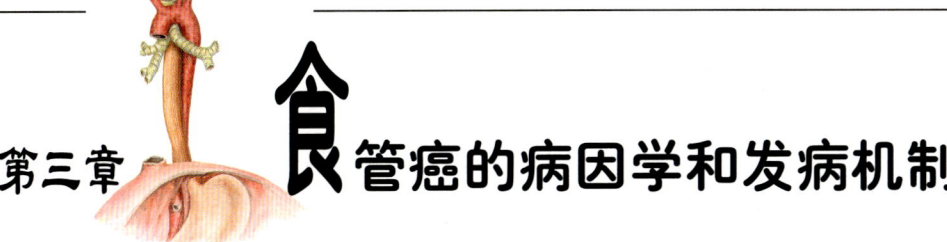

张熙曾
赵锡江

第一节 食管癌的病因学

食管癌发生的确切病因目前尚不十分清楚，可能是各种因素综合作用的结果。经多年研究表明与食管癌发生的主要因素有以下几个方面。

一、不良的生活饮食习惯和营养微量元素缺乏

（一）吸烟与饮酒

吸烟作为食管癌的危险因素已被公认，危险性随着吸烟量的增加、烟龄的增长而增加，还与烟草的种类和是否戒烟有关[1, 2]。吸烟与饮酒对食管癌的发生有协同作用。香烟的烟雾和焦油中含有多种致癌物质，如苯并芘、多环芳烃、亚硝基化合物、环氧化物等，这些物质能直接作用于细胞蛋白质、核酸等成分，造成细胞损伤，引发癌变。酒精可能与食管癌的发生有一定的关系。研究发现食管癌与饮酒量及所饮酒的烈性程度有明显的剂量－效应关系[3]。也有研究认为酒本身无致癌性，但可作为致癌物的溶剂，易促进致癌物进食管粘膜[4]。

（二）饮食习惯

研究发现影响食管癌高发的饮食危险因素包括腌制品摄入过多、喜食烫食、新鲜水果及蔬菜摄入过少、食物粗糙、高盐饮食、热食、热菜和快食等不良习惯[5]。腌制品中除了含有苯并芘、亚硝胺外，还有Roussin红甲酯，后者可提供NO_2与二级胺形成亚硝胺[6]。水果、蔬菜的保护作用主要取决于它们所含维生素C、β-胡萝卜素、矿物质等抗氧化物的多少。不良的饮食习惯可加重对食管粘膜的物理刺激并造成损伤，发生炎症甚至非典型增生。

（三）营养缺乏

膳食营养与食管癌的发生密切相关[7]。研究发现食管癌高发区居民膳食蛋白质摄入量偏低，且来源不合理，绝大部分来自谷物，动物和豆类蛋白质比例较少，维生素A、B_2、PP摄入不足。近年来随着膳食结构的改变，生活水平的提高，食管癌的发病率和死亡率也随着下降。

（四）微量元素摄入不足

微量元素摄入不足也与食管癌的发生有一定的关系。研究证明微量元素硒、锌、铜、铁、钙在体内及土壤中含量的变化与食管癌的发生发展密切相关。黄成敏等[8]研究发现食管癌高发区土壤中的微量元素Fe、Mn、Cu、Zn有效含量均显著低于低发区。

二、生物学及化学致癌因素

（一）生物学致癌因素

研究发现人类乳头状瘤病毒（HPV）中的6

型、16型及18型与食管癌关系较为密切[9]。HPV16型与食管鳞癌发生有关，HPV18型与食管腺癌发生有关。这一研究结果虽未得到公认，但已引起广泛的重视。在食管癌高发区和低发区的对比研究中发现，我国食管癌高发区的发病与真菌性食管炎和真菌对食物的污染有关。高发区粮食中的瓦隔交链孢霉、串珠镰刀菌、烟曲菌的污染较为普遍[10]。这可能与真菌不仅能将硝酸盐还原成亚硝酸盐，还能分解蛋白质，增加食物中胺含量，促进亚硝胺的合成有关。

（二）化学致癌因素

人类食管癌与亚硝胺类化合物有密切的相关性[11]。亚硝胺是一种很强的致癌物，广泛分布于生活环境中，且在真菌的作用下还可以在人体内合成。在高发区的粮食和饮水中，硝酸盐、亚硝酸盐和二级胺含量显著增高，且和当地食管肿瘤和食管上皮重度非典型增生的患病率呈正相关，这些物质在胃内易合成亚硝胺。

三、经济与心理因素

（一）社会经济状况

食管癌的发病危险性与社会经济状况有一定的关系，随着居民收入水平的增加其危险性下降。在法国的科尔多省，依据社会－职业分级研究发现食管癌的发病率高低薪阶层之比为1∶6。在英国的男性居民中，食管癌的发病率高低薪者之比为1∶81～139。美国黑人食管癌的发病率之所以高，除了种族因素之外，主要与其社会地位和经济状况有关[12]。

（二）心理因素

近年来的研究发现精神创伤史、负性生活事件（如丧偶、家属重病或亡故）、经济状况恶化或长期处于忧郁状态可增加食管癌的危险性[13]。这可能是因为这些精神心理因素引起自主神经系统、内分泌系统、神经递质及免疫系统紊乱，诱发不良生理变化，可能导致癌的发生。

四、遗传因素

遗传流行病学研究表明，遗传因素是食管癌的危险因素[9]，但在食管癌发病中的作用的大小仍有争议。在食管癌的高发区，发现有家族聚集现象，且多集中在有血统关系的家属间，这提示遗传因素在食管癌的发生中起一定作用。

五、某些疾病的影响

临床研究表明，某些疾病与食管癌的发生有密切关系[1]。常见的疾病有：食管粘膜过短症（Barrett's食管炎）、慢性食管炎、食管腐蚀性病变、巨食管症、耳鼻咽喉癌、食管憩室、Plummer-Vinson综合征等。

第二节 食管癌的发病机制

食管癌的发生发展是一个多因素、多阶段、缓慢的发展过程。食管鳞状上皮癌变的规律如下：致癌因素、炎症作用→基底细胞增生或单纯增生→轻度非典型增生→中度非典型增生→重度非典型增生→原位癌→早期浸润癌→进展期癌[14]。

食管癌的起源方式往往从多个相邻的癌变小灶起源。外观上虽呈单一病体，事实上是由癌变小灶在生长发展过程中彼此融合，形成单一病体。癌变是从致癌因子作用最强处和最敏感的细胞群起始，随后邻近受到同样刺激的细胞相继病变，称之为"区域性起源"[15]。癌瘤形成之后，癌变的演发过程仍在进行。在癌旁区域仍有受致癌因子作用的细胞群演变成新的癌灶，在生长过程中可与主癌融合在一起或保持独立成为"卫星灶"。如果主癌远者，可发展形成"双原发癌"或"多原发癌"。

由原位癌进一步发展形成早期浸润癌，继续发展成中晚癌，直至生命终结的过程称之为食管癌的自然病程。食管癌的病程需经历一个漫长的演发演进过程。演发是指从正常细胞演变为癌细胞的过程，也即癌变过程。演进则为癌细胞继续发展，恶性程度逐渐增高的过程。二者是一连续过程的两个阶段，统称之为癌的演化。食管癌的演发过程常以年、数年乃至数十年计。演进过程的速度常不均衡，相对静止与加速可交替出现，直至患者死亡。这一过程的长短又难以预计，可能数月，也可能数年。有研究表明[16]早期食管癌有57.8%的病人在4～5年处于相对早期癌稳定状态，而晚期自然病程是8～12个月。

参 考 文 献

1. Zambon P, Talamini R, La Vecehia C, et al. Smoking, Type of alcoholic beverage and squamous-cell esophageal cancer in northern Italy. *Int J Cancer*, 2000, 86 (1): 144-149
2. 李克, 于萍, 朱远锋等. 中国南方沿海食管癌高发区危险因素研究: 吸烟作用. 肿瘤, 2002, 22 (2): 96-98
3. Tanabe H, Yokota K, Shibata N, et al. Alcohol consumption as a major risk factor in the development of early esophageal cancer in patients with head and neck cancer. *Intern Med*, 2001, 40 (8): 692-696
4. 沈月平, 高玉堂, 戴奇. 淮安市食管癌病例对照研究 (Ⅱ): 烟、酒因素的作用. 肿瘤, 1999, 19 (6): 363-367
5. 陆建邦, 连士勇, 郭喜斌等. 林州食管癌发病因素病例对照研究. 中华流行病学杂志, 2000, 21 (6): 434-436
6. 彭仙娥, 史习舜. 食管癌病因学研究进展. 肿瘤防治杂志, 2003, 10 (9): 897-899
7. Mayne ST, Rish HA, Dubrow R, et al. Nutrient intake and risk of subtypes of esophageal and gastric cancer. *Cancer Epidemical Bio-markers. Prev*, 2001, 10 (10): 1055-1062
8. 黄成敏, 冯子道, 何蓣蓉. 三峡库区食管癌高低发区土壤中微量元素含量研究. 微量元素与健康研究, 1998, 15 (2): 30-31
9. Li T, Lu ZM, Chen KN, et al. Human papilloma virus type 16 is an important infections factor in the high incidence of esophageal cancer in Anyang area of China. *Carcinogenesis*, 2001, 22(6): 929-934
10. Marasas WF. Discovery and occurrence of the fumonisins: a historical perspective. *Environ Health Perspect*, 2001, 109 (suppl 2): 239-243
11. 林昆, 沈忠英, 蔡树深等. 我国南方食管癌高发区膳食亚硝胺水平及其相关因素研究, 1997, 26 (4): 266-269
12. Mc Whorter WP, Schatzkin AG, Horm JW, et al. Contribution of socioeconomic status to black / white differences in cancer incidence. *Cancer*, 1989, 63 (5): 982-987
13. 袁媛, 张卫东, 郄园林. 生活事件与食管癌发生的病例对照研究. 河南医科大学学报, 2001, 36 (1): 74-76
14. 王国清. 降低食管癌发病率和死亡率的现场临床防治策略与方法. 中华肿瘤杂志, 1999, 21 (3): 223
15. 吴国祥. 早期食管癌病理学改变. 首届早期食管癌、胃癌诊治学术交流会论文汇编. 2003: 28-30
16. 杨观瑞. 中国早期食管癌的内镜诊治现状与展望. 2002年中国肿瘤学术大会教育集. 2002: 389-393

第四章 食管癌的普查与预防

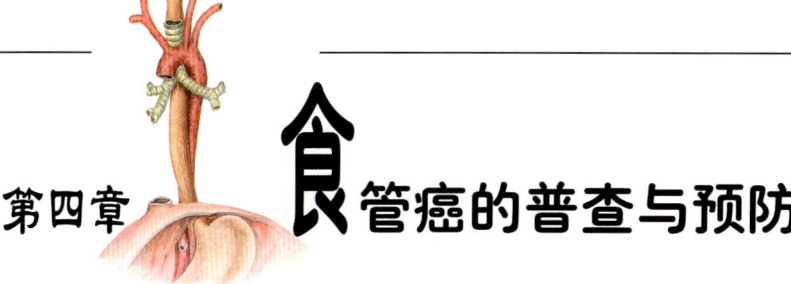

张熙曾
赵锡江

第一节 食管癌的普查

食管癌的普查是早期发现、早期诊断、早期治疗的重要措施之一，对于提高食管癌的治疗效果，改善患者的生活质量和生存时间具有重要的意义。对于高发区大于40岁、既往患有食管疾病、有肿瘤家族史和与致癌因素有密切关系的人群，在条件允许的情况下，应进行定期的检查。用于食管癌普查的方法很多，各有优缺点。

一、食管粘膜碘染色

正常的食管鳞状上皮内含有丰富的与细胞代谢密切相关的糖原，遇碘后呈棕褐色或棕绿色显色变化。食管癌的细胞中糖原含量明显减少或消失，碘染色后不着色，呈淡黄色、白色或淡粉色表现。非典型增生灶的糖原含量减少，且与病理改变程度密切相关，呈现不同程度的淡染或不着色，重度非典型增生灶与癌灶呈相似的不着色表现[1]。

Dawsey[2]等对林州食管拉网普查阳性的225例行碘染色检查，并对253处染色阳性区活检发现：94处为中、重度非典型增生，20处为鳞状细胞癌；碘染色后中、重度非典型增生与癌的敏感性为96%，特异性为63%。郭晓青等[3]报告366例碘染色出现不染及淡染区478处，约1/3病例可见2处以上不染及淡染区，中、重度非典型增生及原位癌占18.8%。这说明食管粘膜碘染色是一种实用、可靠的辅助诊断技术，也证明了食管癌及癌前病变的多点起源。内镜辅以食管粘膜碘染色，配合活组织检查是食管早期癌及癌前病变确诊的重要手段，也是提高食管癌生存率和生活质量的极为重要的措施。

二、拉网脱落细胞学检查

食管拉网法收集食管脱落细胞技术是诊断早期食管癌可靠的方法之一。食管原位癌的生长过程中，癌细胞逐渐取代表层的上皮细胞，癌灶表面暴露于食管腔内，用网囊食管细胞采取器采取脱落的癌细胞，可获得准确诊断。对于拟行手术切除者还可行分段拉网，以确定病变的部位。侯浚等[4]用拉网法普查16748例，检出食管癌179例（1.07%）、近癌172例（1.03%）、重度增生Ⅱ型患者866例（5.17%）、重度增生Ⅰ型患者3179例（18.98%）、轻度增生患者5346例（31.92%）。目前，虽然拉网细胞学检查是一种经济、实用、有效的方法，但只能获得细胞学结果，检查痛苦较大，应用越来越少。

三、食管镜检查

食管镜检查是最可靠、准确的方法。该技术与拉网脱落细胞学普查比较，具有一定的优缺点[5]：①普查率高，可达73.8%；②可以获得各种疾病、癌、癌前病变、非癌性疾患的病理学诊断；③早期食管癌的检出率高（79.4%）；④与碘染色法结合更佳；⑤成本较高，但是以后的主要方法。

四、其他普查方法

以往曾用过隐血珠检查、稀盐酸初筛法、吞水音图法、血清唾液酸法、肿瘤耳部烟据诊断法等。这些方法的结果各家观点不一，现已很少应用。

第二节 食管癌的预防

食管癌的预防分为三级，这里所述的预防主要为一级和二级，即病因学预防和针对"三早"的预防。

一、病因学预防

（一）减少和避免亚硝胺化学物质的摄入

保管好粮食、副食和其他食品，尽可能吃新鲜的食物，少吃储存太久的，少吃腌制的荤菜和蔬菜。饮用新鲜水或用漂白粉消毒的水。

（二）防止食用发霉食物

防止粮食在收获、储藏过程中霉变。做饭前尽量将粮食淘洗干净，除去已存在的真菌。食用油（如花生油）有时易被黄曲霉菌污染，应在一定储存期食用。西红柿、黄瓜等保管不好易生长白色真菌，被污染的蔬菜不宜食用。

（三）不吸烟、少饮酒

（四）补充营养、维生素及微量元素

多吃新鲜蔬菜及水果，补充维生素（维生素A、B_2、PP等）及微量元素（铁、铜、锌、硒等），适量增加动物及豆类蛋白，尽量使食物处于平衡状态。

（五）对高癌家族成员进行检查和前瞻观察

改变不卫生、有害的生活习惯，补充维生素和预防药物。

二、治疗食管上皮非典型增生和食管疾患

食管粘膜上皮非典型增生可分轻、中、重三度。轻度和中度非典型增生是一个活跃、不稳定和来去无常的发展阶段。大部分病例经过长时间反复进退变化，最终演变成重度非典型增生。重度非典型增生是比较稳定而成熟的阶段，逆转的比率较小，是癌的后备群体。轻、中度非典型增生可视为癌状态，重度非典型增生则为癌前病变。

Dawsey等[6]对一组轻、中、重度非典型增生病例连续追踪观察5年，其癌变率分别为5.3%、26.7%和65.2%。轻、中度非典型增生有自发和被干预逆转的共性，是采取阻断或预防措施的最佳阶段。此时服用硒蛋氨酸能促进上皮非典型增生的逆转，阻断其发展[7]。对于重度非典型增生应采取积极对策。可长期服用增生平和维胺酯，3～5年后重度非典型增生的癌变率下降50%[8]。也可采用内镜下局部微创治疗（如粘膜切除术、氩气等离子体电凝术、激光治疗等）。

如果食管原存在其他疾病，应给予相应的积极治疗。

三、针对"三早"的预防

当食管癌可能已发生，获得最佳治疗效果的关键在于早期发现、早期诊断及早期治疗。要早期发现食管癌，除了进行普查之外，还需知道食管癌的早期症状。常见的早期症状有：咽食物时有梗噎感；胸骨后有疼痛；咽、喉部有干燥，紧缩感及胸骨后有闷胀感等。有极少数病人可无症状，大多数有一种或同时具有多种症状。这些症状常不恒定，时有时无，有时服药后消失。这样病人有时麻痹大意，不及时就医，医生警惕性也不高，易误认为是食管炎、咽炎、梅核气等，失去早期诊断的机会。

对于有可疑症状者，应及时进一步进行X线、内镜等检查，以明确病变的性质、部位及大小等。根据病情及病人的体质状况，制定出适宜的治疗方案，及时施治。如果食管癌能做到"三早"，其5年生存率可达到或超过90%。

参 考 文 献

1. 张世华, 安广群, 王秋妮等. 食管粘膜碘染色不着色淡染的病理分析. 中国误诊学杂志, 2002, 2 (1): 67-68
2. Dawsey SW, Fleischer DE, Wang GQ, *et al*. Mucosal iodine staining improves endoscopic visualization of squamous dysplasia and squamous cell carcinoma of the esophagus in Linxian, China. *Cancer*, 1998, 83 (9): 220-231
3. 郭晓青, 王士杰, 张立玮等. 内镜下食管粘膜碘染色的应用价值及病理分析. 首届全国早期食管、胃癌诊治学术交流会论文汇编, 2003: 105-108
4. 侯浚, 林培中, 陈志峰等. 磁县食管癌普查研究. 肿瘤防治研究, 1998, 25 (1): 73-75
5. 侯浚, 陈志峰, 郭翠兰等. 磁县食管癌内镜普查报告. 首届全国早期食管、胃癌诊治学术交流会论文汇编, 2003: 94-100
6. 王国清. 癌前病变研究－控制食管癌发展的关键. 首届全国早期食管、胃癌诊治学术交流会论文汇编, 2003: 15-16
7. 魏义强, 乔友林, 王国清等. 食管癌前病变化学预防的可行性研究. 首届全国早期食管、胃癌诊治学术交流会论文汇编, 2003: 13-14
8. 林培中, 丁镇伟, 王继信等. 食管癌高危人群的药物预防. 首届全国早期食管、胃癌诊治学术交流会论文汇编, 2003: 17-21

第五章 食管肿瘤病理

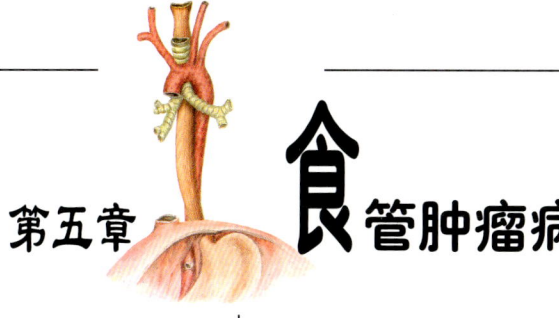

张爱丽　李树权　韩春荣　战忠利

第一节　食管肿瘤的组织学分类

一、WHO（2000）食管肿瘤的组织学分类

（一）上皮肿瘤
1. 鳞状细胞乳头状瘤　　　　　　　8052/0
2. 上皮内瘤变
    鳞状上皮
    腺上皮
3. 癌
    鳞状细胞癌　　　　　　　　　　8070/3
    疣状癌　　　　　　　　　　　　8051/3
    基底细胞鳞状细胞癌　　　　　　8083/3
    梭形细胞（鳞状细胞）癌　　　　8074/3
    腺癌　　　　　　　　　　　　　8140/3
    腺鳞癌　　　　　　　　　　　　8560/3
    粘液表皮样癌　　　　　　　　　8430/3
    腺样囊性癌　　　　　　　　　　8200/3
    小细胞癌　　　　　　　　　　　8041/3
    未分化癌　　　　　　　　　　　8020/3
4. 其他
    类癌　　　　　　　　　　　　　8240/3

（二）非上皮肿瘤
1. 平滑肌瘤　　　　　　　　　　　8890/0
2. 脂肪瘤　　　　　　　　　　　　8850/0
3. 颗粒细胞瘤　　　　　　　　　　9580/0
4. 胃肠道间质肿瘤　　　　　　　　8936/1
    良性　　　　　　　　　　　　　8936/0
    交界性　　　　　　　　　　　　8936/1
    恶性　　　　　　　　　　　　　8936/3
5. 平滑肌肉瘤　　　　　　　　　　8890/3
6. 横纹肌肉瘤　　　　　　　　　　8900/3
7. Kaposi 肉瘤　　　　　　　　　　9140/3
8. 恶性黑色素瘤　　　　　　　　　8720/3

（三）其他
继发肿瘤

国际肿瘤疾病分类形态学编码（ICO-O）和医学系统化命名
    生物学行为编码
    /0 为良性
    /1 为交界性或生物学行为不明
    /2 为原位癌
    /3 为恶性肿瘤

二、中国食管肿瘤病理学类型（2001）[1]

（一）早期食管癌
1.1 大体分型
1.1.1 隐伏型

1.1.2 糜烂型
1.1.3 斑块型
1.1.4 乳头型
1.2 组织学分型
1.2.1 原位癌
1.2.1.1 大细胞原位癌
1.2.1.2 小细胞或梭形细胞原位癌
1.2.2 粘膜内癌
1.2.3 粘膜下癌

(二)中晚期食管癌
2.1 大体分型
2.1.1 髓质型
2.1.2 蕈伞型
2.1.3 溃疡型
2.1.4 缩窄型
2.1.5 腔内型
2.2 组织学分型及分级
2.2.1 鳞状细胞癌
2.2.2 食管腺癌
2.2.2.1 管状腺癌
2.2.2.2 圆柱瘤
2.2.2.3 粘液表皮样癌
2.2.3 基底细胞样鳞状细胞癌
2.2.4 腺棘癌和腺鳞癌

2.2.5 食管未分化癌

(三)食管癌的癌前病变
3.1 轻度非典型增生
3.2 中度非典型增生
3.3 重度非典型增生

(四)食管癌的癌前疾病
4.1 慢性食管炎
4.1.1 轻度慢性食管炎
4.1.2 中度慢性食管炎
4.1.3 重度慢性食管炎
4.2 Barrett's 食管炎
4.2.1 胃底上皮型
4.2.2 交界上皮型
4.2.3 特殊柱状上皮型
4.3 食管白斑症
4.3.1 角化型白斑
4.3.2 非角化型白斑
4.4 食管憩室
4.5 食管失弛缓症
4.6 食管管型
4.7 反流性食管炎
4.8 良性食管狭窄

(五)中国食管癌的临床分期(表 5-1)

表 5-1 中国食管癌的临床分期

分期		病变长度 (cm)	病变范围	转移情况
早期	0	不规定	限于粘膜层	(-)
	1	<3cm	侵及粘膜下层	(-)
中期	2	3～5cm	侵及部分肌层	(-)
	3	>5cm	侵及肌层或有外侵	局部淋巴结 (+)
晚期	4	>5cm	有明显外侵	远处淋巴结 (+) 或有器官转移

(六)食管癌(化)疗后的病理学改变
6.1 Ⅰ度放疗反应
6.2 Ⅱ度放疗反应
6.3 Ⅲ度放疗反应
6.4 食管癌腔内放疗

(七)食管的其他恶性肿瘤
7.1 食管癌肉瘤及肉瘤样癌
7.1.1 食管癌肉瘤
7.1.2 食管肉瘤样癌
7.2 原发性食管黑色素瘤

7.3 原发性食管恶性淋巴瘤
7.4 食管平滑肌肉瘤
7.5 食管壁的转移瘤
7.6 其他原发性恶性肿瘤

(八)食管的良性肿瘤
8.1 食管平滑肌瘤
8.2 食管囊肿
8.3 食管息肉
8.4 食管乳头状瘤
8.5 食管的良性软组织肿瘤

第二节　食管的良性肿瘤

食管良性肿瘤较少见，内镜检查发现率约0.34%，外检中约占食管全部肿瘤的0.8%，常在尸检中发现，约占尸检的0.17%。

一、食管平滑肌瘤或良性间质瘤（leiomyomas or benign stromal tumors of the esophagus）

平滑肌瘤是食管良性肿瘤中最多见者，占食管良性肿瘤的70%以上。与食管癌相比，平滑肌瘤的发生率是比较低的，二者之比约50：1[1,2]。据文献报道，食管平滑肌瘤多数发生在食管下段，其次是中段，极少见于上段。多为单发，少数为多发，多发性平滑肌瘤主要发生在食管下段。绝大多数发生在食管壁内，在壁内形成境界清楚的结节，可突出于表面，阻塞食管，但一般不形成表面溃疡。息肉状生长者仅占4%，突向食管壁内或食管壁外。约10%平滑肌瘤围绕整个食管，可引起食管运动功能障碍，如贲门痉挛、节段收缩或假性憩室形成等，故可导致早期吞咽困难。

巨检：肿瘤一般呈圆形、椭圆形、分叶状，切面灰粉或灰白色，致密，有漩涡状或车辐状纹理。一般直径约在2～3cm之间，偶可大于5cm，超过6cm者应注意有无恶性变。多数重在1000g以下，也有个别报道重5000g者。肿瘤为实性，表面被覆粘膜，有时肿瘤巨大时，表面发生溃疡，此时须与平滑肌肉瘤鉴别。少数病例有钙化，囊性变者极少见。

镜检：由平滑肌细胞组成，瘤细胞呈梭形，胞浆丰富，核呈杆状，两端钝圆，核染质细致。瘤组织呈束状排列、纵横交错，其间有多少不等的纤维组织，故有人称之为纤维平滑肌瘤。瘤组织中可有神经组织，有时与神经纤维瘤难以区别，但可根据特殊染色来鉴别。食管平滑肌瘤偶有上皮样平滑肌分化。见图5-1。

食管的间质性肿瘤显然也像胃肠道的间质瘤一样，除平滑肌以外，可有其他间质性成分分化，但大多数还是以典型的平滑肌的分化多见。形态、免疫组织化学以及电镜检查可显示食管间质的多种分化，相似于胃肠道间质瘤。见图5-2、图5-3、图5-4、图5-5。

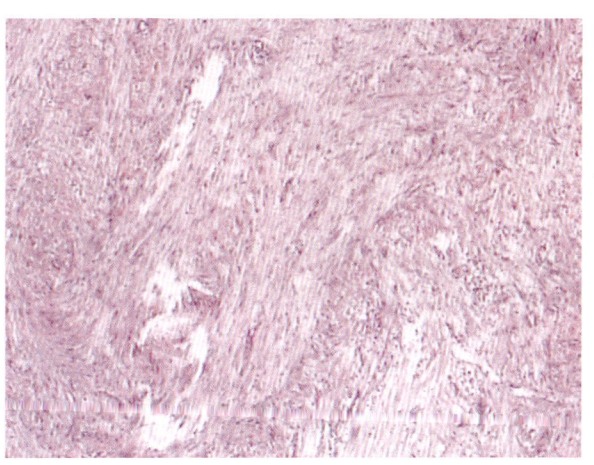

图5-1　食管平滑肌瘤

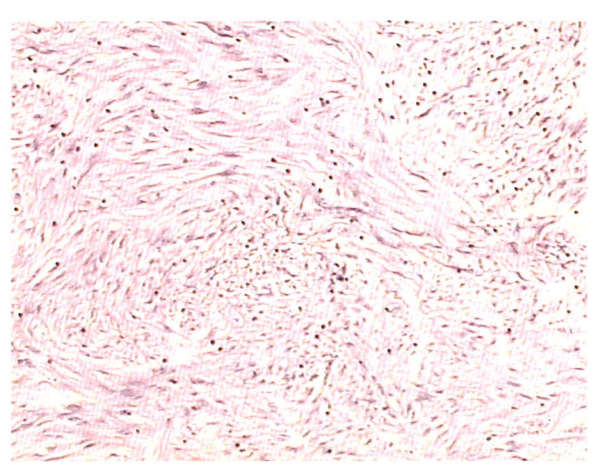

图5-2　间质瘤

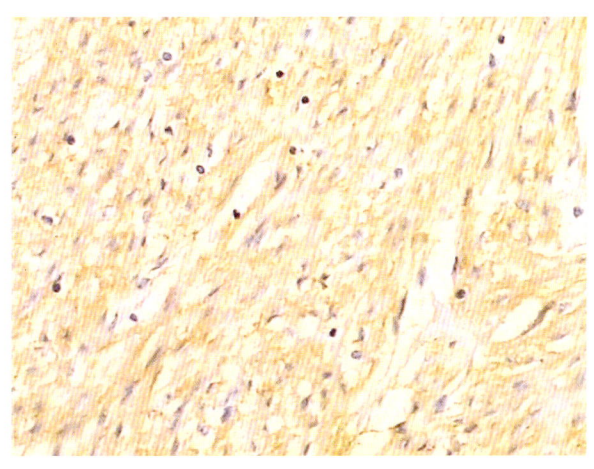

图5-3　间质瘤 CD117（+）

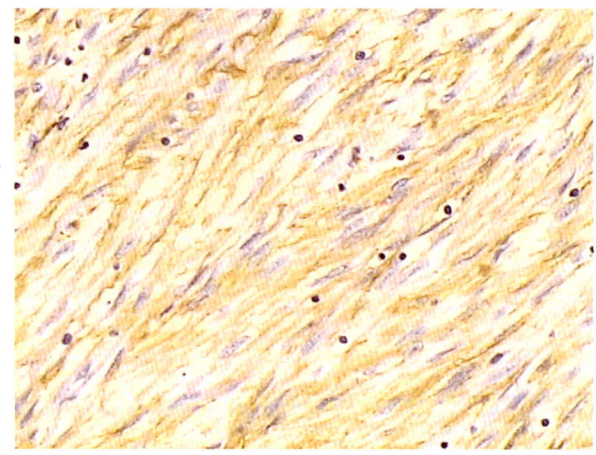

图 5-4　间质瘤 SMA（+）

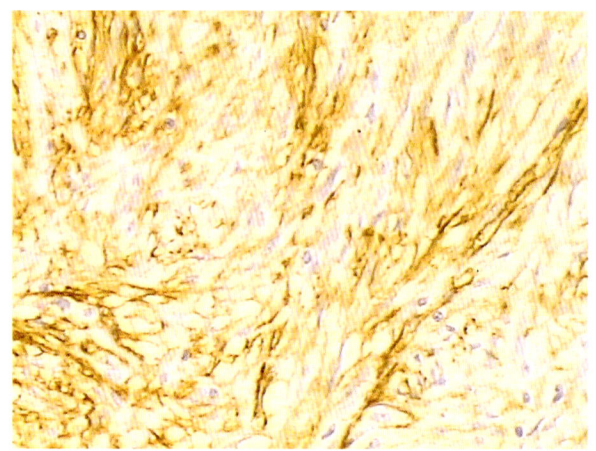

图 5-5　间质瘤 CD34（+）

二、食管囊肿（esophageal cysts）

本病在食管良性病中，位于第 2 位或第 3 位。常见于儿童，少数见于成年人。临床上有梗阻症状，小者可无症状。根据发生及囊壁的组织学特点可分为支气管源性囊肿和潴留性囊肿。

食管囊肿大小不一，通常直径为 2~10cm，常位于食管中下段的食管壁内，有时可以向内或向外突出。一般潴留性囊肿多见，可为圆形、豌豆形，表面光滑。多数病例内含橘黄色粘液，有时由于囊壁内衬以胃的分泌上皮，可含血液。其他的食管囊肿为先天性的，如畸胎瘤、上皮样囊肿、双食管腮源性囊肿或体腔囊肿，这些均较少见。

镜检：多数被覆肠源性或支气管源性上皮，囊内衬上皮可以是鳞状上皮、柱状上皮或假复层纤毛柱状上皮。必须指出的是，食管囊肿具有假复层纤毛柱状上皮不一定说明来自呼吸道。支气管囊肿除了有假复层纤毛柱状上皮以外，通常以软骨的存在为其重要标志。见图 5-6。

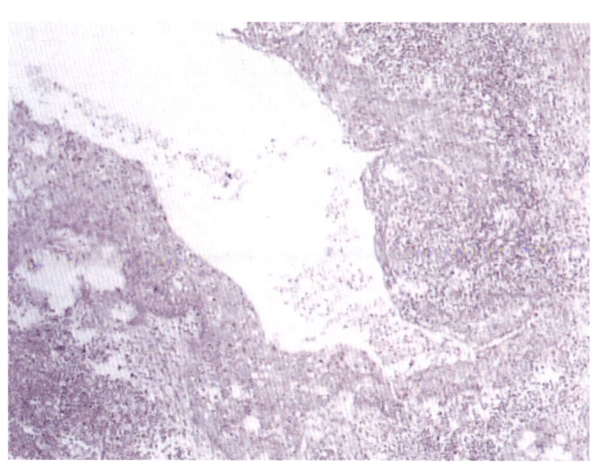

图 5-6　食管囊肿

三、食管息肉（esophageal inflammatory polyps）

食管息肉常在食管下段多见，可能与反流性食管炎有关。是一种腔内的息肉状带蒂的病变，由纤维、血管或脂肪组织构成。表面被覆正常的食管粘膜。有时有较明显的炎症性肌纤维母细胞增生。炎症可以逐渐消退，形成纤维上皮性小息肉或纤维血管性息肉。较小食管粘膜上皮纤维性息肉又称为食管粘膜附件[5,6]。偶可见个别病例间质纤维血管过度增生，形成食管巨大纤维血管性息肉，临床及影像学上易误诊为浸润性癌或间质性肿瘤。组织学上显示为慢性炎症，有明显以梭形细胞为主的间质细胞增生，相似于其他部位的炎性假瘤，可以是浆细胞肉芽肿样结构，也可形成肌纤维母细胞性炎性假瘤。后者肌纤维母细胞增生较突出。许多作者根据不同的来源及不同的成分，给予不同的命名。当肿瘤以疏松纤维成分为主，间质有粘液变性时，称为粘液瘤或粘液纤维瘤。当肿瘤内含有致密的网状纤维或胶原纤维，肿瘤细胞以纤维母细胞为主时，称为纤维瘤。当肿瘤内含有较多的脂肪组织或脂肪组织为主时，则称为纤维脂肪瘤。由此看来，食管息肉很可能不是真正的炎性息肉，实为一种错构瘤性质的病变，其特点为一种以上组织的不正常混合，常以一种成分突出[7]。

食管息肉可有不同的大小，小者直径仅 1cm 左右，巨大者可完全充满食管腔。一般为单发，长柱形，有长蒂可突入口腔。息肉的存在可使食管高度扩张。

四、食管鳞状上皮乳头状瘤（squamous cell papilloma）

食管鳞状上皮乳头状瘤很少见，生长往往很慢，一般无临床症状，属于癌前病变。可见于食管下端，呈乳头状突起，常有粗细不一的蒂。单发或多发的乳头状瘤，特别是多发性婴幼儿的乳头状瘤病可能与乳头状瘤病毒（HPV）感染有关，婴幼儿可能是在产程中吸入了母体阴道分泌物而被感染。单发性乳头状瘤，无HPV感染者无恶性潜能，有HPV感染且有非典型性增生者有一定恶性潜能[8,18]。

食管乳头状瘤是一种良性的宽基底分叶状或分枝状肿瘤，轴心为纤维血管，表面被覆以增生的鳞状上皮。该肿瘤呈灰白色，手指状或疣状，直径0.5～1.5cm，有一宽蒂或细长之蒂突向食管腔。镜下可见食管粘膜鳞状上皮逐渐增厚而突起。一般在手术切除后才能确诊，须与局限性棘细胞增生相鉴别，后者为表面光滑、白色如"铺路石"样的上皮性结构。见图5-7。

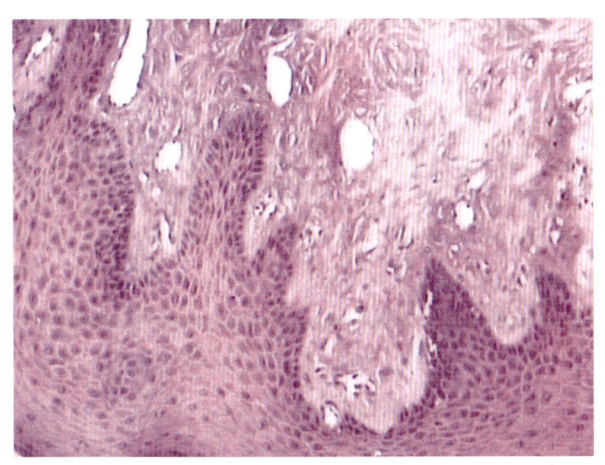

图5-7 食管乳头状瘤

五、食管脂肪瘤（lipoma）

甚为少见。由于少见，临床常误诊为其他肿瘤。镜下与其他部位的脂肪瘤相同。

六、食管血管瘤（angioma）

血管瘤很少见，往往为单发的病变，镜下与其他部位的血管瘤相同。

七、食管颗粒细胞瘤（granular cell tumor）

又称肌母细胞瘤，可发生于粘膜层，细胞大而呈多角形，细胞浆嗜酸性，呈颗粒状，核小稍偏位。见图5-8。

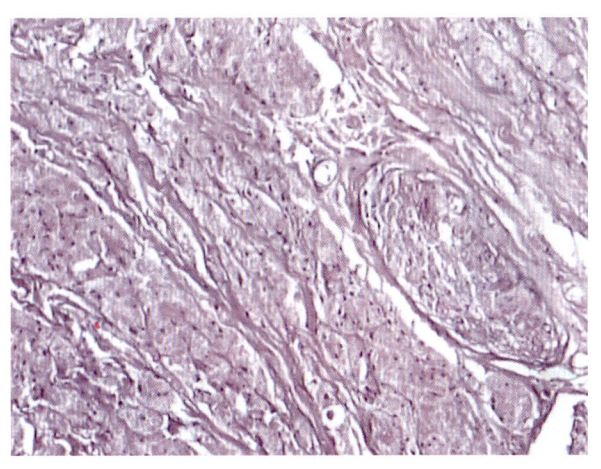

图5-8 食管肌母细胞瘤

第三节 食管癌

一、食管癌的组织发生学

（一）慢性食管炎是食管癌癌变的基础条件之一

食管的各种慢性炎症，如真菌感染与食管癌密切相关。真菌可以以三种方式对食管上皮局部造成病变。第一种方式是条件致病真菌的感染。当食管粘膜受损或细胞免疫机能下降时，某些真菌可侵入食管粘膜而引起慢性感染，其中最主要的是念珠菌类。第二种是产毒致病菌的作用，其产生的毒素可使食管上皮发生炎症、增生或更严重的病变。第三种作用是有些真菌可促进局部亚硝胺的形成。以上三种作用在食管癌的癌变过程中可能起协同作用，第三种作用可直接作用于食管上皮。慢性食管炎的病人发生食管癌的几率远比正常人为高，有人估计约高1000倍。慢性食管炎与食管粘膜鳞状上皮的非典型增生有密切关系，它是非典型增生的基础条件之一，而非典型增生是公认的癌前病变。因此，可认为慢性食管炎是食管癌发生的基础条件之一[10、15]。

（二）食管癌的发生从底层细胞开始

食管癌癌旁上皮最常见的过渡性病变是底层细胞增生。底层细胞常有明显的异型，向深部活跃生长，可形成团块状或细小的条索状，向深部固有膜伸展。细胞形状不定，呈立方形、柱状、圆形或菱形等。核大深染异型性明显，有时向下生长的尖端可有分化现象。另一种癌变形式是非典型增生始于底层细胞，逐渐向中表层扩展，最终漫及全层而形成原位癌，从原位癌再发展为浸润癌。此现象是食管癌癌旁食管粘膜最常见和分布最广泛的一种癌变形式，形态学和细胞生物学上均已证明。它是食管癌癌变的重要形式，说明食管癌是从底层细胞开始的。

（三）食管癌的多灶性来源

一般认为，食管癌的发生是多灶性来源，约90%的食管癌有多灶性来源的证据。在同一食管上最多可有8处分散的癌变灶。有68%晚期癌手术标本在癌旁上皮内可找到孤立的早期癌灶。生癌野可长达13cm，有时与贲门或其他部位癌瘤并存。食管癌的多灶性来源学说为食管癌的病因学研究以及临床治疗提供一个重要参考资料。

（四）食管癌的发生是一个多阶段的癌变过程

食管癌的发生是多种因素综合作用的结果。食管癌癌变过程从形态学的正常→癌前期病变→非典型增生→癌，是一个相互连续的过程。食管的慢性炎症、糜烂或斑块状增生可能是食管癌的重要"背景病变"，发生癌变的机会远比正常人为高。这是由于受损食管易于被条件致病真菌或细菌侵犯，引起慢性持续性真菌性食管炎，可能是一种癌前期病变。食管炎症发生时底层细胞受刺激而增生，此时DNA复制速度增加，DNA链经常处于解链状态，故化学致癌物及真菌毒素对其敏感性增高，易于发生DNA结构的畸变，此时细胞在形态上无异常，可认为是一种潜在的癌变状态。在真菌等"促进作用"下，从癌前状态或潜在癌变状态发展为癌。

二、早期食管癌的病理特点

（一）大体分型

早期食管癌的病变多数局限于食管粘膜，无明显肿块或溃疡形成，其具体分型如下：

1. 隐伏型　病变处粘膜不突起也不下陷，其厚度与正常食管粘膜相似，新鲜标本上除病变处粘膜色泽较正常为红色外（因固有膜乳头毛细血管增生与充血），无其他明显异常。而在标本固定后则很难找到病变所在，必须在镜检时才能确定其病变部位与性质。组织学诊断均为上皮内癌。

2. 糜烂型　病变处食管粘膜略凹陷或有轻度糜烂，其形状与大小不一，边缘不规则呈地图样，肿瘤边缘与正常组织分界清楚，糜烂处色泽较深，呈细颗粒状，偶有残余的正常粘膜小岛。除个别病例有纤维性脓性假膜覆盖外，多数糜烂面较清洁。切面上病变处食管壁粘膜呈浅表缺损，稍下陷，肉眼观察病变上皮一般较薄，多数局限于固有膜以上。

3. 斑块型　病变处食管粘膜稍肿胀隆起，表面粗糙，呈现粗细不等的颗粒或牛皮癣样的表现，有时在粗糙的病灶中偶见小的糜烂区。正常的食管纵行或横行皱襞变粗、紊乱或中断。病变范围大小不一，有时累及食管全周，与上下段正常食管粘膜分界清楚，形成明显的节段。病变切面较正常粘膜明显增厚。镜检见癌组织多局限于固有膜以内，但也有少数病例已累及粘膜下层。

4. 乳头型　病变处食管粘膜隆起呈乳头状或息肉状，通常直径在1～3cm之间，突向食管腔内。病变与周围的正常粘膜分界清楚。瘤体表面一般较光滑，偶有小的糜烂，有时覆盖以灰黄色炎性渗出物。切面见瘤体向食管腔内突出，可见纤细排列的条纹，向食管壁内呈浸润性生长，多数侵入到粘膜下层。镜检见癌组织呈乳头状生长，分化较好。

（二）显微镜检查

1. 癌组织　镜检所见的早期食管癌可分为三型，即上皮内癌、粘膜内癌与粘膜下癌。

（1）上皮内癌（原位癌）

食管粘膜上皮全层发生癌变，基底膜完整。病变处食管粘膜通常增厚，部分病变粘膜变薄。根据组织分化程度及形态特点，可分为以下两型：

大细胞原位癌　病变处粘膜常增厚。癌组织通常分化较好，癌细胞呈多边形，胞浆丰富，细胞体积增大，核大而圆，有明显异型，核染色质增粗，排列紊乱，极向消失，核分裂像增多，尤以距基底膜较远处核分裂比较突出。此种类型原位癌多见于斑块型或乳头状型。

小细胞原位癌 癌组织常变薄，细胞分化较差，呈圆形或短梭形，体积较小。胞浆少，核染色深，核结构不清，除靠近浅表部的癌细胞核仍保持正常极向外，其余癌细胞极向消失，与基底膜呈垂直排列。但近粘膜表面癌细胞分化较好，胞浆稍多，常与粘膜平行，核分裂像常较多。有时在原位癌的病灶内，可见有癌珠形成。此种类型原位癌常见于糜烂型。

（2）粘膜内癌（最早期浸润癌）

指原位癌的基底细胞群，穿破基底膜，呈不规则条索状或雨滴状侵入粘膜固有层，或累及粘膜肌层，但未穿透粘膜肌层，更未累及粘膜下层。这是最早期的食管浸润癌。此种类型一般浸润范围很小，肉眼难以发现。

（3）粘膜下癌（早期浸润癌）

指癌细胞穿透粘膜肌层，侵入粘膜下层，但未累及肌层，也无淋巴结转移。此种病变体积一般较大，肿瘤在粘膜下层浸润范围较广，肿瘤周围常有不同程度的炎细胞浸润。此种类型在早期食管癌中约占1/3左右。

2. 癌旁上皮 多数癌旁上皮增厚，呈现不同程度的单纯性增生与非典型增生。约2/3的手术切除标本伴有轻、中度非典型增生，其中1/3的非典型增生的病例与癌的主体不相连。

3. 间质 早期食管癌的癌床或癌的周边部，均有不同程度的慢性炎细胞浸润，主要为淋巴细胞浆细胞，甚至可有淋巴滤泡形成。少数病例可见嗜中性或嗜酸性白细胞浸润。炎症反应一般与邻近上皮的癌变程度一致。

三、中晚期食管癌的病理特点

所谓中晚期食管癌，指除了早期食管癌以外的食管癌，也称进展期食管癌。主要特点是肿瘤不局限于食管粘膜，而呈浸润性生长，多数达纤维膜，有或无淋巴结转移，肿瘤体积一般较大。

（一）大体分型

根据大体观察及X线特点，将中晚期食管癌分为以下几型：

1. 髓质型 癌组织主要向食管壁内扩展，该段食管明显增厚，癌的上下呈坡状隆起，表面常有深浅不一的溃疡。癌组织多累及该段食管周径之大部或食管周围纤维组织中。其镜检的相对特征表现为：瘤组织多呈片块状排列，细胞较丰富，但分化程度不一。间质一般炎症甚轻，仅有轻度或中度纤维组织增生。

2. 蕈伞型 癌组织常呈卵圆形并突向食管腔内，类似蘑菇状，癌组织边缘界限明显，高起且外翻，表面多有浅溃疡，溃疡底常有坏死及炎性渗出物覆盖。多数病例的癌组织并不累及食管的全周，仅侵犯食管壁的一部分或大部分。切面可见癌组织呈浸润性生长，多数已穿透肌层达食管周围纤维组织中，但累及食管周围脏器机会极少。镜检癌组织呈大的片块状排列，间质有中度炎细胞反应及结缔组织增生。

3. 溃疡型 癌组织常累及食管壁的一部分，癌组织很薄，特别在基底部更薄，在食管壁内形成一个较深的溃疡。溃疡边缘稍高起，溃疡基底部多数穿入肌层或侵入食管周围纤维组织中，溃疡底常有较多的炎性渗出物。镜下可见癌组织分化中等。炎细胞反应较为突出，纤维组织较多。

4. 缩窄型 病变处癌组织呈明显的管状狭窄与梗阻，局部食管壁常常缩短，病变几乎累及食管壁的全周，肿瘤大小一般直径在3～5cm，癌组织向食管壁内和食管两端浸润性生长，癌表面多无溃疡或只有糜烂。在固定标本中，可见以狭窄为中心，食管粘膜呈放射状，病变上段食管明显扩张，扩张常呈对称性。肿瘤切面可见大量纤维组织呈编织状结构，质地坚韧，呈向心性收缩。镜下可见癌组织呈条索状，瘤条索间为大量致密的纤维组织。瘤细胞分化中等，主要向食管壁内浸润性生长，致使局部明显狭窄与增厚，癌组织多穿透肌层，但常局限于食管壁以内。

5. 腔内型 病变处癌组织呈息肉状或圆球状突向食管腔内，呈圆形或卵圆形，呈宽基底与食管壁相连，多数无蒂。肿瘤表面常有糜烂或浅溃疡，深部癌组织多呈浸润性生长，多数穿透食管壁，侵入食管周围的纤维组织之中。

（二）组织学分型及分级

1. 鳞状细胞癌（squamous cell carcinoma） 癌组织呈片块状，被多少不等的纤维组织所分隔。癌细胞呈多角形，细胞边界较清楚，细胞核呈圆形或卵圆形，位于细胞中央，深染。分化良好的癌组织，可见多少不等的角化或细胞间桥[12, 20]。根据癌细胞的分化程度，通常将鳞状细胞癌分成三级。

Ⅰ级（高分化鳞状细胞癌）：癌细胞分化良好，细胞体积较大，胞浆丰富呈圆形或多角形，有明显的角化式细胞间桥。核分裂像很少。见图5-9。

Ⅱ级（中分化鳞状细胞癌）：癌细胞分化中等，可见少量角化。肿瘤细胞呈圆形、卵圆形或多角形，大小形态不一致，多形性较明显，核分裂较常见，仔细观察，偶见细胞间桥。见图5-10。

Ⅲ级（低分化鳞状细胞癌）：癌细胞常呈梭形、小圆形、椭圆形或不规则形，体积较小，胞浆不多。核分裂易见，不见角化及细胞间桥。在这些分化差的癌组织中，总可以找到癌细胞呈多角形，即鳞状上皮分化的特点。见图5-11。

2. 腺癌（adenocarcinoma） 真正的食管腺癌比较少见。多数来自腺导管，少数来自腺泡，也可来自食管的胃粘膜异位症。食管腺癌有以下几种组织学类型：

（1）管状腺癌 又称单纯腺癌。癌细胞呈立方形或柱状。胞浆比较丰富，常呈嗜碱性，核呈圆形、卵圆形或杆状，细胞核极向与细胞长轴平行。核染色质细，构成分化程度不同的腺样结构。通常将其组织学分为三级：

Ⅰ级（高分化腺癌）：癌细胞呈立方形，胞浆丰富，细胞核呈柱状，细胞有不同程度的异型性。大部分构成完整的腺腔，粘液分泌较旺盛，完整腺腔占75%以上。见图5-12。

Ⅱ级（中分化腺癌）：部分腺体呈分化状，构成大小不等、形态不规则的腺腔。部分腺体分化较差，呈实性或巢状。癌细胞呈立方形或多角形。胞浆较少，核大小不等，形态不规则，染色质呈较粗的颗粒状，核分裂较多，这种分化与未分化的细胞大约各占50%。见图5-13。

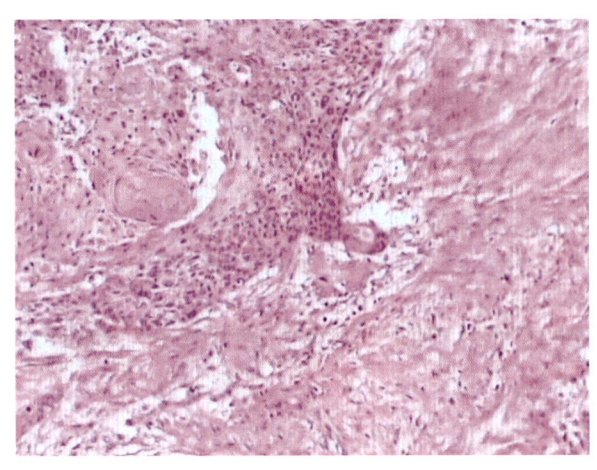

图5-9 鳞状细胞癌Ⅰ级

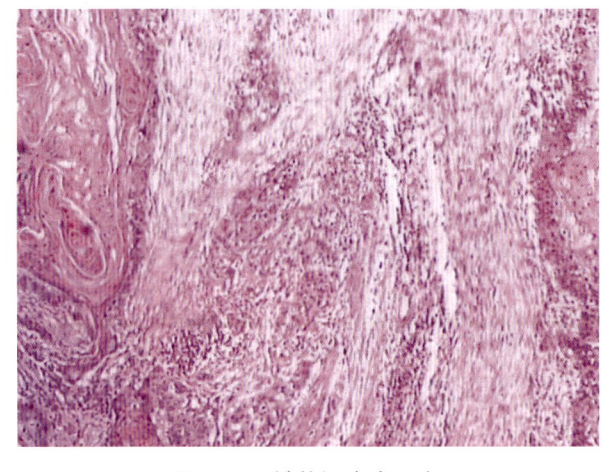

图5-11 鳞状细胞癌Ⅲ级

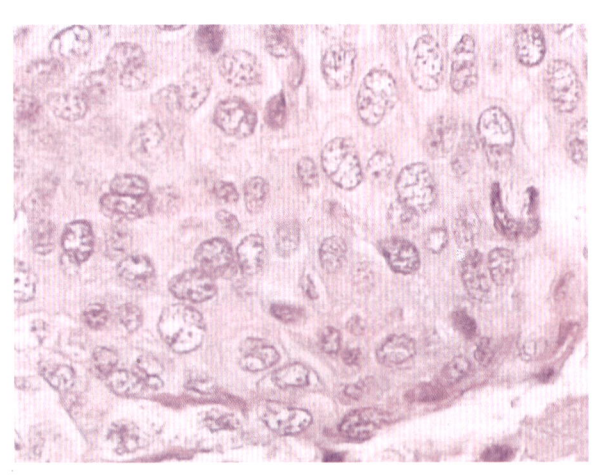

图5-10 鳞状细胞癌Ⅱ级

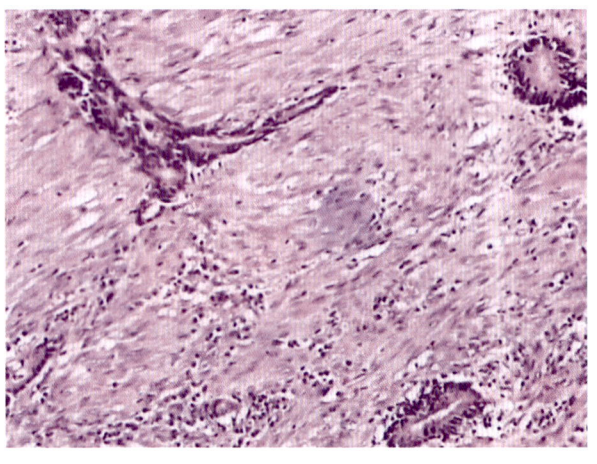

图5-12 高分化管状腺癌

Ⅲ级（低分化腺癌）：多数癌细胞表现为低分化状态，细胞形态与大小不一，呈立方形或多角形，浆少，核大而深染，分裂像较多。肿瘤多呈实性，或条索状为纤维组织所分隔，偶然有少许不规则的腺腔形成，或只有形成腺腔的倾向。这种腺样结构的癌组织占25%以下。见图5-14。

管状腺癌占原发性腺癌的绝大部分，其他类型食管腺癌极少[10]。

（2）食管腺样囊性癌 又称圆柱瘤、腺样基底细胞癌、筛状癌等。此瘤常见于涎腺，发生于食管者极少。镜下见瘤细胞似基底细胞排列成多样结构：有的为大团块，其中含有大小不等的圆形或卵圆形的囊腔，呈筛孔状，与藕的横断面相似，筛孔内多充有粘液；有的形成小导管及小条索，导管为两三层细胞所组成，管内含有粘液；还有的排成实性团块，大团块中央细胞可变性、坏死、脱落形成囊腔，在上皮团块和小导管周围见肌上皮细胞，间质多少不一，有的为粗大变形的胶原纤维。此瘤与血管关系密切，易发生血行转移，也易侵犯神经，且沿神经束衣蔓延。见图5-15。

3. 粘液表皮样癌（mucoepidermoid carcinoma） 癌组织来自腺导管或腺泡，由两种类型的细胞所组成。一种为表皮样细胞，瘤细胞呈多角形、胞浆呈鳞状上皮样、或很小呈基底细胞样。细胞大小形态比较一致，细胞核深染，分裂像很少，这种表皮样细胞多呈丛状。另一种为分化的高柱状上皮细胞，胞浆丰富透明，细胞体积较大，胞核圆形，较小，大小形态比较一致，核位于高柱状细胞的基底部。瘤组织构成大小不一形态不规则的腺腔样。上述两种细胞混合存在，而表皮样细胞一般见于柱状细胞的基底部。见图5-16。

4. 基底细胞样鳞状细胞癌（basaloid squamous cell carcinoma） 癌细胞主要由基底样细胞所组成。细胞呈立方形，胞浆稀少，嗜碱性。核圆或卵圆，与细胞长轴平行，大小形态不一致，核染色深，分裂像较多。在这片基底细胞为主的背景中，偶有鳞状上皮分化的特点。癌组织多数构成巢状，有时构成条索状，为少量纤维组织所分隔；有时癌巢可有假腺样结构。瘤组织常有坏死[11,12]。见图5-17。

5. 腺棘癌和腺鳞癌（adenosquamous carcinoma）

腺棘癌 在癌组织中有两种成分混杂存在，腺癌组织呈明显的恶性，表现为细胞浆较少，细胞核较大，核异型性明显，核染色质较粗，构成完整或不规则的腺腔样。在腺癌组织中，有分化良好的鳞状上皮细胞，细胞浆丰富，核小，无异

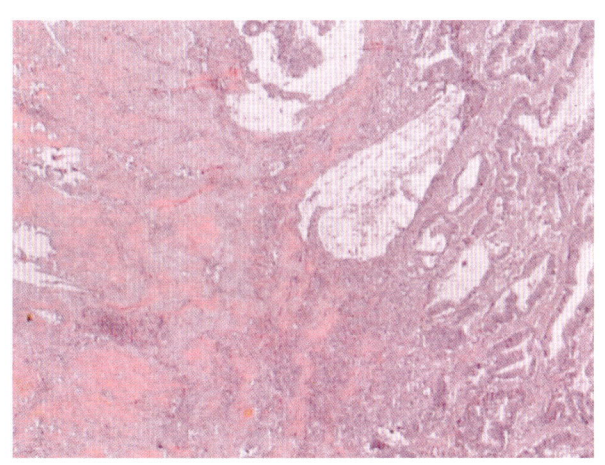

图5-13　中分化管状腺癌

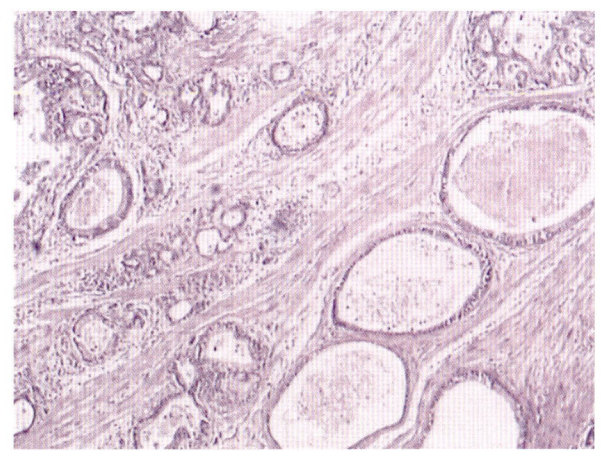

图5-14　低分化管状腺癌

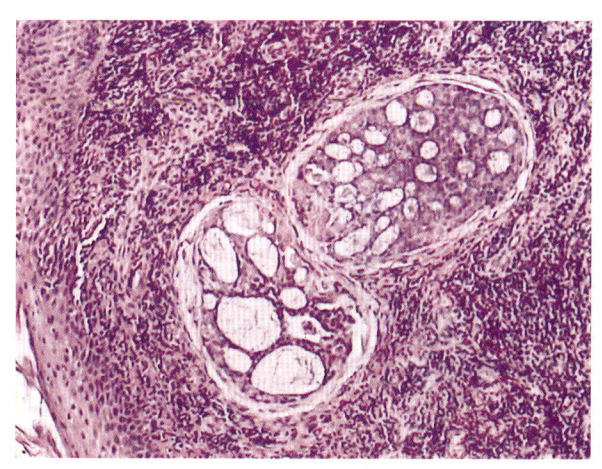

图5-15　腺样囊性癌

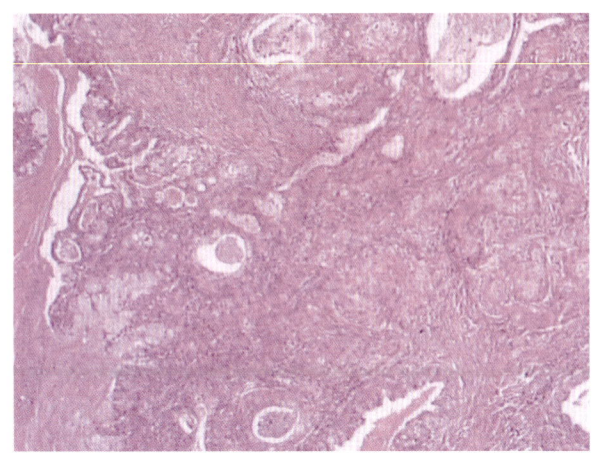

图 5-16 粘液表皮样癌

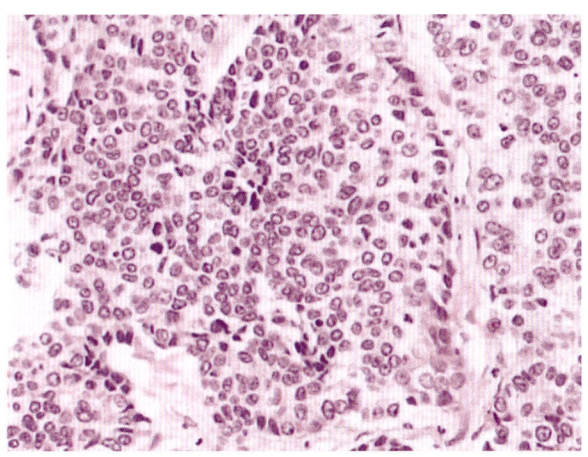

图 5-17 基底细胞样鳞状细胞癌

型性，甚至可见细胞间桥或角化物质。这种分化良好的鳞状上皮呈明显的良性形态，临床预后一般较好，故当前多数学者称之为棘腺癌或腺癌有鳞状上皮化生。

腺鳞癌 主要表现为鳞状上皮与柱状上皮均呈明显的恶性，两者细胞均有异型性。食管腺鳞癌的诊断标准是：一是有明显的鳞状上皮与柱状上皮癌存在；二是两者不是相撞而是混合存在，而且两者之间有过渡形式；三是腺癌部分必须粘液染色阳性。见图 5-18。

6. 食管未分化癌 （undifferentiated carcinoma）食管未分化癌比较少见。有两种类型：

（1）小细胞未分化癌 癌细胞较小，呈圆形、卵圆形或短梭形，核染色很深，胞浆较少。癌组织呈巢状、片块状或条索状排列，有时可见假菊形团或假腺样结构，癌组织呈明显的浸润性生长。血管侵犯和淋巴结转移常见。见图 5-19。

（2）大细胞未分化癌 癌细胞较大，胞浆较多，核大深染，有较多的单核或多核的瘤巨细胞，核分裂像较多。见图 5-20。

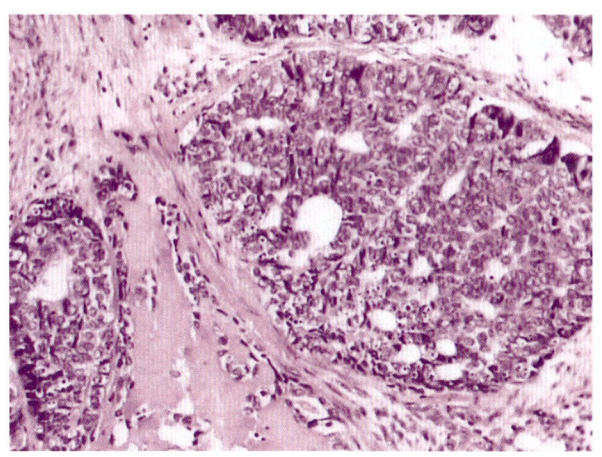

图 5-18 腺鳞癌

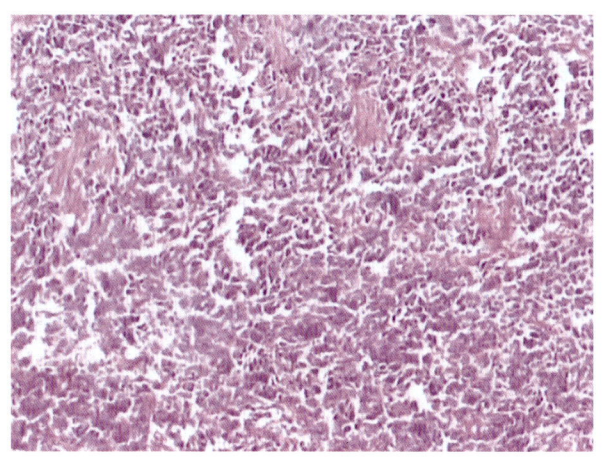

图 5-19 小细胞未分化癌

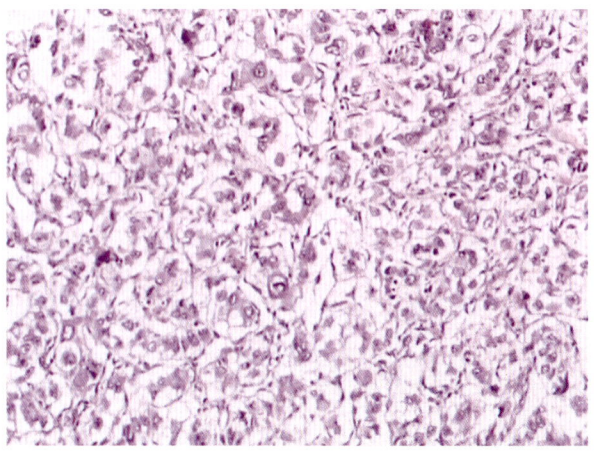

图 5-20 大细胞未分化癌

四、食管癌的扩散与转移

（一）食管内扩散

是癌瘤扩散常见的方式。癌组织可沿组织间隙深部浸润，甚至破坏各层组织向四周蔓延。更重要的壁内扩散方式是沿固有膜或粘膜下层的淋巴管浸润，肉眼观察可呈条索状、半透明状。沿淋巴管扩散的癌瘤可形成粘膜表面隆起的结节，酷似第二个原发癌。这种食管壁内的扩散，有时可距原发灶5～6cm。

（二）直接浸润临近器官

这也是食管壁直接蔓延的进一步发展。根据癌组织所发生的部位不同，其累及脏器的发生率也不完全相同。一般认为，食管上段癌可侵入喉部、气管、肺及颈旁软组织甚至直接侵入甲状腺内。食管中段癌以侵犯主动脉、气管支气管、肺及纵隔为主。下段食管癌以侵犯纵隔、贲门及胃为主。总之，食管癌位于重要脏器附近，其重要扩散方式是肿瘤直接向外扩散，穿透食管壁，从而引起一系列并发症。

（三）食管癌的淋巴道转移

食管癌的重要转移途径之一是淋巴道转移。晚期食管癌患者淋巴结转移主要在胸部脏器附近的淋巴结，值得注意的是，晚期食管癌也有31.7%的病例无淋巴结转移。

（四）食管癌的血道转移

食管癌血道转移常见于晚期患者，以肺、肝、肾、骨、肾上腺及皮肤为多。

五、影响食管癌预后的因素

影响食管癌预后的因素很多，就病理形态来说，许多因素对预后有一定的影响。

（一）病变范围

一般说来，食管癌的病变长度与食管癌的预后有一定关系。Eker（1952）报告的43例手术切除标本中，肿瘤长径在5cm以下的，术后5年生存者9例；5～7.5cm者，术后5年生存者11例；7cm以上者，术后生存者只有2例。

（二）浸润深度

癌浸润深度与预后有一定的关系。吴英恺分析了306例手术切除标本：在随诊的271例中，癌局限于食管壁内3年及5年生存率分别为38.6%和28.3%；癌穿透食管壁外3年及5年生存率分别为27.1%和16.3%。

（三）癌组织的生长方式

食管癌的生长方式与预后也有一定的关系。细索状生长预后较差。

（四）癌组织的间质反应

癌组织的间质反应如炎细胞浸润、癌巢周围网状纤维的包裹及胶原纤维的增生程度，对患者预后有一定的影响。

（五）癌细胞的分化程度

食管鳞状上皮癌癌细胞分化高者预后较好，但分化与预后并不呈平行关系。

（六）淋巴结转移与预后的关系

Nakayama研究了食管癌的淋巴结转移程度与患者预后的关系，作者将淋巴结转移程度分成（－）、（+）、（++）、（+++）四组，发现5年生存率分别为（－）28.6%、（+）22.1%、（++）18.5%、（+++）14.3%，说明淋巴结转移多少与预后有肯定关系。

六、食管癌的癌前病变

正常食管壁有粘膜层、粘膜下层、肌层、肌外膜。鳞状上皮非典型增生是一组癌前病变，是癌发生的基础[6]。非典型增生细胞的特点是：上皮细胞核有异型性，核染色质较粗，核形不规则，分裂像多，排列紊乱，其分级标准为：

1. 轻度非典型增生　异型细胞累及鳞状上皮全层的下1/3。DNA图像分析显示主要为二倍体，部分为增殖倍体，一般不见非整倍体。见图5-21。

2. 中度非典型增生　异型细胞累及中层，即累及全层上皮的2/3，但表层细胞完好。此种类型的DNA分析显示，主要为增殖倍体或二倍体，但可见非整倍体出现。见图5-22。

3. 重度非典型增生　异型上皮细胞几乎累及上皮的全层，即累及2/3以上，但表层仍有成熟的鳞状上皮，同样表现细胞大小不一，核异型明显，这种异型细胞并未累及全层。DNA图像分析显示，有相当多的非整倍体出现，最高可达21.8%但仍以增殖倍体为主。见图5-23。

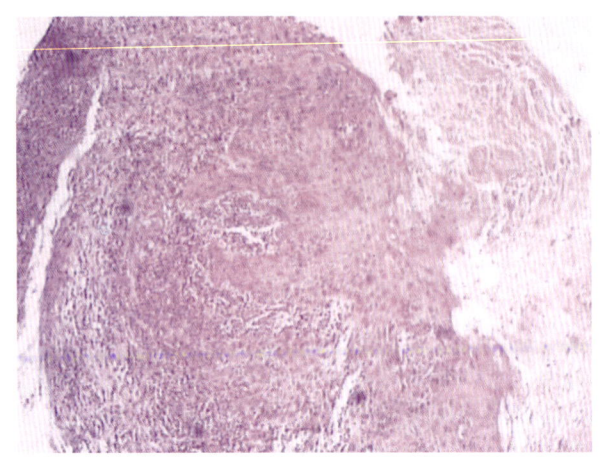

图 5-21 轻度非典型增生

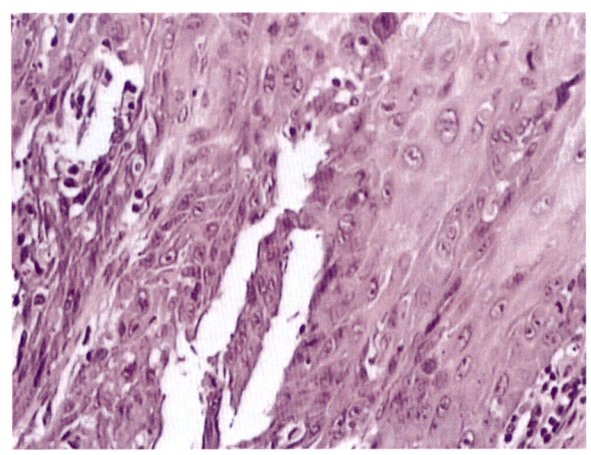

图 5-22 中度非典型增生

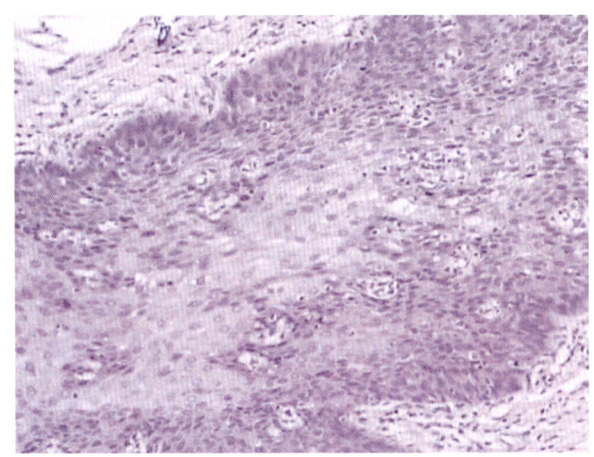

图 5-23 重度非典型增生

七、食管癌的癌前疾病

(一) 慢性食管炎

慢性食管炎是癌变的基础条件之一。它的诊断标准是：粘膜基底细胞增生，超过全层的1/6或乳头高度达上皮厚度的2/3以上；上皮内有多少不等的慢性炎细胞浸润，主要为淋巴细胞，其次为浆细胞、嗜酸性细胞及多形核白细胞等；有时乳头高达不及2/3，但上皮或固有膜内有较多炎细胞浸润，或有淋巴滤泡形成，也可诊断为慢性食管炎。

1. 轻度慢性食管炎　基底细胞增生超过上皮全层的1/6，乳头高度达2/3以上，上皮层内或乳头内有少许淋巴细胞浸润，乳头充血、水肿。但有时浸润的炎细胞较多，不及乳头的2/3以上时，也可诊断。见图 5-24。

2. 中度慢性食管炎　除轻度慢性食管炎的条件外，上皮层内或乳头内有较多的炎细胞浸润，固有膜内有成片的炎细胞浸润。见图 5-25。

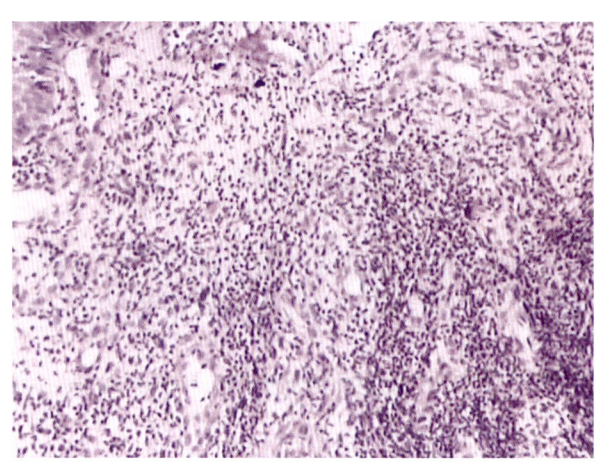

图 5-24 轻度慢性食管炎

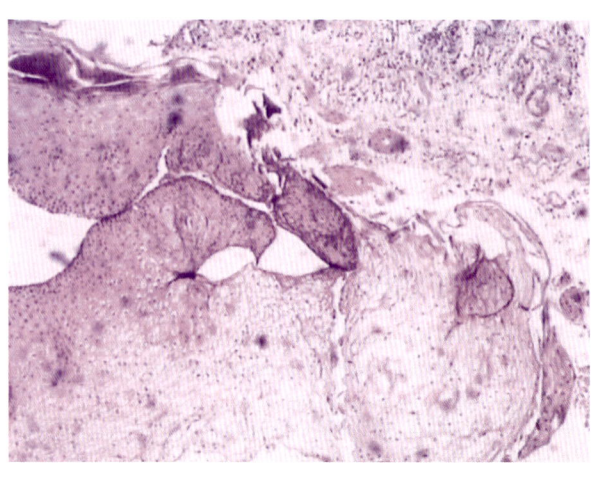

图 5-25 中度慢性食管炎

3. 重度慢性食管炎　除上述条件外，上皮层内有很多炎细胞浸润，甚至有小脓肿形成，固有膜内有纤维化及大量炎细胞浸润，甚至有淋巴滤泡形成。

（二）Barrett's 食管炎

又称慢性消化性食管溃疡或慢性食管炎综合征。食管下段的鳞状上皮被单层柱状上皮所代替，这是由于胃食管反流的结果，反流损伤引起胃食管交界带的胃型上皮上移且常发生肠上皮化生[3,4]。在此基础上经常发生消化性溃疡、食管狭窄、肠上皮化生甚至发生非典型性增生以及腺癌等继发病变。关于此病变的发生究竟是先天性还是后天性的，一直存有争议，近来趋于较一致的意见认为它是后天性的，是反流的结果。诊断标准是内镜下食管胃括约肌以上食管粘膜取材中，食管粘膜的胃型上皮化生或肠上皮化生。根据病理学改变，一般分为以下三型：

1. 胃底上皮型（完全胃化生）　整体形态与食管粘膜上皮相似，有胃上皮细胞、胃小凹、主细胞及壁细胞。

2. 交界上皮型（不完全胃化生）　只有胃的柱状上皮，无主细胞及壁细胞。

3. 特殊柱状上皮型（不完全肠化生）　可见绒毛细胞、杯状细胞、潘氏细胞等，但无小肠的吸收功能。此型易癌变。

因此，病理组织学上诊断完全依靠大体标本或内镜的定位，才能与真正胃粘膜区别。

（三）食管白斑症

发生于食管粘膜的白斑症比较罕见。多见于老年人，食管癌高发区尤为多见，其癌变率约在5%以下。食管白斑一般分为两型：

1. 角化型白斑　主要表现为角化过度，并有不同程度的角化不良，棘细胞增厚，真皮内有轻度慢性炎细胞浸润。病变多呈散在性白斑或斑块，食管粘膜稍高起，色苍白，白斑之间的粘膜正常。此型在食管较少见。

2. 非角化型白斑　白斑区棘细胞增生，胞浆丰富，内有大量糖原，因而有人称这种白斑症为糖原性棘皮症，或食管棘细胞增生症。病变处食管粘膜略苍白，高起，表面较光滑。

（四）食管憩室

食管管壁薄弱，部分膨出，形成一个向外突出与食管相连盲管状内有开口的腔隙，称为食管憩室。此病比较少见，在我国以食管中段憩室较多。根据憩室壁的构成可分为含有食管壁全层的真性憩室和缺乏食管肌层的假性憩室。癌变常发生于憩室开口处，晚期癌瘤可累及全憩室。

（五）食管失弛缓症

又称贲门痉挛。食管下段括约肌呈失弛缓状态，晚期由于长期梗阻，狭窄食管的上段食管扩张，故又称巨食管症。由于长期食物滞留，可导致食管停滞性食管炎，可有粘膜糜烂、溃疡、疤痕形成，上皮细胞增生。约15%的病例发展为食管癌。

（六）食管管型

本病十分罕见。特点是病人口中吐出完整的食管粘膜。组织学检查为复层鳞状上皮，并无炎性反应，也无坏死，但有不同程度的退行性变。多数只排出一个管型，很少复发，也无并发症，之后食管粘膜上皮可再生，恢复正常。此病预后良好。

（七）反流性食管炎

指胃内容物（包括胃酸及胃蛋白酶），甚至十二指肠液（包括胆汁及胰液），经贲门倒流入食管，导致食管炎发生。若长期存在可导致食管瘢痕和狭窄，常见于中年人。病变主要在食管下端，一般范围约10cm，早期病变主要在粘膜的固有膜，表现为粘膜充血水肿、糜烂及溃疡。后期病变可侵及表层以下，基底细胞增生，伴有腔内乳头状突起。重症患者，炎性病变可深达粘膜下层导致纤维组织增生，粘膜表面可呈息肉样改变，纤维组织收缩可导致食管狭窄。

（八）良性食管狭窄

食管狭窄一般有先天性与后天性两大类。后天性食管狭窄较常见，它可能来自外压性食管狭窄（如血管畸形或纵隔肿物），多数是由于腐蚀性食管炎所致。轻者粘膜或粘膜下层水肿，坏死，愈后纤维组织增生；最后瘢痕收缩，导致食管狭窄。

第四节　食管的其他恶性肿瘤

一、食管癌肉瘤

为两种或两种以上的组织所构成。癌肉瘤基

本有两种肉眼类型，即息肉型和浸润型，息肉型占绝大多数。息肉样肿物大小不一，长度可达15cm。多数有蒂，蒂长短不一，多数在1cm以下。肿瘤表面多覆以萎缩的鳞状上皮。少数肿瘤表面有浅表的糜烂。肿瘤切面呈灰白色，编织状结构，有时可有钙化或骨化，有时有坏死。在蒂与食管壁相连接处，食管粘膜粗糙不平，有糜烂。而组织学检查常发现为早期食管癌的病变。

镜下：癌肉瘤由两种组织成分组成，即肉瘤成分及癌的成分。癌性成分常局限于肿瘤的最表层，绝大多数为鳞状细胞癌，易形成溃疡。肉瘤成分一般在瘤体内或蒂部，通常由杂乱无章或交织束状排列的梭形细胞构成，核分裂活跃，其间混有多少不等的怪异巨细胞。间质中可含有大量胶原，或呈粘液样外观。肉瘤的成分与癌的成分相互混杂存在，两者并无过渡形式。免疫组化证明是有上皮与间叶两种成分存在。见图5-26。

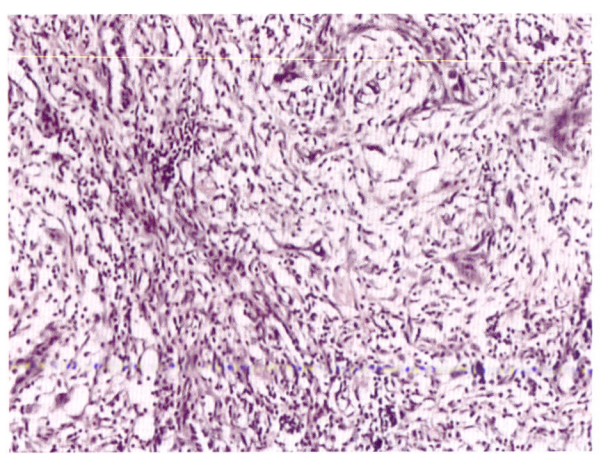

图5-27　食管肉瘤样癌

三、原发性食管黑色素瘤（malignant melanoma）

原发性食管黑色素瘤很少见。肉眼可见食管粘膜面有息肉状、结节状或分叶状肿物，多数有蒂与食管相连，向管腔内生长。也可见双原发性息肉性病灶。切面肿瘤呈灰白色，可见散在棕黑色区。肿瘤常较局限，累及肌层以内，较少穿破食管壁。镜检见瘤细胞呈圆形或多角形，胞核较大，部分透明，核仁大居中，核浆比例增大，胞浆内有较多的棕黄色细颗粒，大部在胞浆内，部分散布于细胞以外，可见较多核分裂。瘤组织呈巢状或弥漫成片，被多少不等的纤维组织分隔，其间散布着较多的淋巴细胞。瘤组织主要在粘膜下层，部分可侵入浅肌层。原发性食管黑色素瘤的组织学形态不能预示其生物学行为[9, 16]。见图5-28。

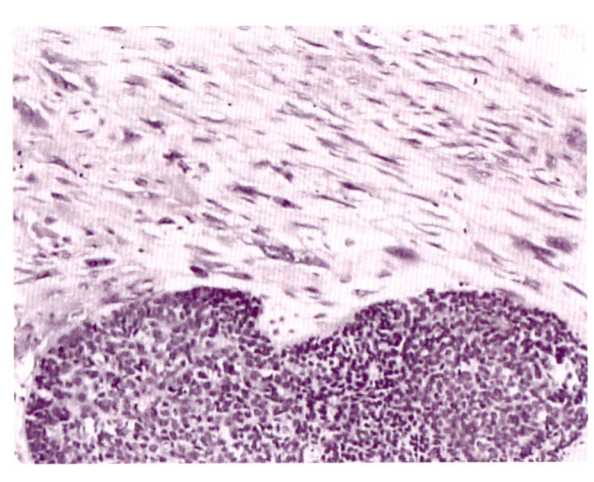

图5-26　食管癌肉瘤

二、食管肉瘤样癌

为一种肿瘤成分的变异。为上皮细胞来源，而梭形细胞，即所谓的肉瘤成分，或者是癌细胞向梭形细胞分化，或者这些梭形细胞实为瘤床间质对癌组织的一种反应。前者为恶性——梭形细胞癌，后者为良性——纤维组织的反应性增生。前者为分化性癌（多为鳞癌），与梭形细胞癌之间有过渡，且两者无规律地混杂在一起。而后者，由于梭形细胞是机体对瘤组织的一种反应，因而，两者没有过渡形式。见图5-27。

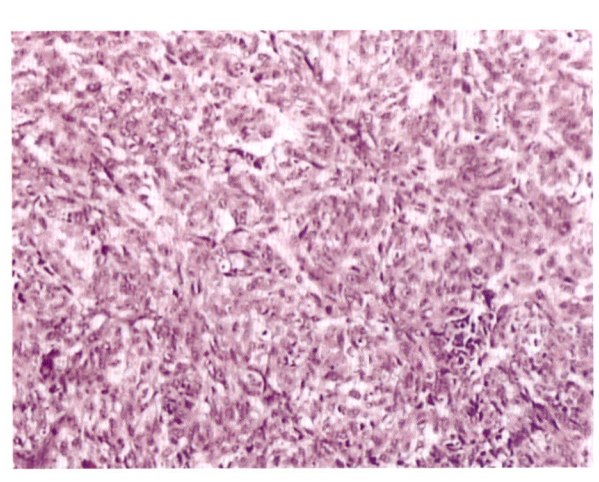

图5-28　食管恶性黑色素瘤

四、原发性食管恶性淋巴瘤（malignant lymphoma of the esophagus）

原发于食管的恶性淋巴瘤非常少见，文献报道主要为非霍奇金淋巴瘤，但也有霍奇金淋巴瘤的报道。在非霍奇金淋巴瘤中，B细胞淋巴瘤较T细胞淋巴瘤多见，也可发生低度恶性粘膜相关淋巴瘤。食管淋巴瘤的诊断标准同淋巴结。食管除可发生一般霍奇金及非霍奇金淋巴瘤外，也可发生粒细胞肉瘤或白血病浸润以及良性淋巴组织增生等。食管壁肿物常呈弥漫性增厚，病变常累及食管全周，管壁明显增厚。切面肿瘤呈灰白色，肿瘤累及食管粘膜组织，使粘膜皱襞增粗或变平。肿瘤累及粘膜下层及肌层，多数病例手术时已有局部淋巴结转移或相关的器官受累[12]。

镜检食管粘膜固有层及粘膜下层弥漫散布着瘤细胞，多数病例肌层被破坏，肿瘤累及食管的纤维膜。瘤细胞主要由淋巴母细胞所组成，有一定程度的异型性，核大而深染，核仁不明显，胞浆较少。见图5-29。

多潜能的结缔组织间质，可有平滑肌、纤维母细胞、施万细胞（神经鞘细胞）以及神经细胞或节细胞分化。可以以某一种组织分化为主，也可混合分化。食管平滑肌肉瘤较下部胃肠道少见。肉眼有两种类型，即息肉型和浸润型，以息肉型较多。通常形成息肉状的管腔内肿块，表面被覆粘膜。肿瘤有宽窄不一、长短不定的蒂与食管相连。瘤组织主要位于息肉状肿物以内，部分瘤组织分布于粘膜下层及肌层。另一种类型为浸润型，瘤组织位于食管壁内，呈浸润性生长，食管壁明显增厚，表面或有浅溃疡或无溃疡形成。

镜检瘤细胞呈束状或条索状，由纵横交错的平滑肌母细胞组成。胞浆较丰富，淡嗜酸性。核呈棒状，两端钝圆，有不同程度的异型性。一般分化较好，可见核分裂像、瘤巨细胞。与良性平滑肌瘤的鉴别要点是细胞异型性及分裂像，后者更重要。分裂像大于2个/10HPF者不管肿瘤大小及有无细胞异型性均为恶。分裂像瘤组织多浸润小于2个/10HPF，而最大直径大于6cm，又有明显出血坏死者，可诊断为低度恶性。食管平滑肌肉瘤与胃不同，很少有上皮样平滑肌母细胞分化。很少有淋巴结转移。见图5-30。

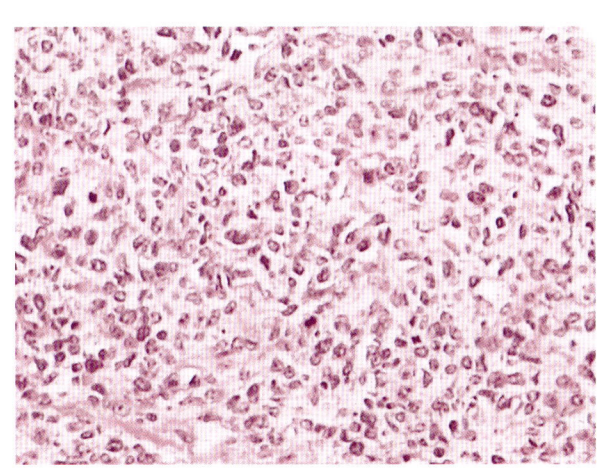

图5-29 食管恶性淋巴瘤

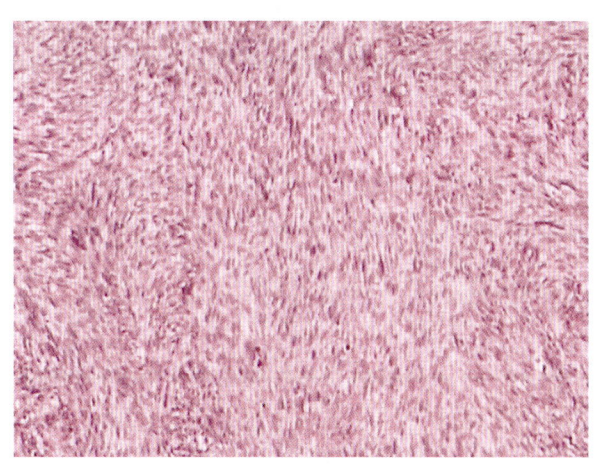

图5-30 食管平滑肌肉瘤

五、食管平滑肌肉瘤或恶性间质瘤（leiomyosarcomas or malignant stromal tumors）

近年来提出的包括平滑肌性肿瘤在内的胃肠道间质性肿瘤是一大类肿瘤，它们可发生于整个胃肠道或消化道[13,14]。这些肿瘤起源于消化道的

六、食管壁的转移瘤（metastatic tumors）

食管壁的转移瘤并不少见，有以下特点：①青壮年多见；②男性多于女性；③只有1/3左右的患者有食管的各种症状；④食管各层均可有转移灶，但以粘膜下层、肌层外转移较多，粘膜固有

层转移较少；⑤多数病例肉眼看不见肿瘤；⑥食管的转移灶多数在淋巴管或血管以内；⑦多为大量化疗及放疗病人；⑧多数病人已有全身广泛转移，单纯食管转移的病例极少见。

肉瘤及癌都可转移到食管，但前者极罕见。肺、胃、前列腺、子宫以及乳腺等肿瘤可通过淋巴道或血行发生单一或多结节性食管转移。食管周围器官癌可以直接侵及食管，如喉、肺及胃等癌可以直接浸润扩展或发生食管周淋巴结转移后再扩展到食管。

第五节 食管瘤样病变

一、纤维血管性或纤维性息肉

纤维血管性息肉可发生于食管的任何平面，但最常见于上1/3，在环状软骨水平。典型者为孤立的有蒂病变，常有一长蒂，其体积可长得很大，引起吞咽困难。纤维性息肉是由粘膜或粘膜下层的水肿性纤维或纤维脂肪组织与血管为轴心，被覆增厚或有溃疡的鳞状上皮构成。病因不肯定，某些病例可能是对损伤或慢性刺激的过度反应，而另一些可能为错构瘤。疏松水肿的肉芽样组织构成，其中有多少不等的单核细胞、浆细胞、嗜酸性粒细胞、肥大细胞及胖梭形的纤维母细胞，这些细胞常围绕血管呈同心圆状排列。其临床行为为良性。见图5-31。

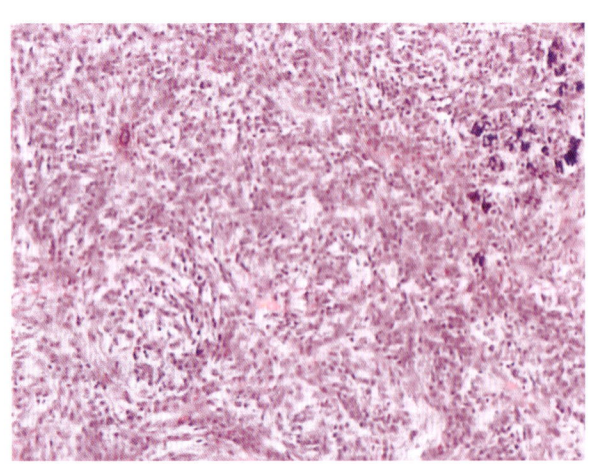

图5-31 食管炎性假瘤

二、囊肿

先天性食管囊肿分为：一种为单房性壁内包含囊肿，见于食管下段，内衬一层平滑的柱状、纤毛柱状或鳞状上皮，偶尔可形成乳头状突起；另一种类型是重复畸形、支气管源性和神经管性囊肿，由更复杂的前肠发育异常所致，囊肿内壁衬以食管型、支气管型或胃型上皮，通常被覆在明显的固有肌层之上，也可含有软骨或胰腺组织。

获得性潴留囊肿是由于粘膜下层食管腺体的外分泌导管发生炎症后囊性扩张形成，有时被误认为是假性憩室。通常见于食管下段并可能覆以立方或鳞状上皮。

三、弥漫性平滑肌瘤病

此病变罕见，病因不明，表现为食管肌层弥漫性增厚，有时局部病变突出，形成融合结节甚至明显的平滑肌瘤。镜检：弥漫性环形和纵形平滑肌层增生，正常肌纤维被杂乱的、不规则漩涡状排列的交织状肌纤维代替。可发生变性和营养不良性钙化，也可有慢性炎症和神经增粗。有时这些病变累及粘膜肌，或扩展累及到胃的近端肌层。

四、异位症

异位胃粘膜常见于食管的环状软骨后区，内镜下可见苍白色粘膜中一个或多个边界清楚的粉红色斑片，直径可达4cm。胃腺通常为胃体型，可代替正常鳞状上皮或位于上皮下组织中。异位胰腺组织不常见，有发生于食管上段及重复囊肿的报道。其他报道的异位类型包括位于食管粘膜下层的皮脂腺，内镜下表现为高起的黄色斑块及呼吸型纤毛上皮[19]。

参 考 文 献

1. Dlsen JB, Clmmensen O, Andersenk. Adenocarcinoma arsing in a foregut cyst of the mediastinum. *Ann Thorac Surg*, 1991, 51: 497-499
2. Justinich CJ, Ricci A Jr, Kalsfus DA, et al. Activated esoinophils in esophagitis in children: a transmission electron microscopic study. *J.Pediatr. Gastroenterol Nutr*, 1997, 25 (2): 194-198

3. Riddell RH. The biopsy diagnosis of gastroesophageal reflux disease, cardites and Barrett's esophagus, and sequelae of therapy. *Am J Pathopl*, 1996; suppl 1, 20: S31-S51
4. Antonioli DA, Wang HH. Morphology of Barrett's esophagus and Barrett's-associated dysplasia and adenocarcinoma. *Gastroenterol. Clin north Am.* 1997, 26(3): 459-506
5. Yoshiyama H, Matsubara H, Koiji Y, et al. Benign esophageal stricture caused by diffuse severe esophagitis presenting as ascending fibrosis: report of a case. *Surg Today* 1998, 28 (5): 538-541
6. Wolf BC, Khettry U Leonardi, HK, *et al*. Benign lesions mimicking malignant tumors of the esophagus. *Hum. Pathol*, 1998, 19: 148-154
7. 武忠弼主编. 病理学 (第四版), 人民卫生出版社, 北京, 1998: 259-310
8. 苏敏. 消化系统疾病. 唐建武主编, 病理学, 人民卫生出版社, 北京, 2001: 151-173
9. Yano M, Shiozaki H, Murata A, *et al*. Primary malignant melanoma of the esophagus associated with adenocarcinoma of the lung. *Surg Today* 1998, 28 (4): 405-408
10. Gelb AB, Mederos LJ, Chen YY, *et al*. Hodgkin's disease of the esophagus. *Am. J. Clin. Pathol*, 1997, 108 (5): 593-598
11. Sarbia M, Verreet P, Bittinger F, *et al*. Basaloid squamous cell carcinoma of the esophagus: diagnosis and prognosis. *Cancer*, 1997, 79 (10): 1871-1878
12. 吴人亮. 食道、胃、肠、肛门疾病. 同济医科大学病理学教研室、中山医科大学病理学教研室编著, 外科病理学, 湖北科学技术出版社, 武汉, 1999: 147
13. 王恩华. 消化系统疾病. 杨光华主编, 病理学 (第五版), 人民卫生出版社, 北京, 2002: 187-224
14. 周晓军. 消化系统疾病. 李甘地主编, 病理学, 人民卫生出版社, 北京, 2001: 229-268
15. Correa P. Precursors of gastric and esophageal cancer. *Cancer*, 1982, 50: 2550-2554
16. DeMatos P, Wolfe WG Chea CR, *et al*. Primary malignant, melanoma of the esophagus. *J. Surg. Oncol*. 1997, 66(3): 201-206
17. Lee My, Jenesen E, Kwaks, *et al*. Metastatic adenocarcinoma arising in a congenital foregut cyst of the esophagus, a case report with review of the literature. *Am J Clin O NCOL* 1998, 21 (1): 64-66
18. Quitadamo M, Benson J 1988 Squamous papilloma of the esophagus: a case report and review of the literature. *Am J Gastroenterol*, 83: 194-201
19. 廖松林, 刘从容. 消化道疾病. 武忠弼、杨光华主编, 中华外科病理学, 人民卫生出版社, 北京, 2002: 610-629
20. Ruol A, Segalin A, Panozzo m, *et al*. 1990 Flow cytometric DNA analysis of squamous cell carcinoma of the esophagus. *Cancer,* 65: 1185-1188
21. 廖松林, 刘从容. 消化道疾病. 武忠弼、杨光华主编, 中华外科病理学, 北京, 人民卫生出版社, 2002: 610-629

第六章 食管癌细胞学检查

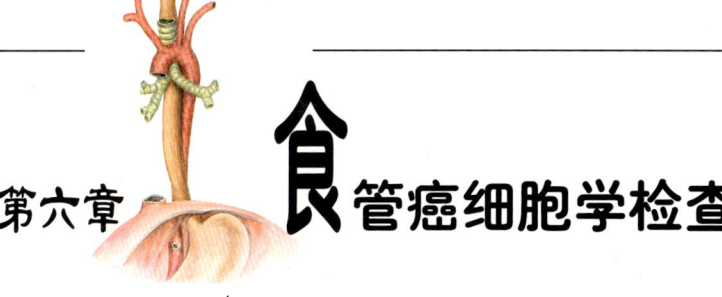

张慧英
张宝麟

食管细胞学检查始于 20 世纪 50 年代初，随细胞采集技术的改进而发展。在我国，沈琼教授从 1958 年开始以食管拉网采集细胞，1963 年率先报道采用双腔橡皮管摩擦气球收集细胞，极大促进了食管和贲门细胞学检查的发展。近年来，纤维胃镜在我国已经普及，在其直视下食管病变刷取细胞更为盛行，在临床上大有取代拉网之势。但拉网法采集食管和贲门的病变细胞，以其简易、费用低和病人痛苦小的优势仍占有一席之地，尤其对大面积人群普查仍为首选方法。超声内镜细针吸采集食管细胞检查在国外正在兴起，然国内尚少，因其设备昂贵而未能普及。

第一节 食管细胞学标本的采集方法

1. 食管拉网法　可采集贲门和全食管的细胞。此方法可以检查出影像和内镜无法发现的早期病变。为临床治疗之需，可用分段拉网法定位。拉网器具的选择和操作方法，已为细胞学工作者所熟知，且在别处已有详尽叙述[1-3]，此不再赘述。该法目前主要用于普查。

2. 海绵球法　此法是将海绵压缩封入胶囊，受检者吞服胶囊于胃内崩解，释放出海绵迅速吸足胃液而膨胀变大，然后以连线拉出海绵。此方法采集细胞的原理同拉网法，吞服胶囊比下拉网管囊病人痛苦少而易接受。但采集细胞的效果似不如拉网[4]，未能普及推广。

3. 纤维胃镜下刷检法　在疑似病变处刷取细胞，范围可广一些。与咬检病理互补，可以提高诊断准确性。提倡先刷检后咬检。

4. 超声内镜下细针吸法　可用于粘膜面有破损的病变，更常用于食管壁内和壁外肿物而粘膜保存完好者。可检查诊断疑复发的恶性肿瘤[5]、食管壁内局限性微小肿瘤播散[6] 等，安全[5]、合并症很少（1.6%）且不严重，主要见于囊性病变[7]。

5. 灌洗液检查法　Doki 等对 240 例食管癌切除术前后行右胸腔灌洗液细胞学检查，多因素分析提示术后阳性为独立的预后因素，似为复发的指征[8]。

6. 锁骨上肿大淋巴结针吸法　此法对确定转移和细胞学类型很有把握。

第二节 食管细胞学检查的应用

1. 高危食管癌人群的普查　为食管细胞学检查的主要项目。常选用拉网法，且已证实食管拉网普查食管癌的方法可靠，但阳性病例须经内镜活检证实[9、10]。

2. 临床诊断　对于到医院就诊的患者，当疑为食管肿瘤时多选用胃镜直视下对病变刷检，并常同时取活检病理。刷检面积广，活检更为准确，关于两者同时应用的互补性对诊断有利目前已有许多报告[11, 12]。

3. 随诊监视Barrett's食管炎 该病变诊断的细胞学基础为见到杯状细胞[13]。此为食管很重要的癌前病变，发展为食管腺癌的几率很高，常是经腺样异型增生变为癌[14]。异型增生的腺细胞粘合力低、易脱落，可发现咬检时易漏掉的轻度异型细胞[15]。

4. 食管细胞学涂片 可用于DNA倍体和端酶活性等的检测，对食管癌的诊断有辅助作用[16]。

第三节　食管细胞学诊断

食管细胞学诊断报告的写法很多，大体分描述性和分级两种。为便于临床医生理解，推荐用分级法。

Ⅰ级：未见癌细胞；
Ⅱ级：见异型细胞，可再分轻度和重度；
Ⅲ级：见可疑癌细胞，必要时可用高度可疑；
Ⅳ级：见癌细胞。

不管哪一级，只要炎细胞较多，见真菌或其他异常，都要写入报告。Ⅰ、Ⅱ级见腺细胞尤其杯状细胞，要明确指出，因提示为Barrett's食管炎。Ⅱ、Ⅲ和Ⅳ级，要尽力报告是腺性细胞或鳞状细胞。但若细胞数量很少，明显变性和分化特征不明显时也不必勉强。癌细胞分化程度，也应写入报告。

参 考 文 献

1. 河南医学院主编. 食管癌, 北京, 人民卫生出版社, 1983: 122-143
2. 黄国俊, 吴英恺. 食管癌和贲门癌, 上海, 上海科学技术出版社, 1990: 113-141
3. 刘复生, 林培中. 食管癌的病理和预防, 北京, 地质出版社, 1994: 113-127
4. Rofh MJ, Liu SF, Dawsey SM, et al. Cytologic detection of esophageal squamous cell carcinoma and precursor lesions using balloon and sponge samplers in asymptomatic adults in Linxian, China. *Caner*, 1997, 80 (11): 2047-9
5. Dewitt J, Ghorai S, heblanc J, et al. EUS-FNA of recurrent pastoperative extraluminal and metastatic magligancy, *Gastrointest Endosc*. 2003, 58 (4): 542-8
6. Stockeld D, Ingelman-Sundberg H, Granstrom L, et al. Serial fine needle cytology in the diagnosis of esophageal cancer. *Acta Cytol*, 2002, 46 (3): 527-4
7. O' Toole D, Palaggo h, Arotearena R, et al. Assessment of complications of EUS-guided fine-needle aspiration. *Gastrointest Endosc*, 2001, 53 (4): 470-4
8. Doki Y, Kabuto T, Ishikawa O, et al. Does pleural lavage cytology before thoracic closure predict both patient's prognosis and site of cancer recurrence after resection of esophageal cancer. *Surgery*, 2001, 130 (5): 792-7
9. Yang H, Berner A, Mei Q, et al. Cytologic screening for esophageal cancer in a high-risk population in Anyang County, China. *Acta Cytol*, 2002, 46 (3): 445-52
10. Dawsey SM, Yu Y, Taylor PR, et al. Esophageal cytology and subsequent risk of esophageal cancer. A prospective follow-up study from Linxian, China. *Acta Cytol*, 1994, 38 (2): 183-92
11. Geisinger KR. Endoscopic biopsies cytologic-bruhings of the esophagus are diagnostically complementary. *Am J Clin Pathol*. 1995; 103 (3): 295-9
12. Frantz MA, Prolla JC. Correlation of endoscopic cytology and histology in esophageal cancer: results in porto Alegre, RS-Brazil. *Cytopathology*, 1996, 7 (1): 38-53
13. Saad RS, Mahood LK, Clary KM, et al. Role of cytology in the diagnosis of Barrett's esophagus and associated neoplasia. *Diagn Cytopathol*, 2003, 29' (3): 130-5
14. Hughes JH, Cohen MB. Is the cytologic diagnosis of esophaycal glandular dysplasia feasible? *Diagn Cytopathol*, 1998, 19 (5): 401-2
15. Falk GM. Cytology in Barrett's esophagus. *Gastrointest Endosco Clin N Am*, 2003, 13 (2): 335-48
16. 王强, 吴清明, 于皆平. 食管粘膜脱落细胞DNA倍体和端粒酶活性检测对食管癌诊断的价值. 肿瘤防治杂志, 2004, 11 (10): 1054-56

第七章 食管癌的影像学检查

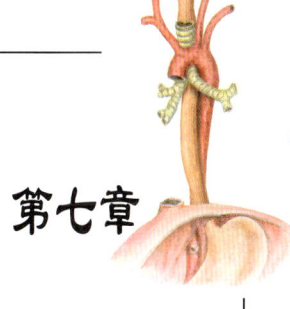

忻晓洁　张熙熙　叶兆祥　赫瑞生
曾祥生

第一节　放射学检查方法

一、钡餐造影

（一）食管常规造影

用130%(W/V)的钡剂，必要时可用3～4∶1比较粘稠的钡剂。病人吞钡时，应从不同角度观察食管在不同充盈状态下所显示的轮廓、粘膜皱襞形态以及蠕动、柔软度等。吞服少量钡剂时，可显示粘膜皱襞形态；大口吞服钡剂时可充盈食管，显示管腔轮廓形态，观察扩张情况。检查中一般采用后前立位，左、右前斜位，必要时增加卧位。

（二）食管双对比造影

是诊断早期食管癌的重要方法之一。病人含一大口钡剂，再大吸一口空气，让钡剂和空气一起咽下，及时照立位正面及左、右前斜位片。

二、CT检查

食管的CT检查是对食管钡餐造影的重要补充。与胃肠相比，较早用于临床。一般用平扫，层厚及层距视病变范围决定。为确定有无淋巴结肿大，可做增强扫描。

1. 禁食　胃、十二指肠CT检查在早晨进行应禁早餐。食管CT检查一般无须禁食准备。

2. 口服造影剂　为使食管管腔显影，并使管壁充分伸展、扩张，在CT检查前应服造影剂或水。一般服用2%～3%泛影葡胺100～200ml，并含足量造影剂于口中，在CT扫描的同时咽下。

3. 体位　一般采取仰卧位。

4. 静脉注射造影剂　主要采用团注法（bolus injection），静脉快速注入100～150ml泛影葡胺或非离子型碘造影剂。注射后立即扫描，观察病变增强方式，以及有无异常血管显影等。对淋巴结肿大的诊断，增强扫描是不可缺少的。

三、MRI检查

食管MRI检查常需应用心电图门控，获取脂肪抑制T_1WI。由于食管MRI成像时间较长，容易受呼吸及患者运动的影响，通常图像质量不佳，其检查价值有限。

第二节　食管的正常解剖

一、正常X线解剖

食管是介于下咽与胃之间的肌性管道。食管入口相当于第6颈椎水平，与下咽部相连，大约于第11～12胸椎水平连接胃的贲门。食管长度因人而异，一般长约 25～30cm，自切牙至贲门约长 40～42cm。在脊柱前面下行，经过后纵隔，穿过膈肌进入腹腔。食管可分为三段，第6颈椎至胸骨切迹平面一段为颈段，胸骨切迹以下至膈肌一段为胸段，膈下为腹段。胸段最长，腹段最短。胸段又可分为三段，主动脉弓以上为胸上段或称弓上段，下肺静脉以下为胸下段或称膈上段，二者之间为胸中段。

二、正常 X 线和 CT 表现

（一）食管的正常 X 线表现

食管吞钡时可见四处生理性狭窄和三处压迹。生理性狭窄在食管入口处，主动脉弓水平，左支气管水平和膈裂孔水平。三处压迹为主动脉弓，左支气管和左心房压迫所致。

食管上端与下咽部相连。下咽部为一较宽的腔道，其两侧为梨状窝，吞钡后梨状窝为对称的菱形。正位时其中心区可见一椭圆形无钡区，为喉头阴影，不可误为充盈缺损。侧位时两侧梨状窝重叠，前壁略向前方鼓出，两侧梨状窝向中间汇合呈一长约1cm的轻度的环状狭窄段，即食管的开端，亦即食管的第一个生理狭窄。当大口吞钡后，食管腔充盈扩张，随着钡剂的下行，可见到食管的其他三个生理狭窄。由于食管与纵隔内器官相邻，主动脉弓部，左侧主支气管及左心房紧贴于食管的左前方，所以在食管的左前缘造成三个正常的压迹，在右前斜位时显示最明显，依次为：①主动脉弓压迹②左支气管压迹③左心房压迹。

食管少量充钡时（即部分排空后），管腔内显示 3～5 条纵行的互相平行的细条状阴影，即为粘膜皱襞。这些皱襞在通过膈裂孔时聚拢，过了裂孔后又比较分离，达贲门时又可聚拢。由于吞咽动作和食管蠕动的推动力量，钡剂可在数秒钟之内通过食管进入胃内。食管的蠕动波表现为不断向下推动的环状收缩波。原发蠕动的收缩波从食管入口开始，下行很快，达主动脉弓以后变慢。原发蠕动未能将食管排空而又未做第二次吞咽时，就出现继发蠕动。继发蠕动于主动脉弓水平开始，与原发蠕动相似。随着再次吞咽动作而来的新的原发蠕动，可以抑制正在进行的继发蠕动，使钡剂随新的原发蠕动下行。第三收缩波常见于主动脉弓水平以下的食管，可表现为食管边缘呈不均匀的波浪状或锯齿状收缩或者是一段食管的痉挛性收缩。

膈上约 4～5cm 长一段食管，在蠕动波到达时，往往舒张膨大呈壶腹状，称为膈壶腹。随着原发蠕动波下行，膈壶腹迅速消失与腹段食管连成一气，将钡剂送入胃腔。

（二）食管的正常 CT 表现

食管为不断蠕动的空腔脏器，在阅片时应注意因食管蠕动其内腔可能不规整，管腔狭窄时未必是病理性狭窄，管径较粗的时候也未必是病理性管壁增厚。因体位不同，充盈程度不同，图像会有变化，而不同层面的横断图像其毗邻器官也不相同。因此必须熟悉食管的解剖及毗邻关系，注意识别食管在不同层面上的横断、纵断或斜断图像，必要时要参考 X 线钡气双对比造影图像，以助对CT图像的理解。CT扫描时，40%～60%的食管内会有空气，气体居管腔中央，如有移位则有异常的可能。食管在收缩、扩张及蠕动的不同状态，其横断面的直径及CT表现也不同。食管壁呈均匀密度，难以辨认食管粘膜。食管在充分扩张时，管壁厚度应在3mm以内，超过5mm，应视为异常。

在CT图像上，颈段食管位于中线，紧贴气管后壁及椎体前缘；胸骨切迹水平，食管位于气管右后方，紧贴椎体前缘；主动脉弓下水平，食管位于气管左后方。奇静脉于食管右后方向前走行，于气管右侧入上腔静脉；气管隆突水平以下，食管紧贴左主支气管后壁，两者之间只有少量脂肪；左主支气管水平以下，食管紧贴左房后壁，其后方可见奇静脉；左房水平以下，食管位于降主动脉前方，食管与心包之间只有少量脂肪。食管穿过膈肌后，水平向左走行进入胃底。

第三节　食管肿瘤

食管肿瘤的诊断方法，首选钡餐造影和内镜检查。CT 检查的主要对象是中、晚期食管癌病人。CT 可以直接显示软组织肿块，管壁的厚度，还可以看到肿瘤向食管外的延伸，向相邻脏器的浸润。对肿大的淋巴结、肝脏的转移、腹腔内的播种和浸润等，均可进行观察和分析。CT的密度分辨率高，能够看到 X 线平片看不到的肿瘤征象，对脂肪瘤、畸胎瘤、囊肿等肿瘤，能够根据病变的CT值，做出组织学诊断。CT检查是无创的，特别适用于食管恶性肿瘤的术前分期以及术后随访，确定了解疗效与有无复发。目前，对疑有食管肿瘤的病人，在行钡餐造影或内镜检查后，行食管的CT检查已成为不可缺少的检查方法。

一、食管癌

食管癌是指从下咽到食管胃结合部之间食管上皮来源的癌，男性较多。在我国食管癌是一种常见的恶性肿瘤，目前占我国肿瘤死亡的第4位。食管癌95%以上为鳞状细胞癌，少数为腺癌。颈、胸段多为鳞癌，腹段多为腺癌。腺癌来自食管下端贲门部的胃粘膜或起于食管其他部分的异位胃粘膜。食管癌患者就诊时绝大多数已属于中晚期。典型的临床症状是吞咽困难、梗阻、声音嘶哑等。早期食管癌往往无明显的临床症状，有时可因局部痉挛粘膜糜烂引起胸骨后不适、异物感等。食管癌比较容易引起与之相邻的主动脉、气管、支气管和肺等重要脏器的侵犯。淋巴转移也较多见，还可以出现腹部等远处淋巴结转移。此外，食管癌还能向肝、肺、骨、肾和肾上腺等脏器转移。

早期食管癌包括原位癌和早期浸润癌，肿瘤仅侵及粘膜及粘膜下层，分为：①平坦型②糜烂型③乳头型④斑块型。中晚期食管癌按发病多少分为①髓质型：最为常见，肿瘤主要在食管壁内浸润生长使管壁变厚，常累及食管周径的大部分或全部；肿瘤上下边缘可呈坡状隆起，表面可伴有结节状隆起或深浅不一的溃疡。②蕈伞型：较少见，肿瘤向腔内生长，呈分叶结节状肿块，形如蘑菇，边缘突起，多侵犯食管周径的一部分或大部分。③溃疡型：较少见，肿瘤一面生长一面溃烂从而主要表现为溃疡，溃疡底部可深达肌层或穿透肌层，多侵犯食管周径的一部分。④缩窄型：少见，肿瘤多侵犯食管全周呈明显的环形狭窄，范围较短。⑤腔内型：少见，肿瘤较大，突入食管腔内，常有一较宽的基底，与食管壁相连从而使管腔扩大。

（一）X线钡剂造影表现

早期癌局限于粘膜或粘膜下层时，可有下列表现（图7-1）：

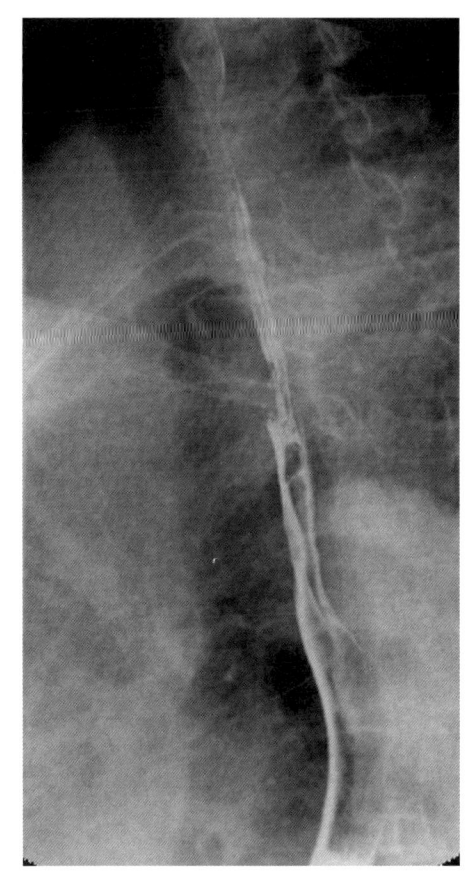

图7-1 早期食管癌
上段食管局限性管壁粘膜中断

1. 食管粘膜局限性增粗，迂曲，边缘毛糙或排列紊乱，常有 1～2 条粘膜中断，不连续。
2. 局限性小的充盈缺损，边缘毛糙不光滑，伴有局部粘膜紊乱。
3. 增粗的粘膜表面形成小的溃疡龛影。
4. 仅出现局部管壁僵硬感，舒张度及柔软度减低。

上述现象可单一出现亦可重复发生。

中晚期食管癌的浸润达肌层以后，X 线表现日趋明显，可出现下列几种现象：

1. 管腔轮廓不规则，管腔内充盈缺损及不对称狭窄，边缘不规则，呈虫蚀状。正常粘膜皱襞消失，表现为粘膜紊乱，中断及破坏，病变区出现大小不一，形态多样的钡剂滞留区，周围有结节状不规则充盈缺损。
2. 管壁僵硬，扩张受限，蠕动减弱甚至消失。
3. 钡餐通过缓慢甚至停滞，病变上方食管扩张存钡。

4.肿瘤向腔外生长明显时,纵隔内可见软组织肿块影。

中晚期食管癌的类型不同,X线表现也各具特征[1,2]:

1. 髓质型 病变多侵及食管周径的大部或全周。以腔内不规则的充盈缺损及管腔偏心性不规则狭窄为特征。粘膜中断破坏,常有大小不等的龛影。(图7-2)

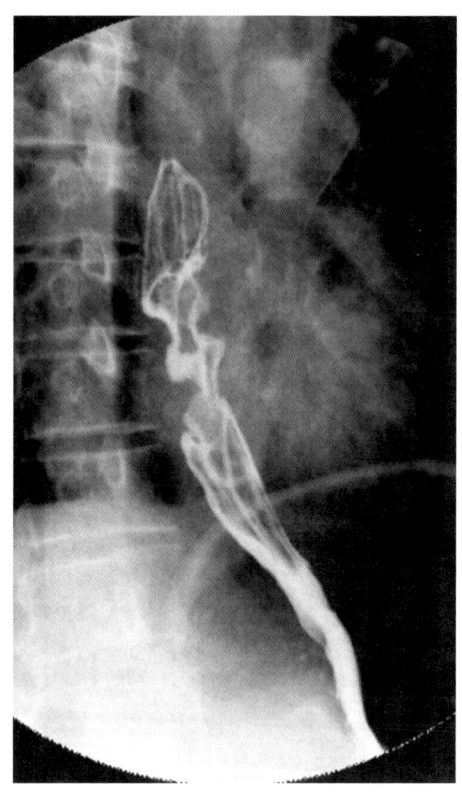

图7-2 食管癌 髓质型
管腔不规则狭窄,腔内不规则充盈缺损

2. 蕈伞型 表现为突入腔内的结节样充盈缺损,呈扁平蘑菇状,常侵犯管径的一部分,肿物可有龛影,粘膜破坏。

3. 溃疡型 以境界清楚,形态不规则的龛影为特征。龛影较长,与食管纵轴一致,粘膜破坏,管腔狭窄不明显,常侵犯部分管壁。(图7-3)

4. 缩窄型 病变常侵犯食管全周,呈局限僵硬及中心性狭窄,边缘光滑,粘膜破坏不明显。上方食管明显扩张存钡。(图7-4)

5. 腔内型 表现为突入腔内的大的息肉状充

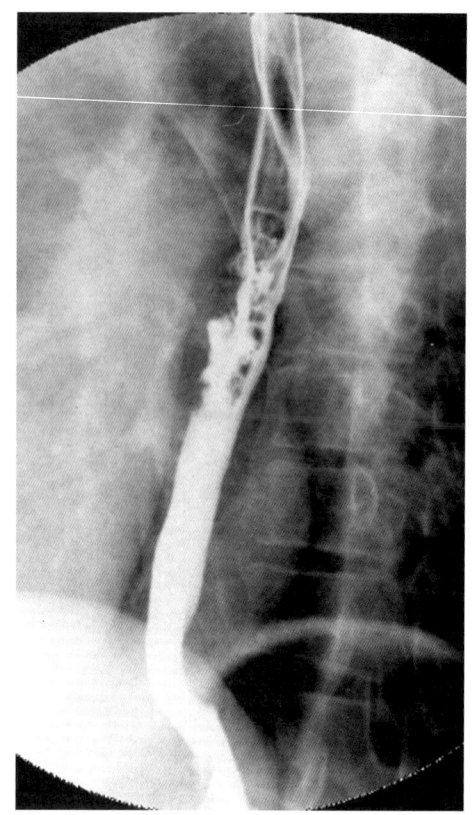

图7-3 食管癌 溃疡型
一侧管壁龛影,粘膜破坏,管腔狭窄不明显

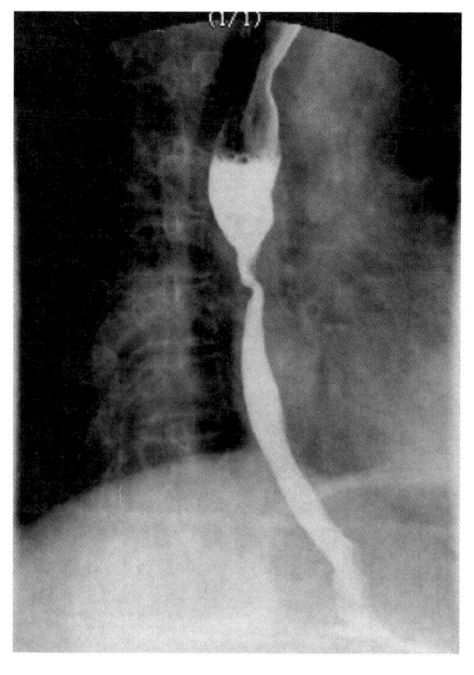

图7-4 食管癌 缩窄型
中心性狭窄,僵硬,粘膜破坏不明显,上方食管扩张存钡

盈缺损，表面可有不规则小龛影。局部管腔可扩张膨大，有僵硬感。(图7-5)

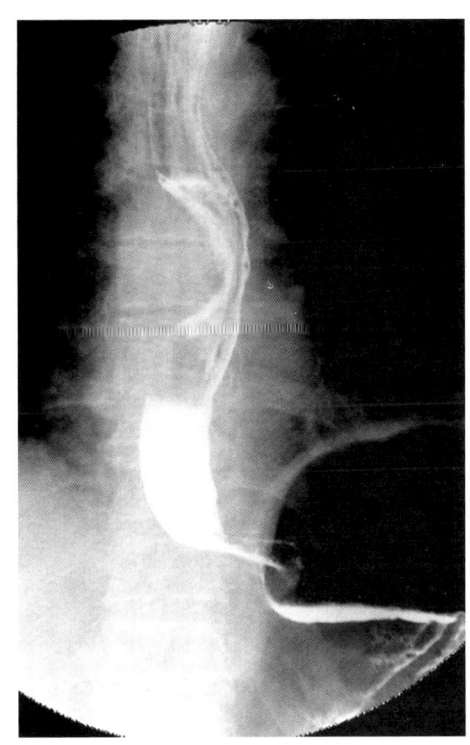

图7-5 食管癌 腔内型
管腔内有较大充盈缺损，管腔略扩张

【鉴别诊断】

1. 食管静脉曲张　患者有肝硬化病史，无吞咽困难症状，食管中下段可见不规则的充盈缺损改变。粘膜可展平消失或紊乱，尤其重要的一点是食管壁柔软，无僵硬感。

2. 消化性食管炎　常发生在食管下1/3，粘膜增粗或紊乱，但无中断或破坏。后期由于纤维化出现管腔持续性狭窄，但仍略可舒张和收缩，常伴有食管裂孔疝及胃－食管反流现象。

3. 食管外压性或牵拉性改变　由于纵隔或肺部肿瘤、甲状腺肿大、纵隔肿大淋巴结、血管异常等压迫所致，或是由于胸部手术后或放射治疗后纤维化牵拉所致。一般食管壁边缘光整，局部粘膜可展平，但无破坏。

（二）CT表现

食管癌CT检查对象主要是中、晚期食管癌患者。CT表现为管壁的环行增厚或偏心的不规则增厚，或呈现整个肿瘤团块。当癌瘤侵及邻近脏器时，CT主要显示肿瘤的食管腔外部分，显示肿瘤与周围组织、邻近器官的关系。肿瘤可以压迫、推移气管或主支气管，甚至突入气管腔内。肿瘤也可侵及、包绕主动脉。CT还可显示有无淋巴结转移，以利于对食管癌的分期。

【食管癌CT分期】

食管癌在CT上分为4期[3]。

Ⅰ期：肿瘤位于腔内，无明显管壁增厚或局限增厚。

Ⅱ期：腔内肿块伴管壁增厚（超过5mm），无纵隔淋巴结转移。

Ⅲ期：管壁增厚（超过5mm）并侵犯邻近结构，可有纵隔淋巴结肿大，但无远处转移。

Ⅳ期：有远处转移。

Ⅰ期和Ⅱ期食管癌的手术切除率高，预后佳，据统计平均生存期达1.7年。有纵隔淋巴结而无腹部淋巴结转移者，平均生存期为7个月。有远处转移者，预后更差，平均生存期为90天。

【注意事项】

食管癌的CT诊断，应注意以下几点[4]：

1. 食管癌对气管、支气管的侵犯。食管癌可以侵入气管、支气管，形成腔内肿块或形成瘘道(图7-6)。通常CT判断肿瘤对周围脏器有无侵犯，指征为脂肪间隔是否消失，但因食管与气管或左主支气管后壁直接接触，此时脂肪层的消失没有诊断意义。但如见到气管向前或向侧方移位，气管后壁向内弯曲，左主支气管移位和受压，则提示食管癌已侵犯气管或左主支气管，这就是气管移位征或气管嵌入征，具有重要的诊断意义。但对颈部的食管癌则诊断价值有限，因即使食管癌没有侵犯气管，也会见到肿瘤向气管后壁嵌入。

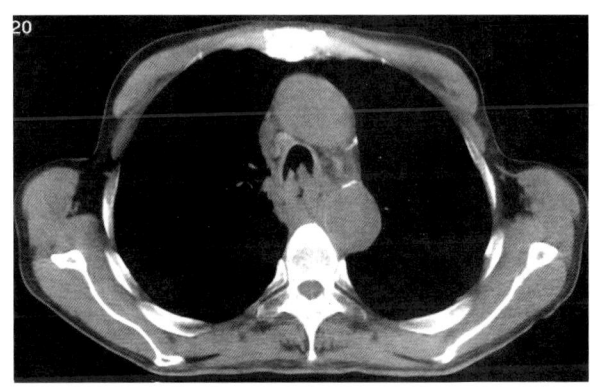

图7-6 食管癌
食管上段软组织肿块向前侵入气管腔内致气管腔狭窄

2. 食管癌对主动脉的侵犯。尽管食管和降主动脉相贴，但食管癌直接侵犯降主动脉的发生频率却很低。有人对2440名食管癌患者进行尸检，仅2%侵犯降主动脉。降主动脉与食管相贴，没有脂肪间隙也属正常表现。Piscus等提出，降主动脉与癌肿的夹角小于45度时，说明对降主动脉无侵犯；45～90度之间，不能肯定有无侵犯；90度以上则考虑有侵犯。这种诊断标准的准确率可达到80%～90%。

3. 食管癌的CT表现和增强效果。CT不适于发现早期食管癌，中晚期癌依其分型不同，表现各异。蕈伞型可见突入食管腔内的软组织肿块（图7-7）；缩窄型可见病变部环行狭窄；溃疡型可无特征性表现（图7-8）；髓质型因瘤体同时向腔内及腔外扩展，CT显示最为理想（图7-9），可以看到腔内外的软组织肿块。

食管癌肿瘤本身增强效果不明显，但当肿瘤有坏死或感染时增强效果明显。

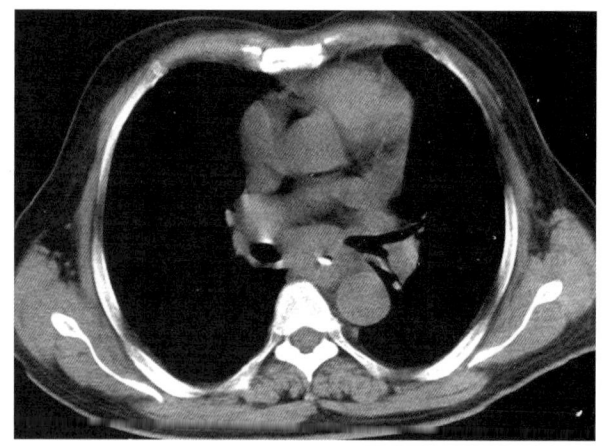

图7-9　食管癌 髓质型

中下段食管肿块影，向腔内外扩展，致管腔明显狭窄

【鉴别诊断】

缩窄型食管癌与腐蚀性食管炎、反流性食管炎及胶原病所致的食管狭窄等，在CT上鉴别极为困难，仍须用钡餐造影鉴别。食管炎症性病变，如念珠菌性食管炎等所造成的粘膜或粘膜下病变，食管钡餐造影和食管镜比CT更为常用。食管的CT检查中可以发现食管裂孔疝（图7-10），疝囊内如有液体潴留时，能看到气液平面。检查前口服稀释的泛影葡胺，疝囊内即可看到造影剂的充盈，一般不易与食管肿瘤性病变混淆。食管静脉曲张CT扫描时可以看到食管周围迂曲扩张的静脉影，增强后有明显的强化表现（图7-11），诊断亦多无困难。

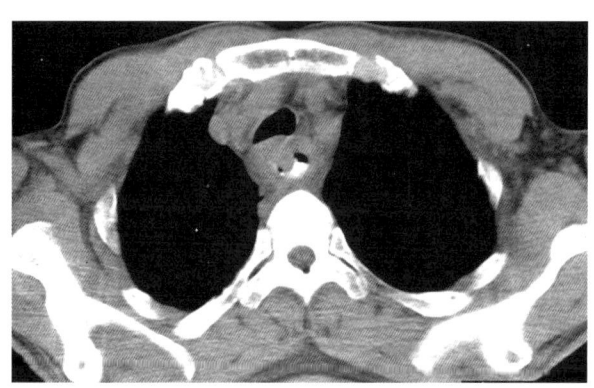

图7-7　食管癌 蕈伞型

上段食管管壁增厚，可见结节影突入腔内

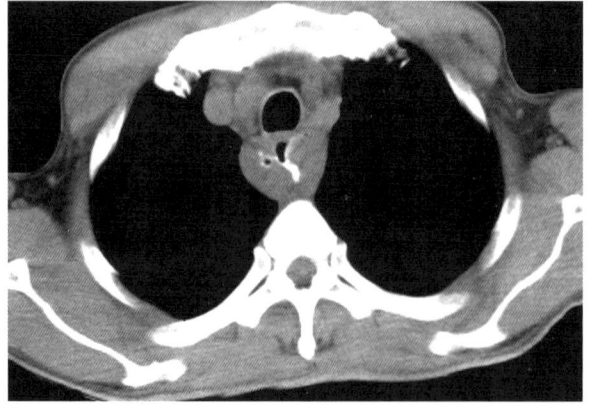

图7-8　食管癌 溃疡型

上段食管管壁环状增厚，溃疡灶内充盈造影剂，管腔狭窄

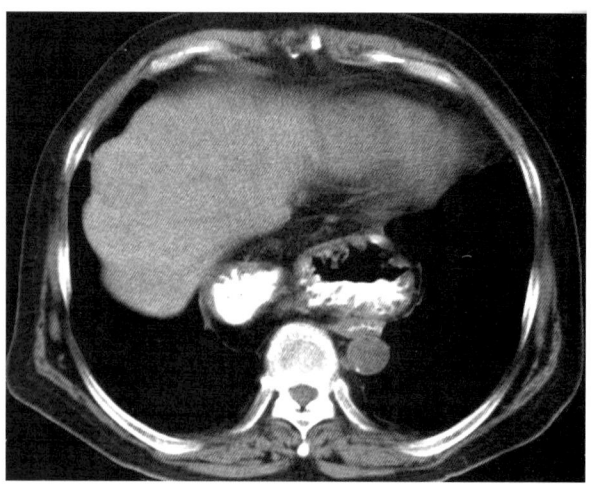

图7-10　食管裂孔疝

胃腔自膈肌食管裂孔疝进入胸腔，疝囊内见气液平面及粗大的胃粘膜

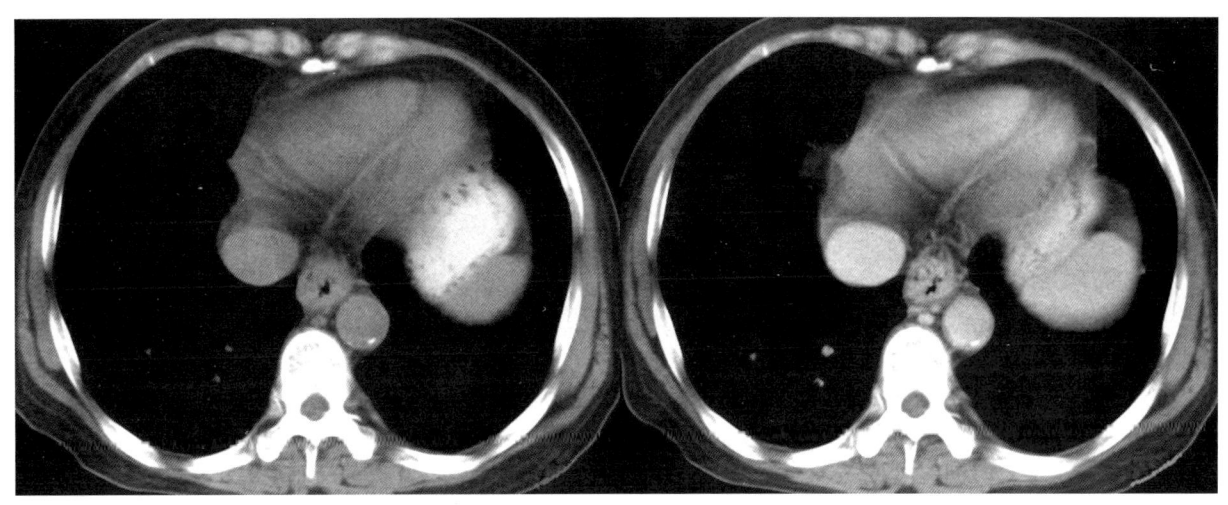

图 7-11 食管静脉曲张

食管下段管壁不规则增厚，增强扫描后可见明显强化迂曲扩张的血管影

二、食管的其他恶性肿瘤

包括平滑肌肉瘤、癌肉瘤、恶性黑色素瘤、淋巴瘤、纤维肉瘤、恶性纤维组织细胞瘤、食管类癌、食管转移瘤等。

食管平滑肌肉瘤发生于食管肌层，肿物可向腔内突出或向腔内、外生长，可有中央溃疡。癌肉瘤多呈息肉状突入管腔，可有蒂，常限于粘膜或粘膜下层，个别为环形浸润。癌肉瘤是指在一个肿瘤中既有肯定的癌瘤成分，又有肯定的肉瘤成分。肿瘤体部以肉瘤成分为主，癌的成分多位于基底部。

【X 线钡剂造影表现】

平滑肌肉瘤多有不规则的腔内充盈缺损，肿瘤表面可有龛影，粘膜亦可紊乱中断，但管壁的僵硬程度不如食管癌明显。癌肉瘤的肿物表面有较为广泛的糜烂、溃疡，往往呈菜花状改变。其他食管恶性肿瘤极为罕见，与食管癌亦极难鉴别，往往需要病理证实，不再赘述。

三、食管的良性肿瘤

食管的良性肿瘤少见，其中50%～70%为平滑肌瘤。平滑肌瘤起于平滑肌层或粘膜肌层，位于壁内粘膜下，呈膨胀性生长。质地坚实有包膜，可向腔内、腔外或同时双向生长。多为圆形或类圆形，少数呈分叶状，可多发。临床表现为进食停顿，异物感及梗阻感。

（一）X 线钡剂造影表现

充盈缺损是最常见的征象。其形态为圆形或卵圆形，边缘光滑清楚（图7-12）。钡剂通过后可在肿瘤周围残存少量钡剂，形成所谓的"环形

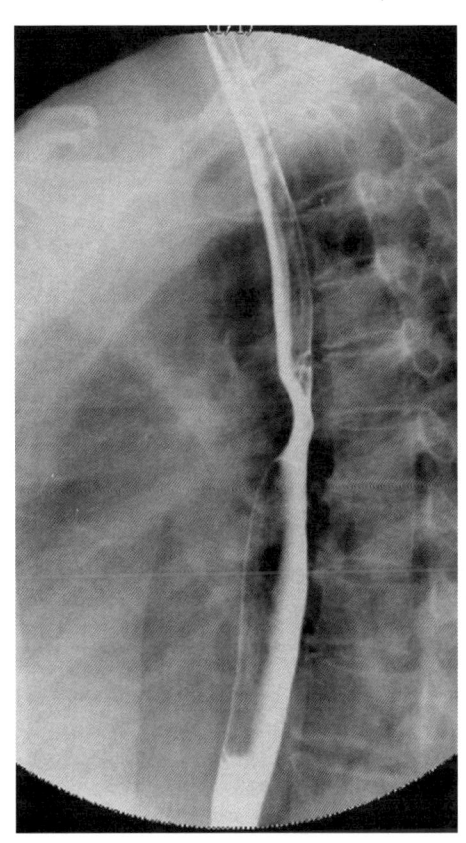

图 7-12 食管平滑肌瘤

卵圆形充盈缺损，边缘光滑，粘膜连续

征"。肿瘤表面的粘膜纹变宽或展平，但无中断破坏。偶见小溃疡龛影。管壁无僵硬感，舒张良好。钡剂下行通过肿瘤时可见到分流现象。值得指出的是，每次的吞钡量及钡剂的粘稠度往往会影响到较小肿瘤的检出率。

(二) CT 表现

多数情况下，食管钡餐造影可以做出诊断，为进一步确认可做CT检查。平滑肌瘤增强效果明显，通常边缘光滑，没有向周围器官的侵犯证据（图 7-13）[5]。

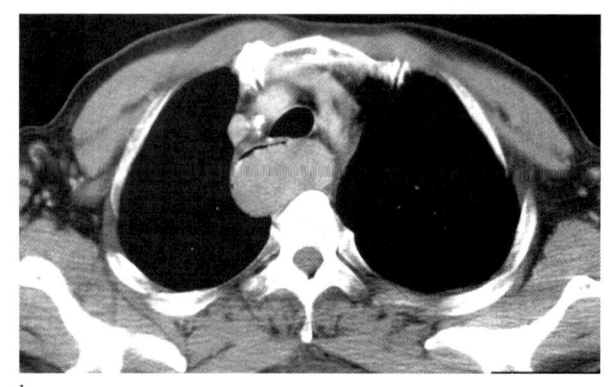

图 7-13　食管平滑肌瘤

食管上段后壁处可见类圆形软组织肿块影，密度均匀，边缘光滑，管腔偏心性狭窄，增强扫描后呈均匀强化

第四节　食管内镜超声扫描在食管癌诊断中的作用

食管内镜超声（EUS，endoscope esophageal ultrasound）扫描是一种较新的检查方法，也是内镜诊断的重大进展。它超出了内镜检查的范围，除了检查食管粘膜外，它还可评价食管壁和壁外食管周围组织。

食管超声仪器有两种：①超声内镜扫描（EUS）它具有内镜及超声双重功能，主要用于食管癌的检查，能直接显示肿瘤部位、浸润深度、周围结构关系及有无淋巴结转移，并可为评价肿瘤切除可能性提供重要依据，此类EUS在临床报道较多；②单纯经食管超声探头（EEUS，transesophageal ultransonography）此类超声仪多用于诊断心血管疾病，较少应用广泛诊断食管肿瘤。

EUS的声波穿过不同密度组织之间时产生界面回声，从而形成数个超声层次。第一层为表层，第二层为深层粘膜，第三层为粘膜下层，第四层为肌层，第五层为外膜层。

食管癌常呈现管壁层状结构低回声中断。AJCC/UICC 共同制定的食管壁 EUS 对 T 分级标准见表 7-1。

表 7-1　AJCC/UICC 的食管癌的分级

分期	EUS（异常）
T_1 粘膜/粘膜下层	最内侧三层
T_2 肌层	第四层
T_3 达外层	第五层
T_4 邻近器官	邻近器官

对早期食管癌的显像可能有差异，最内二层因探头紧贴而难以区分，若水囊内注水过多会使几层结构受压，从而显示三层结构。早期食管癌可增减水囊内水容量或向食管腔内注入少量水而得以显示。

在行EUS过程中可使食管解剖结构成像，也能对原发癌定位，可探测肿瘤细胞邻近器官（T_4）及区域淋巴结转移情况。

EUS对食管癌浸润深度（T分级）具有较高准确性。综合14个医疗中心 739 例食管癌患者分期结果，判断T分级的准确率为85%，判断区域淋巴结转移准确率为79%。判断T_2困难，因侵及肌层但又未穿透，因此多把T_2判为T_3。EUS对区别T_4（侵犯深）与$T_{1~3}$准确性高。EUS判断区域淋巴结转移的特异性不高。判断N_3准确率低，但判N_1比N_0要高。对食管分期时仪器使用受限，因当肿瘤已发展到T_3，扫描只能在病变狭窄的顶部而不能做全管扫描，也不能探测邻近器官（T_4）及淋巴结转移情况。EUS穿透有限不能探测远处转移，Betal（1991）认为食管分期CT对M，EUS对T及N有敏感准确性，两者结合时TNM分期更准确。

一、正常颈段食管的声像图

（一）食管纵轴声像图

1. 食管呈中心有液腔的管道结构，管壁清晰平整，偏左侧向深方胸腔下行可显示胸上段一部分食管；腔内常混有含气体的唾液，呈现细带状强回声向下移动。
2. 管壁清晰、平直，呈均匀的弱回声条索状。
3. 内膜呈现较粗的强回声，欠平整。
4. 前壁清晰显示率可达96%，后壁位置较深，受气管内气体影响，清晰显示率为66%。
5. 管壁呈5层或3层结构。
6. 测量第1层内侧至第5层内侧之间的距离作为食管壁厚径，常态下正常值≤2.0cm，活动后不同程度增厚。

（二）食管短轴声像图

1. 食管腔呈椭圆或小开口状，管壁清晰规整。
2. 食管腔空虚时内膜面皱缩，粗糙，内腔充盈时内膜较平整。
3. 前壁、后壁、外侧壁、内侧壁的显示率分别为96%、87%、86%、18%；内侧壁受气管影响，正常显示率低。
4. 管壁结构显示情况同纵轴切面，以前壁显示良好多可显示5层结构，后壁多显示3层结构。
5. 食管壁厚度测量方法同上。

（三）食管壁层结构

1. 食管壁5层结构分别代表粘膜层与内腔的界面反射（强回声），含粘膜肌层的粘膜层（薄层弱回声），粘膜下组织和肌层的界面反射层（强回声），固有肌层（弱回声），外界面反射层（强回声）。
2. 当粘膜、粘膜肌层不能显示时，第3层和第1层相连显示为1层强回声，食管壁声像图表现仅为强－弱－强3层结构。

（四）颈段食管癌的声像图表现

1. 食管壁不同程度增厚、不平整，呈弱回声。
2. 咽喉头运动后管壁厚度无明显改变，即食管壁生理运动消失或受限，为肌层受侵、僵硬所致。
3. 内膜层回声不连续或凹凸不平。
4. 内腔狭窄，运动后内腔扩大受限或消失，尤其前后径无明显变化。
5. 周围常可见增大淋巴结，典型转移淋巴结较大，边界不规则，回声不均。
6. 吞咽运动后动态观察，有助于判断肿瘤是否侵犯周围组织如气管、甲状腺等。

二、正常腹段食管声像图

（一）腹段食管长轴声像图

1. 呈现内腔紧闭的管状结构，似鸭嘴状或鸟嘴状，中心为1~2条连续的内腔强回声线，走行弧度自然连续。
2. 前后壁为强－弱－强3层结构，壁厚薄均匀平整。
3. 与食管相连的胃贲门壁呈现5层结构，饮水后显示贲门口可确认其上方的腹部食管段。
4. 超声切面显示前壁较后壁长而清晰，较平整，与胃贲门相连。
5. 管壁内外侧强回声为界面反射，中间弱回声层为管壁厚度测量范围，正常壁厚≤4.0mm，5mm为可疑增厚。

（二）腹段食管短轴声像图

1. 在肝左叶背侧与腹主动脉夹角的左侧可显示食管短轴。
2. 呈凤眼状或小靶环状结构，中心强回声较粗，周围壁呈薄厚均匀的弱回声。
3. 食管背面有时可显示截面。

三、食管癌声像图

（一）早期食管癌声像图

1. 管壁局限性轻度增厚，多为6~7mm；

2. 回声异常，病灶局部回声减低甚至无回声；

3. 短轴切面可清晰对比显示病灶区与正常区，靶心强回声正常或轻度偏移；

4. 内腔形态异常，表现为偏移、不平整、不连续、狭窄，合并溃疡致局部凹陷。

（二）进展期食管癌声像图

1. 食管壁增厚＞6.0mm，局部增厚区呈无或弱回声。

2. 内腔强回声不平整、残缺中断；合并溃疡时局部回声增粗、增强、凹陷。

3. 短轴切面多显示靶心强回声偏移，全周性增厚则显示靶心明显增大。

4. 经腹超声难以显示壁内结构，对癌浸润深度判断困难。但肿瘤侵及浆膜，可见外膜强回声线局部中断。

【食管腔内超声检查的适应证】

1. 病人有症状而X线钡餐不能确诊的食管病变；

2. 评估癌灶的侵犯范围、浸润深度及其周围淋巴结的转移情况，这是主要的适应证；

3. 食管良性病变的鉴别诊断；

4. 用于某些食管疾病（如取出异物、狭窄的扩张、食管腔内注药、静脉曲张止血或注射硬化剂、息肉切除、激光治疗及腔内置管等）的治疗。

【禁忌证】

主要有：急性上呼吸道感染、近期咯血或呕血、严重的心肺功能不全、重症高血压、心肌梗死、急性心衰、主动脉瘤、颈椎结核或喉结核、严重的脊柱畸形、经X线钡餐造影提示有食管瘘或急性腐蚀性烧伤等。

【检查方法】

检查前应常规行X线食管钡餐造影检查，食管镜检查及腹部B超检查。详细阅读患者的病历全面了解各种检查结果。术前禁食4小时，术前5分钟向患者口腔内滴入润滑止痛剂，嘱其缓慢咽下。患者取左侧卧位，放置牙垫，然后将超声探头随患者吞咽动作逐渐送入食管内。待探头插入最大深度后，缓慢上提，转动探头，每1～2cm环食管扫查1～2次，并做相应的记录。

【超声表现】

正常声像图表现正常食管壁很薄，约3mm。TEUS显示三层：内膜层（包括粘膜上皮、固有层、粘膜肌层和粘膜下层）为强回声带；中层（固有肌层）为低回声带；外层，也称外膜面（纤维膜）为强回声带。水囊法可显示五层结构：第一层强回声带及第二层弱回声带相当于内膜层、粘膜、粘膜肌层；第三层强回声带相当于粘膜下层；第四层低回声相当于固有肌层；第五层强回声带相当于外膜层。

【食管癌的声像图表现】

当食管壁发生癌变时，其管壁多明显增厚、膨隆，正常层次消失，粘膜层模糊不清，癌灶边缘不规则。对比相邻的正常食管壁，可判断肿瘤浸润食管壁的深度。如果中层完整提示为粘膜下癌；受影响者为固有肌层癌；外膜层回声断裂，与周围器官境界不清则可能为浆膜癌。早期癌与中晚期癌的鉴别主要基于固有肌层回声带是否受累及中断。

癌组织侵犯其周围组织通常是食管癌不可切除的主要原因。腔内超声可清楚地显示肿瘤与周邻重要结构的关系。肿瘤侵犯周围组织器官的主要表现有：肿瘤低回声区伸入大血管壁内或两者的界线模糊，并对大血管产生明显压迹，这是癌组织浸润至大血管壁的征象；多个切面上肿块低回声区贯穿食管壁，与胸主动脉、下肺静脉、左心房、心包及奇静脉无间隙，该部血管壁搏动僵硬、消失，提示肿瘤与这些结构紧密粘连；下段肿块累及贲门时，肿块边界模糊，对周围小动脉有包绕、压迫。

参 考 文 献

1. 尚克中主编. 中华影像医学. 消化系统卷. 人民卫生出版社, 北京, 2002: 62-67
2. 石木兰主编. 肿瘤影像诊断学. 安徽科学技术出版社, 合肥, 2002: 112-123
3. 陈炽贤主编. 实用放射学（第二版）. 人民卫生出版社, 北京, 1998: 439-440

4. 鲍润贤主编. 体部肿瘤CT诊断学. 天津科学技术出版社, 天津, 2005: 349-350
5. 蔡香然，陈棣华. 消化道平滑肌类肿瘤的X线钡餐造影与CT诊断. 临床放射学杂志, 2002, 21(4): 283-286
6. 赵锡江, 张熙曾等. 食管癌诊断与治疗. 天津科技翻译出版公司, 天津, 1999: 13-16
7. 邵令方, 王其彰. 内镜超声扫描在食管癌分级中B超的应用, 邵令方、王其彰主编, 新编食管外科学. 河北科学技术出版社, 石家庄, 2002: 361-362
8. Rice TW, Zuocavo G. Endoscopic Esophageal Ultrasound pearson. FG, *et al. Esophageal Surgery*, Health Science Asia: Elesvier science, 2002, 120-131

第八章 食管癌标志物

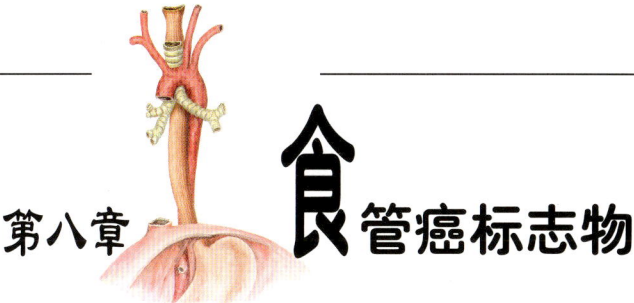

马明企 张熙曾

食管癌是世界最常见的六大恶性肿瘤之一，也是我国十大恶性肿瘤之一。由于60%的食管癌集中于我国[1]，20世纪50年代开始，我国科技工作者，尤其是河南、陕西、河北、北京医科院等地区的工作人员重点对林县（现为林州市）进行了多学科、系统的研究。其研究成果引起了世界的注意。从20世纪80年代至今，一些国外科技工作者也开始到我国参加食管癌的研究，并在食管癌的早期诊断方面取得一定的成绩。

目前对食管癌明确的发病因素仍不十分清楚，因此虽然对食管癌的病因、病理、诊断及治疗均有一定的研究，但对食管癌的防治仍存在困难。目前，关于食管癌的文章日渐增多，在基础研究也投入了大量的人力、财力，对食管癌的研究已进入分子水平。

经过对高发区人群普查、随访、高低发区研究对比以及动物实验研究，均认为食管癌为一多阶段、进行性的发展过程。随着分子生物学的进展，科学家们对肿瘤发病原因的认识有了相当大的进展。在食管癌发展过程中，有一些相关基因、独立基因和分子改变，加上个人因素、环境因素等使得食管上皮经过癌前病变发展成为浸润性癌。

肿瘤病毒学研究发现了RNA病毒癌基因，促使了癌基因研究的发展。1982年Reddy克隆分离出第一个人癌基因G-Ha-ras，是由膀胱癌细胞株E4中克隆分离出。后来，随着癌基因研究的不断深入，抑癌基因逐渐被发现。人类恶性肿瘤的形成相当复杂，是由多种癌基因、抑癌基因及其他因素相互影响所致，虽目前研究有了进展，但对其形成的认识仍需进一步提高。

对食管癌确切发病原因经我国科学家50余年深入高发区（河南林县、河北磁县）普查，随访，他们提出了许多卓有成效的见解。如：①食管癌演进的组织发病模式；②癌前病变如何向癌发展，稳定较长时间或还原至正常；③提出完整的食管脱落细胞学的诊断标准；④发现早期原位癌；⑤X线早期食管癌的诊断表现等。买玲[2] 2002年对食管癌的流行及病因做了全面、系统的介绍，使大家对食管癌的肿瘤形成、遗传学、癌基因、肿瘤标志测定有了进一步认识。

临床工作中目前的关键是早期发现与早期诊断，而肿瘤标志物在肿瘤普查、诊断、预后判断、治疗效果等方面均较有实用价值。当前影像学、血清免疫学、细胞学与组织学及组织化学为肿瘤诊断的主要方法。近些年来PET-CT的出现有助于恶性肿瘤的诊断，肿瘤标志也成为肿瘤检查的重要指标。

一、肿瘤标志物的生物学意义

肿瘤组织及细胞由于癌基因及其产物的异常表达，产生出抗原和生物活性物质。而正常组织或良性疾病几乎不产生此类生物活性物质。在肿瘤病人的组织、体液及排泄物中检测出来的生物活性物质可以作为检测肿瘤的标志，它们可用来诊断肿瘤，基础医学工作者称之为肿瘤标志物。目前已发现一些肿瘤标志物有助于研究肿瘤的生长、分化及发生。

二、有关肿瘤标志物的研究

肿瘤标志物尚未有统一的分类和命名，买玲2002年在《新编食管外科学》一书中做了详细介绍，也介绍了中国抗癌协会根据肿瘤标志物来源、分布及其与肿瘤的关系将其分为五类。

（一）原位肿瘤相关物质

在同类正常细胞此类物质含量甚微，当癌细胞迅速增加时，此类物质对肿瘤的诊断价值显著，如一些细胞内的酶，如本周蛋白（Bence-Jones蛋白）对骨髓瘤有较高特异性，有助于诊断。

（二）异位性肿瘤相关物质

由恶变瘤细胞产生，不是同类正常细胞的组织成分，如肺癌ACTH升高；NSE（神经元特异性烯醇化酶），它分布在神经系统，小细胞肺癌时NSE明显增加。

（三）胎盘、胎儿性肿瘤相关物质

癌细胞无限增殖，广泛转移，而胎盘绒毛细胞和胎儿组织细胞有此特点。胎儿成长，一些物质可消失，但成人组织细胞癌变，这类物质又会产生或表达癌变，如癌胚抗原（CEA）、AFP、妊娠蛋白（SP）、激素（HCG，PL）、酶、同工酶等。

（四）病毒性肿瘤相关物质

引起肿瘤或细胞恶化的病毒，如HTL-I病毒、EB病毒。

（五）癌基因和抑癌基因

基因突变和调控异常可导致癌变，如致癌因素诱发癌基因激活和抑癌基因失活及其产物表达异常促使肿瘤发生及发展。

三、肿瘤标志物的意义

肿瘤标志物可以探测发现原发性肿瘤，肿瘤复发、转移、肿瘤的鉴别诊断，判断肿瘤治疗的预后，肿瘤免疫的显像。其单抗用于肿瘤治疗，还可在高发区及高危人群做普查。但肿瘤标志物诊断效率达40%～70%时才有应用价值。

四、食管癌的肿瘤标志物

迄今为止，特异性的食管癌标志物尚未找到。一些标志物如CEA（癌胚抗原）、TPA（组织多肽抗原）、GSTS（谷胱甘肽转移酶）在包括食管癌在内的消化道癌中表达增高，但特异性不强，灵敏度不高，对肿瘤早诊作用不明显。因此，寻找肿瘤特异性基因标志物，作为基因诊断，对肿瘤的早期诊断具有重要意义。几十年对食管癌的研究发现p53、Rb、FGFR、c-myr、hst-1、int-2都有不同程度的突变和表达增强。

提高食管癌标志物测定的灵敏度，尚需做大量工作。相信目前的分子生物学技术、自动化与信息技术、生物传感技术、标记免疫技术和生物芯片技术发展，将会对肿瘤标志测定起到推动作用[2]。

参 考 文 献

1. 谭家驹.食管癌流行病学.李辉主编,现代食管外科学,人民军医出版社,北京,2004: 331-332
2. 买玲.食管癌的基础研究.邵令方、王其彰主编,新编食管外科学,河北科技出版社,石家庄,2002: 513-536

第九章 食管癌的临床表现

张熙曾
宫立群

食管癌的症状可分为早期症状、中期症状和晚期症状。临床症状常与病理形态、病程发展、抗体反应等多种因素有关。

第一节 早期食管癌症状

从病理组织学来说，早期食管癌是指原位癌或早期浸润癌。后者癌组织侵入粘膜下层，但尚未侵及肌层，而且无淋巴结转移，一般均未形成肿块。X线检查仅见粘膜改变，食管舒张度无明显障碍。临床上往往无明显的吞咽障碍，能进普食。现在临床所谓的早期食管癌，包括0期和Ⅰ期，主要症状为：咽下食物梗噎感、胸骨后疼痛或咽下痛、食管内异物感、食物通过缓慢并有停滞感、咽喉部干燥与紧缩感、剑突下或上腹部疼痛、胸骨后闷胀不适等。约3%～8%的病人无任何感觉。早期食管癌病人可以只出现一种症状，也可以有多种症状同时并存。某种症状第一次出现以后，无论是自行消失或经治疗后缓解，只是一时的缓解，以后仍然会出现这种症状。早期食管癌的临床症状，与其病理类型有一定关系。一般地说，隐伏型症状较轻，糜烂型症状多较重而且往往有咽下轻度疼痛。乳头型与斑块型患者则易出现咽下梗噎感或者食管内异物感，此型症状可反复发作，也可出现一种或几种症状[1,2]。

第二节 中期食管癌症状

（一）吞咽困难

进行性吞咽困难是食管癌最突出的症状，在整个疾病的过程中，持续时间相当长。开始时偶发，进硬食时出现。后渐频繁，需小口慢咽，或需水送，日久成持续进行性，仅能吃半流质，严重者可滴水不入。进食困难与瘤体大小的关系并不密切，主要是食管壁周径的受累程度。缩窄型癌累犯食管全周，此症状出现的早而重；腔内型癌的瘤体巨大，因瘤周围尚有相当部分的正常食管壁，故食管舒张度尚好，进食困难可不严重；溃疡型癌的咽下困难程度较髓质型为轻。值得注意的是，吞咽困难不是食管癌必有的症状。约有10%的病人无此症状[1]。

（二）疼痛

吞咽食物时有胸骨后或肩胛区疼痛，提示已有肿瘤外侵引起食管周围炎、纵隔炎或食管深层溃疡。若为持续性背痛多为癌肿侵犯压迫胸膜或脊神经所致，此时手术切除率明显降低。

（三）呕吐

常在吞咽困难加重时出现，在梗阻严重时尤其显著。起初是在噎住时呕吐，以后每逢进食时就呕吐，严重时不进食也呕吐。一般在睡眠时减轻或停止，呕吐物以粘液和泡沫为主，可混有少量食物，较少情况可混有血。产生这一症状的原因一方面是食管的不完全梗阻或完全梗阻，致使下流的唾液、食管分泌液只有少部分能下流或完全不能下流入胃；另一方面是癌瘤本身和炎症引起食管腺和唾液腺的反射性分泌增加所致。

第二节 晚期食管癌症状

多为食管癌引起的并发症或出现转移的临床表现。

（一）穿孔症状

根据食管癌穿孔部位和穿孔大小而有不同表现。穿孔部位邻接纵隔，可发生纵隔炎，表现为持续性高热或低热，并伴胸痛、咳嗽等。穿透主动脉可形成主动脉食管瘘，出现致命性大出血。穿入气管形成食管气管瘘，饮水时出现呛咳，偶可咳出食物等。穿入肺脏可引起肺脓肿。穿入胸腔可引起脓胸[3]。

（二）锁骨上淋巴结转移症状

以食管中上段癌为多见。该处淋巴结为食管上段癌的第一站淋巴结，所以多见。食管中段癌主要转移到周围淋巴结，但上行淋巴引流转移到锁骨上淋巴结亦非少见。食管下段癌出现锁骨上淋巴结转移，已属远处转移。右侧锁骨上淋巴结转移可出现右侧声带麻痹，左侧声带麻痹则是主肺动脉窗淋巴结转移所致。肿大淋巴结压迫气管，可出现咳嗽及呼吸困难[1]。

（三）其他远处转移表现

肝转移可出现肝肿大、黄疸和腹水。肺转移可出现胸闷、咳嗽等症状。骨转移可表现为局部持续性疼痛，夜晚为甚。脑转移可出现头晕、头痛、呕吐、肢体活动降低等症状。

（四）恶液质

因咽下困难出现高度消瘦、脱水等症状，为患者临终前表现。

参 考 文 献

1. 邵令方、王其新主编. 新编食管外科学, 河北科学技术出版社, 石家庄, 2002: 59-75
2. 李辉主编. 现代食管外科学, 人民军医出版社, 北京, 2004: 350-355
3. 王其彰主编. 食管外科, 人民卫生出版社, 北京, 2005: 543-549

第十章 食管癌的分期

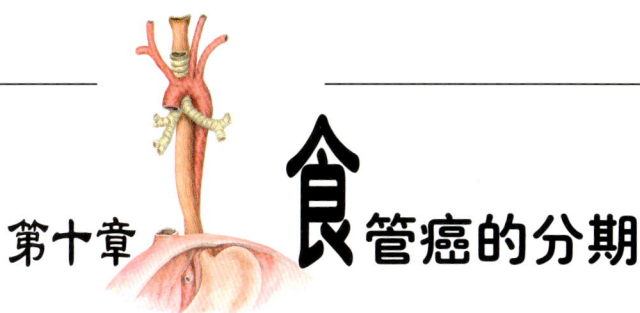

张熙曾
王长利

第一节 概况

1959年至1963年我国从事食管癌的学者根据临床、X线表现和病理检查结果对食管癌的分期反复探讨，于1963年全国食管癌治疗经验座谈会上制定了我国食管癌的分期标准，将食管癌分为4期。之后由于在普查及临床工作中不断发现较为早期的原位癌病例，因此在1976年山西阳泉市召开的全国食管癌治疗经验座谈会上，在原有4期基础上又增加0期，共5期（见表5-1，p18）[1, 2]。

由于国内、国际交流增多，目前我国食管癌临床病理分期已很少应用，而多应用国际食管癌TNM分期。自1973年国际抗癌联盟（UICC）制定TNM恶性肿瘤的分类以来，几经修改，于1997年重新制定了食管癌的分段与分期。

第二节 国际抗癌联盟食管癌的分段和分期

一、食管癌病变分段标准（UICC，1997）

1. 颈段 自食管入口或环状软骨下缘起至胸骨柄上缘平面，距上门齿约17～18cm。

2. 胸段 共分三段

胸上段：自胸骨柄上缘平面至气管分叉平面，距上门齿约24cm。

胸中段：自气管分叉平面至食管胃交接部全长的上半部分，其下界约距上门齿32cm。

胸下段：自气管分叉平面至食管胃交接部全长的下半部分，其下界距上门齿约40cm（有的胸下段亦包括食管腹段）。

3. 腹段 食管裂孔到贲门约2.5～3cm长。

跨段病变以其中点归段，如上下段相等，则归上面一段。

二、食管癌国际TNM分期（UICC，国际TNM标准，1997）

（一）食管癌原发肿瘤（T）的分级标准

T_x　原发肿瘤不能测定

T_0　无原发肿瘤证据（即大小、部位不详）

T_{is}　原位癌

T_1　肿瘤只侵及粘膜层或粘膜下层

T_2　肿瘤侵及肌层，肿瘤长度＞5cm；肿瘤无论大小产生阻塞或侵及全周者

T_3　肿瘤侵及食管纤维膜（外膜）

T_4　肿瘤侵及邻近结构（器官）

（二）食管癌区域淋巴结（N）的分级标准

N_X　区域淋巴结不能测定

N_0　区域淋巴结无转移

N_1　区域淋巴结有转移

食管癌的区域淋巴结因肿瘤位置不同而异。

（1）颈段食管癌：为颈淋巴结，包括锁骨上淋巴结。

（2）胸段食管癌：为纵隔及胃周围淋巴结，不包括腹腔动脉旁淋巴结。

（三）食管癌远处淋巴结或远处器官转移（M）

M_X　远处转移不能评定

M_0　无远处转移

M_1　有远处转移

胸上段食管癌

M_{1a}　颈淋巴结转移

M_{1b}　其他远处转移

胸中段食管癌

M_{1a}　不应用（无合适定义）

M_{1b}　其他远处转移（包括腹腔及颈淋巴结）

胸下段食管癌

M_{1a}　腹腔动脉淋巴结转移

M_{1b}　其他远处转移

表 10-1　食管癌的 TNM 分期标准（1997）

分期	T	N	M	5 年生存率（%）
0 期	T_{is}	N_0	M_0	100
Ⅰ 期	T_1	N_0	M_0	80～100
Ⅱa 期	T_2	N_0	M_0	40～50
	T_3	N_0	M_0	
Ⅱb 期	T_1	N_1	M_0	40～50
	T_2	N_1	M_0	
Ⅲ 期	T_3	N_1	M_0	20～30
	T_4	任何 N	M_0	
Ⅳ 期	任何 T	任何 N	M_1	10
A	任何 T	任何 N	M_{1a}	
B	任何 T	任何 N	M_{1b}	

戈烽[3]介绍有关分期在国内外有较多方法，目前 S（Stage）分期方法应用较多。Ⅱ期根据有无淋巴结转移，Ⅳ期因M可分亚期预后不一，因此又可分为 A、B 两个亚期。

（四）其他一些参考指标

1. G　指根据肿瘤分化程度而给予的分级

（1）G_X　组织学不能分级

（2）G_1　高分化癌

（3）G_2　中分化癌

（4）G_3　低分化癌

（5）G_4　未分化癌

对G_3、G_4不能区分而且混合存在，则可记录为G_3-G_4。

2. R　指手术后残留分期，是手术治疗后癌残留分期，为可选指标。R 分期是反映治疗肿瘤的效果，对预后及以后治疗方式的选择可作为参考指标。

（1）R_X　不能确定有无癌残留。

（2）R_0　无肿瘤残留（切除无瘤，无远处转移或完全切除远处转移灶）。

（3）R_1　有残留癌。术中肉眼肿瘤切除不完全，不论原发瘤切除是否彻底，有远处转移存在，未切除残瘤癌。

此外对残余肿瘤部位应准确记载，如：腔侧(0)，肛门侧(a)，外侵(e)，及远处转移。

3. C 指分期可信程度

（1）C_1　传统诊断方法得到分期证据

（2）C_2　特殊诊断方法得到分期证据（如CT、血管造影、MRI、PET-CT、内镜等）

（3）C_3　外科手术活检，细胞学得到分期的证据

（4）C_4　手术切除标本的病理学检查而明确的病变范围

（5）C_5　尸检的分期证据

戈烽介绍可信度记载应如下记录，如：临床分期的可信度在C_1，C_2及C_3之间，其记录为T_3C_2，N_2C_1，M_0C_2；0 病理可信度为C_4，则其记录方法为pT_3C_4，pN_2C_4，pM_2C_4。总的可将T、N、M、G、R、S 分期指标及 C 因素总结，可见表 10-2。

（五）其他可选的分期指标

1. c　为治疗前的临床分期（一般检查、活

检、手术及一些相应检查），其记录为cT、cN、cM。

2. p 为病理组织学分期，则记为pT，pN，pM。

3. y 为用于治疗中或治疗后病理期指标，其记录可为yTNM。

4. r 指复发瘤，指患者一阶段无瘤生存，又出现相同肿瘤分期则记录为rTNM。

5. a 指尸检首次分期，记录为aTNM。

6. m 指单一部位多发瘤，则为（m）。

7. L 指淋巴管受肿瘤侵犯，L_x不能确定淋巴管侵犯，L_0无淋巴管侵犯，L_1有淋巴管侵犯。

8. V 以示静脉受侵，V_x不能确定静脉受侵，V_0无静脉受侵，V_1镜下静脉受侵，V_2肉眼静脉受侵犯；肉眼静脉壁受侵，但静脉内无瘤栓，也被定义为V_2。

表10-2 1997年国际TNM分期（结合T、N、M、G、R、C、O）

	定义	X	0	is	1	2	3	4	5
T	原发肿瘤侵及深度	不能确定的原发瘤	无原发瘤证据	原位癌	侵及固有膜或粘膜下层	侵及食管肌层	侵及食管肌层	侵及周围邻近器官	
N	区域淋巴结转移	不能确定	无区域淋巴结转移		区域淋巴结转移				
M	远处转移	不能确定	无远处转移		远处转移				
G	组织学分化	不能分级			高分化	中分化	低分化	未分化	
R	术后癌残留	不能确定	无癌残留		镜下残留癌	肉眼残留癌	转移灶残留		
S	瘤期分类	不能确定	无癌T_{is}残留		$T_1N_0M_0$	$T_{2-3}N_0M_0$或$T_{1-2}N_1M_0$	$T_3N_1M_0$或T_4任何NM	任何T任何NM	
C	可信度				常规检查	特殊检查	活检术及细胞学	切除手术标本	尸检

分期总是有不足，如肿瘤大小、长度未纳入，往往经过一阶段实践，交流汇总而后修改。分期应要促使合理治疗，能够互相接轨做出可互比性。随着医学发展，分期、分级必将进一步深入以达到更完善。但目前制定的TNM分期必须遵守，以便彼此能够交流对比（即有可比性）[3-6]。

表10-3 食管引流淋巴结名称与编号（1）

编号	淋巴结命名（颈胸）
100	颈浅淋巴结
101	颈部食管旁和气管旁淋巴结
102	颈深淋巴结
103	咽后淋巴结
104	锁骨上淋巴结
105	胸上段食管旁淋巴结
106	胸部气管旁淋巴结
107	气管隆突淋巴结
108	胸中段食管旁淋巴结
109	肺门淋巴结
110	胸下段食管旁淋巴结
111	横膈膜淋巴结
112	后纵隔淋巴结

表10-4 食管引流淋巴结名称与编号（2）

编号	淋巴结命名（腹部）
1区	贲门右淋巴结
2区	贲门左淋巴结
3区	胃小弯淋巴结
4区	胃大弯淋巴结（分2亚区，近脾者为4s，近幽门十二指肠者为4d）
5区	幽门上淋巴结
6区	幽门下淋巴结
7区	胃左动脉干淋巴结
8区	肝总动脉干淋巴结（分2亚区，肝总动脉前面与上缘淋巴结称8a，其后面称8p）
9区	腹腔动脉周围淋巴结（即胃左动脉，肝总动脉，脾动脉根部淋巴结）
10区	脾门淋巴结
11区	脾动脉干淋巴结
12区	肝、十二指肠韧带内淋巴结
13区	胰后部淋巴结
14区	肠系膜根部淋巴结
15区	结肠中动脉周围淋巴结
16区	腹主动脉周围淋巴结

【食管癌的引流淋巴结】

见表 10-3，表 10-4。

100：颈浅淋巴结。在颈浅筋膜下沿颈外静脉存在的淋巴结（包括外侧颈浅淋巴结及内侧颈浅淋巴结）。

101：颈部食管旁淋巴结。在颈深淋巴群之内，包括沿颈部食管及颈部气管分布的淋巴结，在解剖学上为颈深淋巴结的一部分。

102：颈深淋巴结。为以沿颈内静脉及颈总动脉分布的淋巴结为中心的颈深部淋巴结的总称。包括101组的食管旁和气管旁、103组和104组的淋巴结。

103：咽后淋巴结。在颈深淋巴结群之内，存在于咽后的淋巴结。

104：锁骨上淋巴结。在颈深部淋巴结群之内，存在于锁骨上窝的淋巴结群。所谓小锁骨上窝，是指在颈浅筋膜的深部，胸锁乳突肌的胸骨头与锁骨头下方至锁骨上缘之间的三角区。所谓大锁骨上窝是指由胸锁乳突肌的外侧缘和肩胛骨舌骨肌下腹的下缘和锁骨上缘所构成的三角区。解剖学上属颈深下淋巴结群，特别是锁骨上窝沿颈内静脉下部分布的淋巴结群与解剖学上的锁骨上淋巴结相一致。

105：胸上段食管旁淋巴结。为沿胸部上段食管所分布的淋巴结。在解剖学上相当于后纵隔淋巴结的一部分（沿胸主动脉、食管分布的淋巴结），亦即气管后淋巴结。

106：胸部气管旁淋巴结。上部是从气管与头臂动脉的交叉部附近至气管隆突正上方气管的前面及两侧壁分布的淋巴结群，相当于解剖学上的气管淋巴结。

107：气管隆突部淋巴结。紧靠隆突下缘为多叶块状的淋巴结，属于解剖学上的气管支气管淋巴结。

108：胸中段食管旁淋巴结。为沿胸部中段食管所分布的淋巴结，属于解剖学上的后纵隔淋巴结群。

109：肺门部淋巴结。由主支气管周围及肺门部为中心所分布的淋巴结，相当于解剖学上的支气管肺淋巴结。

110：胸下段食管旁淋巴结。为沿着下部食管分布的淋巴结，在解剖学上属于后纵隔淋巴结的一部分。

111：横膈膜淋巴结。为存在于膈上面的淋巴结，相当于解剖学上横膈淋巴结。

112：后纵隔淋巴结。在气管隆突下的后纵隔淋巴结之内，但除去沿食管分布的淋巴结及横膈淋巴结（108、110、111）。亦即紧靠降主动脉、肺下静脉下缘及心包分布的淋巴结群，为解剖学上的后纵隔淋巴结的一部分。

PTNM 外科手术后病理组织学分类

PT：原发肿瘤。

PT_{is}：浸润前期癌（原位癌）。

PT_0：切除标本组织检查未发现肿瘤。

PT_1：肿瘤侵及粘膜或粘膜下层，但未达到肌层。

PT_2：肿瘤侵及肌层或外膜下。

PT_3：肿瘤侵及外膜或侵及邻近器官。

PT_{3a}：肿瘤侵及外膜。

PT_{3b}：肿瘤侵及邻近器官。

PT_X：侵及范围不能估量。

PN：局部淋巴结。

PM：远处转移。

参 考 文 献

1. 王肇炎. 食管癌的自然病理. 食管癌, 河南医学院主编, 人民卫生出版社, 北京, 1983: 111-114
2. 邵令方. 食管癌和贲门癌(二). 邵令方、王其彰主编, 新编食管外科学, 河北科技出版社, 石家庄, 2002: 536-561
3. 戈烽. 食管癌. 李辉主编, 现代食管癌外科学, 人民军医出版社, 北京, 2004: 346-363
4. 邵令方. 食管癌. 邵令方、张毓德主编, 食管外科学, 1986: 374-397
5. Matcus V A. Redston M, Callen J.B. Pathology of Malignant Esophageal Neoplasma. *Esophageal Surgery* II Edi. Health Science Asia. Elsevier Science, 2002: 677-683
6. Heming 10 Cooper JS, Hensin DE. *et al. AJCC Cancer Staging Manual*. Sthet Philadelphia: Lippincott-Raven, 1997

注：解剖学名词主要以 Nomina Amatomica (JNA) 为根据。

第十一章 食管癌的外科治疗

李晓琳 金庆文 张熙曾

第一节 食管癌外科治疗发展概况

外科治疗食管癌已有100多年历史，Cjerny在1877年及1909年先后切除颈部食管癌成功，但留有颈部食管瘘。1911年Lane切除颈部食管，利用颈部皮瓣形成食管。1913年Torek经左胸切除胸食管癌，但未行消化道重建而是在颈部拉出食管做食管瘘，腹部行胃造瘘，用胶管连接两瘘口进食。直至1940年食管癌手术不到50例，死亡率达50%以上。1938年Marshall及Adame经左胸切除食管癌，并行胸内食管胃吻合获得成功。此后Garlock（1954），中山恒明（1957），Lortat、Jacob（1961），Skimmer（1983）、Giuli（1980）、谷锅（日本）、扑川（日本）等都做了大量报道。到20世纪70年代国外食管癌手术死亡率达10%～30%，术后5年生存率为20%左右。

食管癌外科治疗随着手术技巧、抗生素、麻醉及抢救（如ICU）技术的发展，手术切除率渐渐增加，而并发症渐渐降低，术后5年生存率大致在30%左右。国外总的术后5年生存率低于国内，如1980年Earlam收集了30年文献83783例，其中5年生存率为4%；法国Giuli 1980年收集22年2400例，5年生存率为14%；我国黄国俊收集的（1984）1647例5年生存率显示为30.3%，张毓德收集的（1993）8688例为27.6%，邵令方（1994）收集的8204例为31.6%。

食管癌切除后一个重要的处理是食管重建手术，主要采用肠管及胃代替重建。当前切除食管后用胃行食管吻合的病例最多，而且较简单。此方法是在胸腔内主动脉弓平面上方（俗称弓上）或下方（俗称弓下），做食管胃吻合。也可将胃提拉到颈部做食胃吻合，若胃长度不够，也有学者利用胃大弯侧成形倒置胃管做颈部食管胃吻合，但此法操作麻烦，并发症多。Kelling首创结肠代食管经胸骨前、胸骨后或食管床，上端做食管结肠吻合，腹部做结肠胃吻合术。此外可用空肠代食管上接颈部食管，下方与胃吻合。血管外科的发展，利用空肠的血管与相邻颈部动静脉吻合，此外还可用内乳动静脉、甲状腺动静脉等[1-3]。

吴英恺是我国胸外科鼻祖，1940年在北京协和医院首次切除食管癌成功，上海的顾立时等相继开展了食管癌切除。但到1949年全国解放时，只有少数几个单位开展此种手术，总数少于100例，但手术死亡率达30%。

解放后我国食管癌外科治疗在胸外科老一辈专家吴英恺、黄家驷、顾立时及张毓德、黄国俊、邵令方等人的推动下，外科治疗取得了长足的开展与发展。如河北、河南高发区有的一个单位就超越数千例病例，积累了大量经验，手术切除成功率已达90%左右，手术死亡率已降到3%左右。

在高发区开展食管癌普查，发现了许多早期病例。0期5年生存率可达92.9%，Ⅰ期也高达85%。

一些单位在工作中取得了大量成绩，也涌现了一批著名胸外专家，如黄国俊（医科院肿瘤医院）、张毓德（河北四院）、邵令方（河南肿瘤医院）、李温仁（山西肿瘤医院）、黄偶麟、吴淞昌（上海胸科医院）、刘鲲（西安唐都医院）、蒋耀光（三军大坪医院）、王德元（天津肿瘤医院）、苏应恒（山东医大省院）等，他们均为我国食管癌外科作出了重大贡献。

关于胃食管吻合术，国内做了大量食管胃吻合术改良，如食管胃吻合包裹缝扎、使用食管吻合器等。目前国外吻合器的研究有相当的进展，使得吻合并发症发生率大大降低，国内吻合器也已迎头赶上。

食管癌手术疗效至今不能令人满意，因为临床上食管癌患者多为中晚期病例，早期少，今后应做到早期发现才能取得较好效果。此外放射、化疗、中药等技术也在发展，能够进行各学科的综合治疗以提高食管癌的疗效。

微创外科（如胸腔镜）也在发展，这给那些难以耐受胸科手术者或较小病变者提供了一个捷便、损伤小、并发症小、经济、住院时间短的手段，具有一定优点，但目前尚不能替代手术治疗。

一些姑息手段如微波、激光、超声等也起到一定作用。对于梗阻，吻合口复发行支架（包括带膜支架）也能达到缓解作用[4-10]。

第二节 食管癌的手术治疗

食管癌的外科治疗仍为治疗食管癌的主要手段。国内外均做了大量报道，取得了宝贵经验。但Ⅱ期以上的病例效果仍不满意。当前将药物、放疗、化疗及免疫生物治疗进行综合治疗可提高一定疗效。本节重点介绍外科手术治疗。

近40多年来提倡普查，在一些试点地区发现的原位癌和早期食管癌通过手术，取得了效果显著的治疗效果。如河南林县食管癌防治研究所报告的170例早期食管癌，5年生存率为90.3%。邵令方在1061例手术分析中发现，0期42例5年生存率为92.9%，Ⅰ期100例5年生存率85%，但Ⅱ期、Ⅲ期、Ⅳ期5年生存率大幅度下降。河南省肿瘤防治所88例早期病例5年生存率达86.0%，这些有成就的工作取得相当艰难。由于我国是发展中国家，在高发区大面积普查仍有一定难度，因此普查面尚不广，但这些工作为早期发现食管癌做了指导，值得今后逐步开展[1, 2]。

食管癌手术治疗的原则如下：

一、手术方式

食管癌的手术方式众多，总体要根据患者的年龄、周身情况、有无合并症、耐受手术的能力、有无其他影响手术的治疗（如术前放疗、放疗量、放疗结束时间），根据治疗疗效情况及切除种类、范围、消化道重建方式，以及术者技术水平等，全面考虑施行手术的范围。

二、切除范围

根治切除应以治愈食管癌为目的，术后以无食管癌为标准。食管癌切除切缘距瘤体至少在5cm以上，清扫区域淋巴结，当然切除广度较大为佳（如距切缘大于10cm）。术中对残端做冰冻切除，若残端阳性则应再延伸5cm，切缘再做冰冻切片看是否还有残留。但目前我国除少数大单位外，一般医院均难以完成术中切缘冰冻2次，再加上食管邻近组织难以大块切除（如主动脉、心脏），因此目前根治性大手术，只是涉及长度及邻近纵隔胸膜淋巴结，而不像乳癌肢体扩大方式手术。

一般性切除　难切除食管癌，根治性不足，影响预后。

姑息性切除　为缓解食管梗阻，保持营养做局部切除、分流术（不切除原发癌）。

对切缘残端阳性（术中未行冰冻），阳性率大于10%～20%以上，应做二次开胸切除，但行如此手术仅极少单位，一般都改为术后放疗[11-17]。

第三节 食管癌手术适应证

虽然外科切除仍然是食管癌的主要治疗方法之一，但临床上患者就诊时病变多已属中晚期，此时手术多达不到根治，往往为缓解症状而做非根治手术。在选择手术时应做到肿瘤切除及最小手术危险性，以期待患者的生活质量较术前为佳。因此在手术选择中要考虑患者的性别、年龄、症状、病变大小、部位、病理类型、有无淋巴结转移、临床的分期以及患者全身情况，还要结合手术者技术能力以及术中的应变能力等因素综合考虑决定食管癌手术方式。为了更好的手术效果，应了解掌握手术适应证，下列因素应考虑：

1. 食管癌的病期。早期食管癌（0期及Ⅰ期）的患者在一般情况允许下应积极争取手术治疗。

2. Ⅱ期病例病变在5cm以下适于手术。由于技术发展，病变大于5cm也可行手术，但疗效差。同时上段食管癌距食管入口应在5cm以上，以便吻合；若上端距入口小于5cm，即便达到吻合但有反流入气管，为有更好效果需行喉切除及胃咽吻合，而此手术过大且效果并不理想，患者难以接受。

3. Ⅲ期病例，如上中段食癌病变在5cm以上且无远处转移，则应术前放疗与手术切除综合治疗。近些年来随着化疗发展，根据情况术前可行与放化疗结合的综合治疗，对下段病变大于5cm也可考虑单纯手术治疗。

4. 对放疗后局部复发，病变范围不大且无远处转移，全身情况允许也可采取手术。

5. 食管癌高度梗阻且无远处转移，周身情况允许，经充分术前准备后尽量切除。若不能切除者可行转流术，胃空肠造瘘术，而后辅以放疗和化疗。

李辉指出[16]要参考国际分期因素，认为：

1. T_{is}及T_m 无淋巴结转移，是根治手术适应证，也可在内镜下粘膜切除或激光治疗。

2. T_1及T_2 首选根治性切除，术后5年生存率可达41%。

3. T_3或T_4 病变部位在气管隆突以上难以完全切除，但隆突以下T_3者多可切除，T_3及T_4术后5年生存率是13%。

4. 淋巴结转移 有淋巴肿大不是手术禁忌证。无淋巴结转移，术后生存>40%。

5. S_0~$S_{ⅡA}$期 治疗性切除可增加5年生存率。

6. $S_{ⅡB}$及$S_Ⅲ$ 认为仅有局部控制及潜在治疗作用，不能治疗性切除，远期疗效差。

7. $S_Ⅳ$ 多数不能切除，如支气管镜证实呼吸道受侵，肝转移，腹巨大肿块均是手术禁忌证。

第四节 食管癌手术禁忌证

一、食管癌手术禁忌证

1. 影像学显示食管癌范围广泛，侵入邻近重要器官（气管、肝、纵隔、心脏等）。

2. 肿瘤远处转移，腹水，盆腔及腹部肿块，肝、骨等转移。

3. 严重心、肺、肝、肾功能不良不能耐受手术。

4. 恶病质。

二、食管癌手术切除率和手术死亡率

食管癌手术国外开展较早，各种术式也多，但因手术切除率低、并发症多、死亡率高、远期疗效低等原因使食管外科治疗受到了一定限制。我国吴英恺教授1940年首次切除食管癌获得成功，此后上海的顾恺时，天津的张纪正、张天惠等相继开展食管癌和贲门癌手术。但到1949年，只有少数几个大医院开展此种手术，总共约50例，而手术死亡率却在30%以上[6]。此后食管癌外科治疗在我国得到迅速发展，到1959年切除食管癌和贲门癌的病例已达1650例，平均手术死亡率为10%。食管癌与贲门癌的起源并非是同一组织，但历来均由胸外科施行手术，因此在学术报告中往往两者齐同报告。目前虽在处理上较接近，但已开始将此两个病分开报告。到2004年为止，我国几个大单位如河北四院（肿瘤医院）、河南肿瘤医院、上海胸科医院、医科院肿瘤医院等积累了近万例的病例，有的已超万例，手术切除率达90%左右，手术死亡率降到5%以下。切除食管癌的医院已由大城市向下发展到乡镇小医院，在手术技术方面开展结肠或空肠移植代食管

术，倒置胃管颈食管胃吻合术，游离空肠段血管吻合食管空肠吻合术。1966年邵令方开展食管胃吻合包裹缝缩术，使吻合口瘘发生率大为下降。此后各国相继开展食管胃吻合器的研制成功，并广泛开展应用于临床，今将国内外食管癌手术切除率及死亡率介绍如下（表11-1）。

表11-1 食管癌手术切除率及手术死亡率

报告者	报告年代	切除例数	切除率（%）	死亡例数	手术死亡率%
吴英恺等	1961	2114	59.5	243	11.5
Giuli	1981	2400	67.0	720	30.0
FOK	1992	507	62.0	31	6.1
张毓德	1993	8688	84.1	306	3.5
邵令方	1994	8204	90.1	210	2.3
赵锡江	1992	1574	84.2		
张熙曾	2004	2383	89.7	78	3.3
Earlam	1980	84000	39.0		
Baulieux	1981		64.3		
Postlethunit	1983		30.0		

作者组1995年后切除率达95%。Law s.yk[8]等报告鳞癌手术死亡率的三个时期1982~1987，1988~1993，1994~1998分别为18%，13%，2.8%，说明手术取得进展。

三、影响手术切除率的因素[11、14、15、16、18-26]

（一）肿瘤的部位因素

中上段食管癌手术切除率低于食管下段，而且手术死亡率高。刘芳园介绍，1964年前河南省肿瘤防治所对食管癌各段切除率的报告指出上段切除率为55.1%，中段48.3%，下段71.7%。至1977年切除率上升，均达90%以上，但对食管上段病例的选择较严格而病例也少，上段手术的并发症和死亡率均高。Richelme报告上1/3段食管癌切除率为49.8%，下1/3癌切除率为74%。Akiyama报告上1/3段切除率为66%，中1/3段切除率58.9%，下1/3段为74%。作者单位1983年曾报告上段切除率为57%，中段65%，下段73%。张毓德1998年报告食管上段切除率为65.7%，中段77.1%，下段87%。

（二）肿瘤的病期因素

病期早则切除率高。根据TNM食管癌临床病理分期，邵令方分析了2017例病例，0期与Ⅰ期的切除率为100%，Ⅱ期切除率98.8%，Ⅲ期86.3%，Ⅳ期只有58.3%。戈烽介绍美国Ⅰ、Ⅱ期及大多数Ⅲ期其切除率仅为5%。因肿瘤常比临床分期更广泛，其治疗切除中位生存时间为12~15个月，手术病死率低于5%，术后局部复发率估计在15%~25%之间。美国资料显示初诊患者50%~80%可手术治疗，切除率为70%~95%。赵锡江等[9]指出目前约2/3的食管癌病例可手术切除。

戈烽指出，S_{IV}期多数不能切除。纤支镜显示呼吸道受侵，肝转移及不能切除的腹巨大包块，都应属于手术切除的禁忌证。若具备一定条件也可考虑做一些减症类的姑息手术。

（三）病变类型与病变长度因素

术前X线及内镜检查食管癌的长度及病变类型，对诊断及手术切除率的判断有一定参考价值。长度并非切除与否的绝对标准。蕈伞型与腔内型有的病变长达8cm仍可切除，但缩窄型和溃疡型病变即使在5cm以下而外侵严重也可能不能切除。邵令方介绍了987例食管癌X线病理类型与切除率的关系如下：髓质型与溃疡型切除率均为93.0%，缩窄型为89.5%，蕈伞型为97%，腔内型为100%；一般认为中上段长度6cm以上，并示巨大软组织阴影时切除率都很低。作者曾对个别7cm以上无论何类型都曾切除，这类病例都有外侵、淋巴结转移，但生存率不高。若术前给予放疗化疗使病变缩小则有利于切除。

（四）病程因素

食管癌病程越长，食管癌的发展越严重，手术切除率越低，手术死亡率也越高。邵令方对2958例统计，病程在3个月以下切除率为94.2%，切除死亡率为3%；病程在6个月以上切除率为85.5%，切除死亡率为6.5%，增加1倍以上。

（五）症状因素

食管癌的主要症状为吞咽困难，此症状多出现在较晚病期，切除率低。但吞咽困难不说明病变大小。若出现胸背疼痛，多系病变外侵或转移压迫肋间神经或纵隔神经所致，此将导致切除困难。邵令方统计完全梗阻的食管癌和贲门癌61例，其中切除36例，切除率为59%。若有晚期症状出现如：①呼吸系统症状（呼吸困难，咳，穿破气管发生气管食管瘘时进食咳呛，肺炎或肺脓肿症状）；②神经麻痹症状（侵犯喉返神经发音嘶哑，侵犯膈神经致膈麻痹呼吸不畅）；③有癌转移症状，这些属于无法切除的指征。

（六）年龄因素

高龄并非手术禁忌证，现在一般认为生理年龄比实际年龄更为重要。只要患者身体重要器官（心、肺、肝、肾、脑等）功能良好，高龄患者也可以承受手术切除。邵令方分析了3155例食管癌与贲门癌患者，年龄在40岁以下切除率为80.3%，手术死亡率为2.1%，5年生存率为29.9%；60岁以上切除率为91.2%，手术死亡率为6.8%，5年生存率为44.4%。文献有介绍70岁以上食管癌手术，在20世纪80年代少于20%，进入90年代后期已超过40%。总的来说年轻者病变发展快，切除率低，手术死亡率低，远期生存率低；高龄患者切除率高，手术死亡率高，远期生存率低。高龄患者疢病发展快，又多合并心、肺、肝、肾等并发症，术后并发症也多，从而增加了手术死亡率。Hgimachi分析了1963～1983年间230例食管癌病例，根据年龄将其分成3组：$G_1 < 59$岁，G_2 60～69岁，$G_3 > 70$岁，发现G_1与G_2组手术死亡率4.6%，而G_3组为14%。Ribert分析1980例食管癌切除病例显示，小于60岁手术死亡率为12.6%，大于60岁者为20.6%。AFC资料显示小于70岁手术死亡率为17.6%，大于70岁者则为26.6%。赵锡江分析了70岁以上27例，切除率81.5%，但并发症的发生率达26%。由上述分析资料看高龄手术并发症多，手术死亡率高于年轻患者。

（七）手术方式因素

食管癌手术方式众多，有众多切口及消化道重建（见手术方式）。常用胃食管吻合术其手术死亡率为2.3%，而结肠移植重建食管手术死亡率高达7.1%。

（八）全身因素

食管癌患者有营养不良或心、肺、肝、肾合并症，快速手术要慎重考虑。要结合术者水平，医院条件，首先保障手术安全为先决条件。有高血压、冠心病、慢性气管炎、肺气肿、心肺代偿功能好或稳定的肺结核病，要加强围术期处理。如果选择适当手术途径与手术方式，一般并不会增加手术的死亡率。

（九）术前放疗因素

由于食管癌中晚期病例多，肿瘤往往外侵，肿瘤与大血管粘连或靠近重要器官，手术有可能不能切除，即使切除也影响疗效。若术前给予放疗能够使病灶缩小，使癌周小血管、淋巴管闭塞，减少癌周粘连、转移和复发的机会。许多学者认为此举可提高食管癌的切除率。邵令方统计了289例术前有计划的放疗，手术切除率为95.5%，而单一手术切除率为90.3%。手术死亡率二组相等。有学者认为术前放疗可提高食管癌切除率，但不增加生存率。但另有一些学者报告认为术前放疗可增加生存率。Wang Mei总结了195例，术前40Gy/4周，结算超过5年，其生存率比单一手术组明显为佳。

Kaplan-Meier报告术前放疗组5年生存率为42.8%，而对照组为33.1%。Launois报告67例术前放疗40Gy/8～12d，5年生存率不比单一手术组高。Gignoue随机分组102例，也认为术前放疗生存率并未提高。虽然存在分歧，但术前放疗对提高食管癌切除率的认识是一致的。对生存率看法有分歧，但大多数报告术前放疗有益于生存率。

（十）其他相关因素

曾行手术的残胃食管癌根据病情也可进行手术；食管癌的癌性穿孔可以行减状支持姑息治疗（食管旷置，胃、肠造瘘，转流，食管带膜支架，而后放、化疗等）。

第五节 食管癌切除术后的远期疗效

食管癌切除术后除早期外，术后5年生存率大约在30%左右。有条件的单位结合手术、放疗、化疗，生存率略高于30%。国外手术疗效不如国内，以往统计方面与国内略有出入，但近年国内外渐趋一致。大部分以切除例数计算，失访者列入死亡数。现将各家报道列表如下如（表11-2）。

表11-2 食管癌的手术切除率、手术死亡率、5年生存率

作者	年份	例数	切除率(%)	死亡率(%)	5年生存率(%)
Earlam（收集30年文献）	1980	83783	39.0	29.0	4
Giuli	1980	2400		30.0	14
Lam	1981	1702	52.0	41.0	18.0
Skinner	1987	3262	41.0	9.0	13.0
邵令方	1987	4160	93.7	3.0	47.1
黄国俊	1984	1647	83.4	3.2	30.3
张毓德	1984	3308	82.6	5.9	24.9
河北四院	1996	1164			43.5
河北四院	2002	6894			23.9
邵令方，黄国俊	1975	159*			89.9

*（普查中早期癌Ⅰ期）

食管癌术后生存曲线，前5年下降幅度大，5年后下降幅度小。这主要是在术后最初几年，大多数病例因癌复发或转移死亡，3年后因癌复发与转移而死亡渐少。邵令方报告术后3年内死于食管癌复发、转移者占81.9%，3年后死于癌症人数为31.3%。黄国俊1990年报告358例食管癌切除后1～10年的晚期死亡病例分析，发现90%死于原发癌的复发和转移。这些情况都说明食管癌手术后除极早期外都应辅助其他综合治疗。

第六节 食管癌外科治疗远期疗效的影响因素

一、肿瘤部位

有关食管癌部位对远期疗效的影响，文献报告并不完全一致。

黄国俊报告，食管下段癌可能由于解剖位置关系，手术较方便，容易切除，其远期疗效也优于食管上、中段癌。统计的719例资料中，食管下段癌5年生存率为31.3%，10年生存率17.9%；而中、上段癌5年生存率为14.3%，10年生存率为3.7%。

邵令方统计了1121例，其中食管癌切除后5年生存率为42.2%，其中上、中、下段癌5年生存率分别为50%、40.5%、44.1%，这可能和对上段癌选择严格对较小者采取手术，而中段癌有些采用术前放疗有关。李椿龄1980年报告327例切除术后上、中、下段癌的5年生存率分别为26.3%，29.5%和34.2%。

二、病变长度

众所周知，食管癌的病变长度与切除率、生存率有密切关系。如大于5cm的5年生存率低于小于5cm者。

黄国俊报告70例食管癌小于3cm者5年生存率为29.1%，159例病变大于7cm者5年生存率为22.6%。

张毓德报告病变小于3cm，3～5cm，大于5cm者，其5年生存率分别为43.9%，28.4%和24.4%。

邵令方1726例中，小于3cm，3～5cm，大于5cm，食管癌术后5年生存率分别为43.9%，38.8%和18.6%。

三、癌是否有外侵

癌有外侵则5年生存率低于无外侵者，见表11-3。

表 11-3 癌外侵与否与生存率关系

作者	无外侵的 5 年生存率（%）	有外侵的 5 年生存率（%）
黄国俊	28.9	20.2
张毓德	42.3	29.5
邵令方	51.8	21.3
李椿龄	52.3	15.3

四、有无淋巴结转移

淋巴结转移影响食管癌术后的生存率见表 11-4。

表 11-4 局部淋巴结转移与生存率的关系

作者	无局部淋巴转移的 5 年生存率（%）	有局部淋巴结转移的 5 年生存率（%）
黄国俊	32.1	13.6
张毓德	39.3	10
邵令方	41.2	19.7

五、手术彻底性

手术者根据病变大小、外侵程度、淋巴结转移与否及切除彻底性来判断手术是根治性还是非根治性的。但这个标准难定，如切除病变及清扫淋巴结，切缘与病变距离若有欠缺，但欠缺不多，其彻底性又差一点；此时列入根治不足，列入姑息，但手术也大。因此今后必然对食管癌各段做出统一标准，这样以利对比。根治效果肯定优于姑息。

张毓德报告食管癌根治术 5 年生存率为 33.7%，姑息手术 5 年生存率为 18.7%。

邵令方报告分别为 52.8% 及 23.1%。

六、残端有无癌残留

食管癌术后切缘有无残留对 5 年生存率有较大影响。见表 11-5。

表 11-5 食管癌切缘有无残留的 5 年生存率比较

作者	切缘无残留的 5 年生存率（%）	切缘有残留的 5 年生存率（%）
张毓德	30.3	13.1
黄国俊	26.5	13.6

此外林子川生统计了 3 年、5 年、10 年，残留阳性者其生存率比阴性者差一半，以上材料均说明残留阳性影响预后。

七、病程

病程长、癌发展快、预后欠佳。见表 11-6。

表 11-6 病程与 5 年生存率的关系

作者	病程	切除例数	5 年生存率（%）
邵令方	<6 个月	885	41.5
	6～12 个月	267	23.2
	>12 个月	123	22

戎铁华报告病程小于6个月5年生存率为38.4%，大于6个月5年生存率为17.3%，均说明病程长，后果差。

八、年龄

一般年龄青者癌生长快，5年生存率低。邵令方分析了1542例病例，见表11-7。

表11-7　患者年龄与5年生存率的关系

患者年龄	5年生存率
<40岁	29.9%
40~50岁	41.2%
>60岁	44.3%

九、临床病理分期

邵令方分析了1858例食管癌手术后证实早期和中晚期5年生存率差别颇大，见表11-8。

表11-8　病期与5年生存率的关系

分期	例数	5年生存例数	5年生存率%
0	96	88	91.7
I	121	105	86.8
II	421	229	54.4
III	987	196	19.9
IV	233	26	11.2

张大为报告5年生存率 I 期154例为43.9%，II 期17例为12.8%，III 期298例为11.9%，说明 I 期与 II 期、III 期差异显著。

十、术前放疗

术前放疗能否提高长期疗效，目前的意见并不一致，但普遍认为其能提高切除率。

邵令方分析了439例，术前放疗5年生存率为39.6%，而单纯手术对照组则为19.8%，明显提示术前放疗比不放疗疗效高1倍余。邵氏术前综合治疗289例，5年生存率为40.5%，而单一手术仅为18%，综合组高出单一手术组2倍多[14]。但一些作者一组术前放疗5年生存率为40.4%，而单一手术则为36.2%，两者差异不大。

从上述各种情况表明，影响食管癌外科治疗长期生存的因素颇多，需综合考虑。作者认为要结合上述各因素，还要结合术者经验、技术以决定手术术式和手术切除的彻底性。

孙克林于1995年报告了474例术前未放疗的病例，探讨淋巴结转移对预后影响。不论淋巴结有否转移，根治切除远较姑息切除效果为佳。不论是根治还是姑息，淋巴结有否转移者其生存率差别显著。

第七节　食管重建手术 [7、11、14、17]

食管癌切除及消化道重建的历史已有百年。开始仅做颈部食管手术，其成功率不高，尤其是胸内食管癌切除，失败率更高。经过反复努力，1913年Torek采用左胸切口成功切除了中段食管癌，将颈段食管提出在腹部做胃造瘘，再用胶管连接颈部食管造瘘口与未造瘘口。此法虽能切除食管癌，但患者、医护人员均不满意，而且手术死亡率在50%以上。1938年Marshall及Adame开展经右胸成功切除食管癌，并在胸内行胃食管吻合术，这个创举的成功较之过去有众多优越性，为众多学者采纳。此后随着麻醉、输血、抗生素及手术技术的进展，此种手术得以推广。在19世纪50年代Garlock、中山恒明、Ellis、Lortat-Jacob做了大量工作，使切除率达到40%~70%，手术死亡率下降至10%~30%。我国1949年后吴英恺开办学习班，培养出一批优秀专家，在北方如黄国俊、张毓德、邵令方、刘锟、张大为、李光恒、王其彰、王德元等；南方顾恺时、黄偶麟、苏应恒等也相继开展食管癌手术。此后食管癌切除后开展消化道重建，如利用结肠、空肠重建食管。1955年Heimlich利用胃大弯成形的倒置胃管做颈部食管胃吻合术，手术难度大一点，并发症多，未被推广。作者曾行两例此类手术，手术时间较长，因此基本放弃。上海黄偶麟，日本的Nakamura利用游离空肠在颈部用空肠系膜的动静脉血管与颈部动静脉血管吻合（如甲状腺上动静脉等），也有用游离结肠的结肠系膜血管与内乳动脉吻合移植结肠代食管，但均不理想。此后对极早期食管癌不开胸行内翻剥脱成功。但此类患者少，可以手术量少。也有食管癌行外剥脱，此类手术虽不开胸,但创伤大,甚至伤及大血管、气管造成严重并发症。因此目前已不开展。近10余年来胸腔镜及吻合器受到推广,此方法为微创外科,对小的良性食管肿瘤极有价值,但对食管癌的治疗仍有不足,因此胸腔镜手术尚不能替代手术治疗食管癌。

解放后进行了大规模死亡调查(1993)和肿瘤死亡回顾调查,多次证实了我国为食管癌高发病区之一。虽然进行了防治,食管癌发病率有所下降,但为数仍不少。邵令方等报告210例早期食管癌和贲门癌,手术切除后5年生存率达90%。当前食管癌外科治疗已由大城市发展到小城市、县、乡医院,并成为我国常规手术。目前报告食管手术达5000例以上的就有近10家医院。邵令方、王其彰介绍国内手术切除食管癌病例已逾7万例,手术切除率大幅上升,达到80%~95%,手术死亡率已在5%以下。虽然与国外相比,存在一些统计方面上的差异,但总体国内食管癌切除率高于国外,手术死亡率低于国外,5年手术生存率高于国外。我国食管癌发病率高,手术机会多,在培养下级医师方面各医院互相协作交流机会较好,在手术技术方面开展结肠、空肠代食管,倒置胃管颈部、食管胃吻合术等一系列手术均获成功。此外邵令方等开展的食管胃吻合包埋缝缩术,使吻合口瘘大幅下降。邵令方首次研制我国独特食管胃吻合器成功,方便了吻合,缩短了手术时间,有着较好的临床效果。由于胸外医师及医疗器械专家的努力,国内国外医疗器械部门也相继研制食管胃吻合器,并大量应用于临床,使食管胃吻合取得了更好的效果。

食管癌的手术方法众多,要根据患者具体条件、病变的部位来选择。早期食管癌,食管X线难定位,多由细胞拉网或食管镜定位。但早期食管癌根据林县普查发现,其常显示范围广多点病变。根据镜检可见以决定切除食管范围。必要时术中快速冰冻病理检查予以协助切除范围。手术方法颇多,今介绍下列几种:

一、经左胸食管癌切除及胸内食管胃吻合术

此手术最适宜食管下段癌,也适用于中段食管癌,多取左胸后外切口。患者右侧卧,胸壁沿第5或6肋,后上端在脊突与肩胛骨内缘之间,上达第4肋后端,向下绕肩胛骨下角,距下角1~1.5cm,向前达第6肋软骨弓或弓后,从肋骨床进胸。以前常规切除第6肋,目前从肋床或肋间进胸,或切断第5、6肋后端。若胸膜广泛粘连(如曾患胸膜炎所致),为了暴露可行第6肋肋骨切除。进胸后探查肿瘤情况,判断若有可能切除即切开纵隔胸膜。先游离主动脉侧,切除纵隔结缔组织,当瘤体与主动脉、奇静脉分开之后再剪开肿瘤前方与心包、肺、气管分开。此时确定可切除肿瘤,则游离食管及纵隔软组织及相邻的区域淋巴结。若对侧胸膜破开或切开,则用纱布填塞以防血液及空气流入对侧胸膜,在肝、脾间切开膈肌,防伤及膈神经及主要分支,以保护膈肌功能,有助于术后恢复呼吸功能。

探查腹部可以游离胃,即切断左胃网膜血管、胃短血管,而后在胰腺处结扎胃左动脉并清除胃左淋巴结,慎重结扎胃左动脉二道。若不慎导致出血,形成巨大血肿,巨大血肿覆盖胃左动脉从而难以找寻胃左动脉而出现意外。游离胃大弯及胃小弯要保全血管,否则将影响胃血供不得不做全胃切除,大大增加手术难度。游离胃时应轻巧,防牵拉及压迫胃壁,以防伤及胃壁血管造成术后胃壁血运不良而穿孔或胃壁坏死。

胃壁游离完于贲门处切断,消毒,用缝线缝合结扎,再做浆肌层荷包内翻缝合(若有关闭器予以关闭,再将浆肌层内翻缝合)。

游离食管时要注意降主动脉发出的食管节段动脉1~3支,而主动脉平面发出的支气管食管动脉2~4支,可以分段结扎。但要注意主动脉弓平面下方有一支食管支要仔细结扎,防止脱落回缩出血。

胸导管走行在降主动脉与奇静脉之间,位于食管后,食管癌常直接累及,需时可结扎。有些医师做常规结扎,实无必要。若做部分切除,则切除后上下两端双重结扎以防发生乳糜胸。在弓上胸导管往往由后前绕过食管左侧,在左锁骨下动脉后外方向上升达至颈部。若行弓上纵隔切开,则行后上纵切开以避免伤及胸导管。

奇静脉位于主动脉弓下缘平面向前经过食管及气管右侧进入上腔静脉,在此处分离食管要防止伤及奇静脉。若伤及奇静脉,因奇静脉无静脉

瓣，上腔静脉倒流可致大出血，必须在破口近侧及远侧钳夹结扎止血。食管胃吻合方法多种多样，可手工缝合和机械缝合。缝合吻合口要仔细，间距要准确，保持血运（可看吻合口端颜色，血运好发红否则发紫）。将胃上提包埋吻合口，若有网膜予以覆盖，在弓上吻合时可将剪开的胸膜覆盖。吻合器吻合也宜将胃上提，覆盖吻合口加固。虽然有人提出吻合器吻合后可不加固胃覆盖，但作者认为加固较保险。

应用吻合器时医护人员必须细心审查。我们曾发生不应发生的失误，如①没上吻合钉或吻合钉脱落②相同型号吻合器同时清洗，结果两个吻合部件不配对而无法关闭③过度拧紧将吻合口切断，尤其当食管高度水肿时。当前吻合器已改良或建成一次性，这种失误基本少见但并非完全没有失败例子。

有条件的单位在切断食管吻合前做残端冰冻以了解残端有无残存肿瘤，若阳性则应再行往食管远端切除再做冰冻，以防术后残端阳性（影响预后）。

二、经左胸食管癌切除及食管胃颈部吻合术

此手术经左胸食管癌切除做颈部吻合，可达到比胸内吻合切除更高的高度。由于切除食管长度多，治愈率有提高，而且能够防止胸内吻合口瘘，死亡率减低。虽然颈部吻合口瘘发生率高，延长愈合，但手术死亡率低。

患者右侧卧位，头部略后仰，左上肢宜无菌包扎。在游离胸内食管后，游离胃。由于胃上提到颈部，因此胃游离要多，只有到十二指肠侧腹膜切开才能提供给胃充分的长度。而后颈切口，沿胸锁乳突肌前缘，上达甲状软骨上缘，下达胸骨切迹，在气管旁解剖食管，将胃于食管床提到颈部吻合。食管残端保留适中，不宜过长，以防吻合口落入胸腔。胃在颈部固定防吻合口下落并将胃胸顶吻合防颈部污染物流入胸腔。要注意胃要充分游离，太紧往往会使吻合口张力过大或吻合口缩入胸腔。一旦吻合口瘘不在颈部而在胸部，将增加死亡率。也有一些单位用吻合器吻合胃食管，并将吻合口留在颈部，效果也佳。

三、经右胸食管癌切除胸内或颈部食管胃吻合术

经右胸切除食管，可行胸内或颈部食管胃吻合。因此经术前讨论认为可切除食管癌，先在腹部游离胃，然后在右胸后外侧切口游离食管，扩大食管裂孔，将胃提到右胸，在右胸顶向上提胃到颈部行食管胃吻合（所谓三切口）。

上海以胸科医院为代表，取右侧30～45度位，经右胸前外侧切口（第4肋间）。另一组同时行腹部正中切口游离胃，而后将胃提到胸达颈部，并在颈部与食管吻合。两组同时进行时间较快，但暴露食管不如左胸后外切口方便。

四、下咽部和颈部食管癌切除行胃咽吻合术

下咽部癌位于口咽或喉咽部以及颈段，一般先行放疗化疗。若失败或局部复发，则将手术范围大，清除两颈淋巴结，切除喉，并行气管造瘘。腹部游离胃，将食管内翻剥脱，将胃提到颈部与口咽吻合。此手术并发症高，如吻合口瘘、颈部皮瓣坏死、伤口感染、大出血等。死亡率高，手术经多方改进，死亡率已降到7.2%，作者单位此手术死亡率也低于5%。

五、食管癌切除及结肠移植食管重建术

此手术目前应用不多。根据结肠系膜血运分布，取左半结肠、右半结肠或横结肠，切除食管癌后，结肠有足够长度与食管或咽吻合。结肠本身有细菌污染，因此此术利用结肠要充分做好肠道准备，手术较复杂。并发症高达43%，吻合口瘘发生率达22%，手术死亡率高达12%（邵令方报道）。现此种手术已少做，均被胃食管吻合所代替。

六、食管癌切除及空肠移植食管重建术

在切除食管癌后，由于各种原因无法利用胃，除结肠代用外，空肠段也可代食管。其比结肠细菌污染轻，但血管弓细小，血运不如结肠，因此吻合口易溃疡。也有利用血管外科方式，将游离空肠段做血管吻合移植，但太复杂，并发症多，已不多开展。

七、食管内翻剥脱术切除食管

往往食管病变早期极小，切除食管用内翻剥脱术或食管游离剥脱术，但后者出血多，并发症多，已少用。

内翻剥脱术往往经腹部游离胃，经颈部游离颈食管。在颈部切断食管将食管用子弹头拉，将食管内翻拉到腹部，而后将胃拉到颈部，胃与食管吻合，或颈部切断食管将食管内翻向上拉到颈部逆行，然后再将胃也拉到颈部，行胃食管颈部吻合。

此方法的并发症有吻合口瘘、乳糜胸、喉返神经损伤、心律不齐、气胸、气管撕裂、主动脉损伤大出血等，有出血死亡的报告。

八、胸腔镜切除食管癌

此方法开展不普遍，近10年才开展，在腹部游离胃，胸部用胸腔镜切除食管，用吻合器将胃与食管吻合。目前在探索应用中，做局部切除较好，淋巴结清扫困难。

第八节 食管癌的其他治疗

食管癌的治疗根据患者不同的情况可以选择外科、放疗、化疗及中西结合治疗。由于科技的发展，一些医疗仪器也发展成为食管癌某些特殊情况的有效和重要治疗。现将一些有关治疗列举如下：

一、激光治疗

激光技术的发展促进了激光技术与医学科技的结合。在临床医学中，激光技术可治疗许多疾病，其中包括许多恶性肿瘤，能够解除患者的痛苦。

目前红宝石脉冲激光，CO_2激光治疗取得有效疗效，并已制成氩离子激光与Nd：YAG激光。激光对生物体及肿瘤组织的作用是利用热效应及光化效应使瘤组织炭化，使肿瘤气化清除。Lambert治疗118例食管癌，症状得以缓解，国内用Nd：YAG治疗癌性梗阻缓解率达90%以上。Beauchamp及Oaellette认为激光治疗是相当安全的方法，较小的并发症有暂时发热，轻度胸痛，有时组织水肿出现暂时吞咽困难。激光治疗并发症少，发生率为1.5%～18%，死亡率为0%～2%。ELL及Demling对47个中心调查1359例病例，并发症发生率为4.1%。一半并发症为穿孔，也报告瘘，出血及脓肿。Sander及Poest（1993）等报告死亡率为1%，在一组130例出现并发症少于10%。Tyrrell、Carter报告激光治疗最大的并发症为穿孔，但大部分病人都在扩张后行内镜激光治疗，多数穿孔可能是由扩张所致。

食管气管瘘可发生在激光治疗6周后，作者认为以前曾做过放疗会增加瘘发生的危险。

二、生物治疗

肿瘤的生物治疗是通过生物反应增强剂直接或间接增强机体自身的抗肿瘤能力。生物反应增强剂种类众多，但是一些能增强机体抗肿瘤反应，使效应细胞量及活性增加，使机体抗肿瘤能力发挥，增加机体对细胞毒物质的耐受力，增加瘤细胞对各种治疗的敏感性，使不成熟细胞成熟化。虽然生物治疗在实验研究中具备上述功能，但临床实践总体效率不高，对非常小、非常早的肿瘤生物治疗有一定帮助，但对晚期肿瘤则并不理想。

由于基因治疗仍处于研究阶段，因此食管癌的基因治疗也还是处于摸索中。

三、内镜治疗

随着医学科学的发展，各种先进的内镜问世并应用于临床，内镜已由检查诊断发展为诊治的重要手段。当前较大的医院已形成专业的内镜科室。

早期食管癌由于病变小，可在内镜下切除，我国及日本均开展此工作。尤其日本，内镜下切除早期癌及癌前病变，获得了良好疗效，其5年生存率达86%，甚至达100%（90年代初天津举办的中国消化道外科会议曾报道）。

对于食管癌较晚期不能进行手术切除或手术、放疗、化疗复发的，通过内镜可以解除梗阻或缓解梗阻，减轻症状，延长生命。通过内镜进行微波治疗、激光治疗、光动力治疗、电化学治疗、高频电凝固，经内镜注入化疗药物、腔内放疗、食管扩张、食管支架植入等均可获得症状缓解。近10年来，我院镜检部门对321例食管癌局部复发的狭窄者，在内镜下植入支架。此310例病人年龄在41~88岁，中位年龄为65岁，支架植入后90%的患者取得一定程度的症状缓解。值得一提的是，在带膜支架植入过程中，出现病变遗留在支架上端或下端，可在原支架上或下再套一支架，使支架包含病变全部以利放疗[10]。

本组出现的主要并发症为①治疗区胀痛，钝痛；②支架端出现肉芽生长，造成再狭窄；③偶有支架移位或脱位；④出血（少见）；⑤高位支架影响呼吸。

四、光动力治疗

光动力治疗首先应用光敏剂。光敏剂在输入人体后，集中于恶性肿瘤，经过一定时间使用特定波长光照，使肿瘤癌细胞内的浓集光敏剂得以激发，产生光化反应杀伤肿瘤细胞，而正常组织吸收的光敏剂早已排出，故对光照无光化反应。此法当前主要用于浅表食管癌及较晚期的梗阻性食管癌。

当前应用于临床的光敏剂为光敏剂血卟啉衍化物（hematoporphyrin derivative，HpD），HpD集中于肿瘤内，用激光激发产生荧光定位与治疗，称之为HpD-PDT。近年来，开发了一些新光敏剂应用于临床。此方法原被称为激光医学肿瘤治疗，光敏剂为治癌主要部分，因此将光敏剂纳入抗癌药物。目前均不十分成熟，正在探索中[15]。

本方法有众多优点：①选择性，有效性，可重复使用，灵活，创伤甚小，无毒。②由于亲肿瘤，无损正常组织细胞，药物有利肿瘤定位；③制剂本身无毒，细胞毒性为暂时或局部的；④机体不对光敏剂产生抗药性；⑤此方法不受其他治疗方法的限制，因此可单独使用，也可与其他治疗配合应用，可反复使用。

Kato（1990）对22例早期食管癌用HpD-PDT治疗，完全缓解率达80%。此外对14例食管癌术后局部复发用HpD-PDT治疗，其中4例CR，2例PR，有效率为43%。

此外，影响HpD-PDT治疗除光敏剂剂量大小，肿瘤大小与效果有明显关系，越小反应率越高。

五、食管支架置入术

自食管支架应用临床后，经多年努力研制成自膨式食管支架。由镍钛合金（Ni-Ti）丝编织而成的网状支架管，因Ni-Ti合金具有稳定的形状记忆效应，因此又称Ni-Ti记忆合金食管支架。此支架在治疗某些原因所致的食管狭窄疾病（包括食管癌）具有一定的应用价值。

苓宗俊（1992）应用Ni-Ti合金支架治疗气管狭窄获得成功。此后得以推广和发展，现已广泛应用于临床。临床应用记忆合金支架有下列几型：网织型支架、螺旋型支架、覆膜支架。当前食管支架应用于：①不宜手术的食管癌，食管癌术后复发，此外还可通过支架行微波烧灼或局部抗癌的注射，有些尚能放疗；②食管气管瘘，此时支架宜用覆膜型支架；③食管良性狭窄。

关于食管癌Ni-Ti支架疗效，根据各家报道，能取得一定临床效果，延长生存。

Ni-Ti合金食管支架，不足之处是可引起胸痛，一般3~5天消失。也可引起出血，穿孔。此外还有支架移位，偶有心律失常，迟发出血，食管梗阻，极少数有支架塌陷。

Ni-Ti合金支架为姑息疗法，此法简单易掌握，并发症不多，其应用颇能为一些食管癌患者延长生存。

第九节 食管癌的术后并发症及其防治

食管癌手术根据手术类型不同，又因涉及胸、腹和颈部的器官，且手术较大、复杂、手术时间较长，再加上患者年龄多较大、全身情况较差，手术容易出现并发症。随着外科技术提高，手术又相应地扩大了适应证，因而手术并发症出现多样化。近20年来，随着手术技巧、器械的改良，手术并发症的发生率、死亡率有所下降，但仍未杜绝。天津医科大学附属肿瘤医院1954年1月至1985年12月对799例食管癌进行手术，手术切除540例，切除率为68%，其中44例死亡，切除手术死亡率为8%。按不同年代计算切除死亡率：50年代为25%（2/8），60年代为14.8%（12/81），70年代为9.7%（17/175），80年代（到85年底）为4.7%（13/276），说明死亡率呈下降趋势。手术并发症119例（22%），其中吻合口瘘39例，13例死亡（33%），心衰及呼衰12例，11

死亡（91%）。此后，又统计1983～2003年2383例，切除率达96.3%，各种并发症226例（9.6%）。有些并发症并不严重，总死亡为78例（3.3%），心肺并发症死亡40例（占心肺并发症的79%）；吻合口瘘67例，死亡16例（占吻合口瘘24%）。王其彰报告河北医科大学1952～1999年间食管癌、贲门癌14805例（切除13003例），其手术严重并发症如表11-9。

表11-9 河北医科大学第四医院食管癌、贲门癌术后常见并发症

并发症	1952～1981（4184例）				1982～1999（8819例）			
	发生例数	发生率%	死亡例数	死亡率%	发生例数	发生率%	死亡例数	死亡率%
吻合口瘘	190	4.5	81	42.6	160	1.81	17	10.63
乳糜胸	41	1.0	7	17.1	34	0.39	4	11.76
吻合口大动脉瘘	12	0.3	12	100.0	8	0.09	8	100.00
膈疝	16	0.4	4	25.0	4	0.05	0	0
幽门梗阻	4	0.1	0	0	4	0.05	0	0

食管癌常见并发症多为下列几种：

一、吻合口瘘

吻合口瘘多以胸内吻合口瘘轻，颈部吻合口瘘严重。下面表11-10示吻合口瘘的发生率和死亡率。

表11-10 吻合口瘘的发生率和死亡率

作者	报告年代	切除例数	吻合口例数	发生率%	死亡例数	死亡率%
邱维诚	1989	1220	67	6.49	26	38.81
孙玉颚	1996	1605	16	1	9	56.26
马森林	1989	1881	85	4.69	7	8.23
陈景超	1992	2407	91	3.78	32	35.16
李保田	1998	3225	50	1.55	15	30
邵令方	2001	11854	326	2.75	83	25.46
王其彰	2001	13003	350	2.69	98	28.00
张熙曾	2004	2383	67	2.8	16	24

国内一些报告吻合口瘘发生率为1.0%～5.49%，死亡率为8.23%～56.25%。但近来报告均说明吻合口瘘发生率下降，尤其吻合器应用以来，吻合口瘘发生率已经下降至2%左右，但其价昂贵，尚未全面普及。大家一致认为，使用吻合器者，应掌握手缝技术，一旦吻合器使用失败，可以手缝予以纠正。

吻合口瘘是食管癌手术最严重的并发症之一，尤其是胸内吻合口瘘，其发生原因众多，也较复杂。主要原因是手术技巧或患者本身因素。下列为发生吻合口瘘的主要因素：

1. 吻合技术　吻合时，食管粘膜与胃粘膜没有密切对齐，存在缺损，有些吻合的吻合口口径不一，吻合密度不均匀，针结过松或过紧。这些易导致粘膜缺损处有小溃疡而发生瘘。吻合口端吻合不理想，易造成食管残胃口径不一。端侧吻合好，吻合口若有套入，围巾式或大网膜包盖，则吻合口满意。

2. 吻合器的使用　食管胃吻合器的使用较手工缝合时间短，一般食管胃粘膜对位整齐。但也有吻合钉脱落而致钉合不全。一次性吻合器优于多次反复使用的吻合器。我们试用多次反复使用的吻合器，出现吻合钉脱落甚至在冲洗后相同型号吻合头混合，在打钉时无法对合。这些都易造成吻合口瘘。

3. 吻合口张力过大　由于解离不足，尤其颈

部吻合形成张力过大，易致瘘。

4. 感染　术后纵隔感染，脓胸浸泡吻合口等易形成吻合口穿破而致瘘。

5. 其他因素　当患者有营养不良，贫血，低蛋白等原因时吻合口愈合不良而形成瘘。

张毓德根据吻合口瘘发生时间分三期：早期瘘在术后3天内；中期瘘在术后4～14天内发生，此时已胸内感染；晚期瘘在术后2周以上发生，多见术后胃排空不良及吻合口部位感染。

吻合口瘘尚需与胃壁坏死区别。展功铨介绍有时诊断为吻合口瘘，但经调查发现为胃壁坏死而非吻合口瘘。

发生吻合口瘘时可以出现高热，严重呼吸困难，胸痛，白细胞增高，全身中毒症状，胸部扣浊，胸片可有张力性气胸，严重血压下降，心率快，可以致死。颈部吻合口瘘打开颈部伤口可出现脓肿，气体外溢。胸部瘘胸片显示有液气胸，纵隔向健侧移位。胸穿有恶臭液。口服亚甲蓝（美蓝）胸穿可见胸引液呈蓝色。但此法难区别吻合口瘘与胃壁坏死。食管造影有助于瘘的诊断。内镜也有助于鉴别，但操作要细致，要防止加大瘘的可能。

处理：①及早引流，高位胸腔冲洗，胃肠减压，肠道内或外营养，空肠造瘘。②对于早期瘘，感染轻者可做二次手术修补。③瘘口大者可切除瘘口，将胃提到颈部吻合或胃切除结肠或空肠食管吻合。

对吻合口瘘的预防：①做好术前准备，如纠正营养不良等。②选择好手术适应证。③提高食管手术缝合技术。有些单位大量使用吻合器，一旦吻合器因某种原因失败改手工缝合，如无熟练缝合技术，则易造成不良后果。

二、乳糜胸

多因手术创伤使得胸导管损伤出现胸导管内乳糜液渗漏而出现乳糜胸。此为食管癌术后严重并发症之一。各家报告其发生率在食管癌切除中为2%之下。我们在2383例手术中出现12例，发生率为0.5%。临床上可出现压迫症状，有胸闷、心悸、气短、乏力、患侧胸部不适，胸内积聚大量乳糜液时可出现呼吸困难，可有休克症状，代谢紊乱（口渴、体虚、腹水、营养不良、精神不振、低蛋白血症）。乳糜液胸多在术后2～28日。X线示胸腔积液，乙醚试验阳性，乳糜液苏丹Ⅲ染色阳性（找见染红色的脂肪滴）。一般胸内少量可保守治疗，限制进食，给予无脂肪、高糖、高蛋白饮食，补充电解质，胸内用高渗葡萄糖使脏胸膜与瘘口粘连。保守无效则手术治疗，结扎胸导管，也可在膈上5cm处结扎缝合胸导管。

三、肺部并发症

肺部并发症有肺炎、肺不张、严重时可发生呼衰（呼吸窘迫综合征）。多在术后3～4天左右发生。尤其患者长期吸烟，有慢性气管炎或伴肺气肿病史，术后肺移至胸内，易使肺膨胀不全。术后切口疼痛，限制患者咳嗽排痰，易形成反射性气管痉挛，导致支气管炎、肺炎、肺不张。临床上出现呼吸困难、脉快，严重者紫绀、高烧。胸片示肺部有炎性片状阴影。处理上鼓励咳嗽、咳痰、深呼吸、吹气球，应用抗生素，纤支镜吸痰，严重者气管切开。最为严重者出现呼吸窘迫综合征，可形成肺微循环障碍，肺表面活性减少，肺间质水肿，肺泡壁萎缩，形成低氧血症。呼吸困难达30次/分，有喘鸣；X线示双肺透过度降低，肺门血管纹加重，双肺呈"雪花状阴影"，血氧分压<70mmHg，二氧化碳分压>40mmHg，PH增高。抢救时要纠正低氧血症，消除肺间质水肿，控制入量（小于2000ml），应用速尿（20～40mg），利尿酸钠（25～50mg）4～6次/天。给低盐浓缩蛋白（10%～15% 10～20g），应用皮质激素40～60mg，Q6h～Q8h。强心治疗，足够抗生素，一般发生呼吸窘迫综合征难以抢救，因此及早处理则成活率高一些。

四、心肺并发症

心衰、冠心病、心律不齐等并发症的患者往往在术前已有心脏病史或心电图异常。由于手术打击引起心肌缺氧，加重原有心脏病的情况，严重者可发生心肌梗死，抢救不及时可发生猝死。因此，术前对有心脏疾病患者要做充分了解，及时纠正，术中、术后进行心电监护，给予相应的内科处理。天津肿瘤医院胸外科因术后心脏问题而发生死亡比其他并发症高。

五、脓胸

脓胸发病率并不高，多因食管癌术后引流不畅，积液感染，有发热、白细胞增高、呼吸及脉率增快，针吸有脓，X线示胸内积液表现。多次穿刺胸内积液可呈脓性，此时应做胸腔闭式引流，同时使用抗生素，可治愈。

20余年来我国逐渐建立了ICU，以及围手术期监护。TPN及TEN的开展，使得食管癌术后并发症大为降低。但仍需要努力降低手术并发症，提高生存率，提高生活质量。食管癌除手术治疗外，还需要行综合治疗，进一步提高食管癌治疗的疗效。

参 考 文 献

1. 邵令方. 食管癌外科治疗概述. 河南医学院主编, 食管癌, 人民卫生出版社, 北京, 1983: 114
2. 刘芳园. 食管癌的外科治疗. 河南医学院主编, 食管癌, 人民卫生出版社, 北京, 1983: 193-217
3. 邵令方. 食管癌和贲门癌. 邵令方、张毓德主编, 食管外科学, 河北科学技术出版社, 石家庄, 1987: 374-465
4. 苓宗俊, 薛祥禄, 许庞生. 镍钛合金食管支撑物的初步临床应用. 中华外科杂志, 1993, 31: 264
5. 邵令方, 高宗人, 卫功铨等. 食管癌和贲门癌外科治疗进展: 9107 例资料分析. 中华胸心血管外科杂志, 1994, 10: 41-43
6. 戎铁华, 林鹏, 吴一龙. 胸段食管癌淋巴结转移的临床研究, 中华胸心血管外科杂志, 1994, 10: 242-244
7. 马胜军, 乔以泽, 尹纲等. 三切口食管癌切除术中胃与结肠代食管术后疗效, 中国癌症杂志, 1999, 9: 161-162
8. 赵锡江, 张熙曾. 自膨式食管支架置入术. 赵锡江, 张熙曾等主编, 食管癌诊断与治疗, 天津科技翻译出版公司, 天津, 1999: 147-158
9. 赵锡江, 张熙曾. 光动力学治疗. 赵锡江, 张熙曾等主编, 食管癌诊断与治疗, 天津科技翻译出版公司, 天津, 1999: 157-158
10. 李晓璘, 张振, 张熙曾. 自膨式食管支架的临床应用, 中国肿瘤临床, 1999, 26(4): 256
11. 卫功铨编著. 食管外科手术技巧, 中国科学技术大学出版社, 合肥, 2000: 89-141
12. 黄健灵, 罗英杰. 食管癌治疗的进展, 中华胃肠外科杂志, 2001, 4(3): 133-142
13. 邵令方. 食管癌外科治疗需要商榷的几个问题. 中华胃肠外科杂志, 2001, 4(3): 143-144
14. 邵令方. 食管癌和贲门癌(二). 邵令方、王其彰主编, 新编食管癌, 河北科学技术出版社, 石家庄, 2002: 537-575
15. 金林. 食管癌的其他治疗方法. 李辉主编, 现代食管外科学, 人民军医出版社, 北京, 2004: 377-381
16. 李辉, 孙克林. 食管癌外科手术原则及基础. 李辉主编, 现代食管外科学, 人民军医出版社, 北京, 2004: 541-594
17. 张大为. 食管肿瘤. 王其彰主编, 食管外科, 人民卫生出版社, 北京, 2005: 535-582
18. Skinner DB. En-block resection for neoplasma of the esophageal and cardia. *J Thorac Cardiovasc Surg*. 1983, 85: 59-71
19. Zhang YD, Du XQ, Zhang W, *et al*. Long term of surgical treatment in 3675 cases of esophageal carcinoma. Chinese. *Med J (in English)*, 1986, 99: 606-607
20. Peracchia A, Ruol A, Bandini R, *et al*. Lymphonodes dissection for cancer of the thoracic esophageal. *Dis Eeoph*, 1992, 5: 69-78
21. Tilanac HW, Hof WC, Langenhorst BL, *et al*. Esophagectomy with or without thoractomy, is there difference? *Thorac Cardivaso Surg*, 1993, 105: 43-443
22. Cerfolio RT, Allen MS, Deschamps C, *et al*. Esophageal replacement by colon interposition. *Ann Thorac Surg*, 1995, 59: 1382-1384
23. Boyd JB. Free jejunal transfer. in: peareon FG. Deslauriers J, Ginsherg RT, *et al*. *Esophageal Surgery*, New Churchill Livingstone, 1995: 774-787
24. Robert JR, Steven RM. Surgical palliation of Esophageal Cancer. In: pearson FG, Cooper JD, Deslauriers JD, eds. *Esophageal Surgery*. Health Science Asia, Peking, 2002: 773-780
25. Beauchamp G, Ouellette D. Laser Theraphy for

Carcinoma of the Esophagus. In: Pearson FG, *et al*, eds. *Esophageal Surgery* Ⅱ edit. Health Science Asia. Elsevier Science, 2002: 909-916

26. Schrump DS, Carron AG. Tumor Suppressor Games. In: Pearson FG, et al, eds. *Esophageal Surgery* Ⅱ edit. Health Science Asia, Elsevier Science, 2002: 655-676

第十二章 食管癌的放射治疗

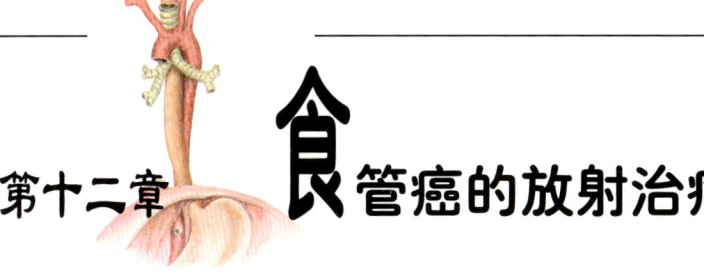

姬 巍
王绿化

食管癌是我国常见的恶性肿瘤,根据世界卫生组织的报告,全世界约50%的食管癌发生在中国。全国肿瘤防治办公室的统计资料显示,在我国北方的广大农村地区,食管癌占据恶性肿瘤发病率和死亡率的前列,是严重威胁人民健康的常见病,也是我国肿瘤防治的重点。

食管癌的主要治疗手段仍然是手术、放射治疗和化疗。遗憾的是食管癌在早期常无明显的症状,明确诊断时仅1/4的病人能采取手术治疗,而多数病人仅能接受放射治疗。无论是手术还是放疗其临床疗效均远不能令人满意,手术的5年生存率为15%~39%;而放疗的5年生存率为8%~15%。近年来,随着化疗药物的发展,和放疗物理学和放疗设备的飞速发展,肿瘤学家们在食管癌的综合治疗方面开展了一系列研究。

第一节 食管癌的术前化疗

术前化疗(新辅助化疗或诱导化疗)意在降低肿瘤活性,消除微小转移和降低分期,提高手术可切除性,进而提高无病生存率和总生存率。但是,术前化疗所带来的治疗毒性和围手术期死亡也是棘手的问题。目前关于术前化疗的许多研究并没有统一的结果,甚至大相径庭。加拿大Urschel[1]的meta分析显示术前化疗的有效率为31%,病理完全缓解(pCR)率为5%。尽管联合化疗可以提高手术的根治切除,但并未提高生存率。2003年Ioannis[2]报道的美国食管癌合作组综合分析1683病例认为术前化疗比单纯手术提高两年生存率仅4.4%。治疗相关死亡也增加了1.7%。

2005年Cochrane[3]的meta分析共收集了18个随机分组研究(RCT)和2个meta分析,符合分析要求的1998年至2002年的11个RCT,包括2051例病人。大部分是鳞癌,最大的2个RCT(Kelsen1998和MRC2002)分别包括了51%和66%的腺癌。所有的化疗方案都是以DDP为基础,其中6个RCT的方案是DDP+5-FU,部分还应用了BLM、VLB、VDS和VP-16等药物。3个RCT应用了术后巩固化疗。DDP剂量20~120mg/m^2,常用剂量是100 mg/m^2,第1天给药。5-FU的常用剂量1000mg/m^2,第1~5天给药。大部分术前化疗2周期,其中5个RCT研究随访5年以上。6个RCT显示术前联合化疗提高生存率,但是仅有3个研究结果显示差异达到统计学意义水平(表12-1)。有4个RCT的研究结果显示联合化疗的生存率低于单纯手术。荟萃分析结果显示,治疗后1~4年生存率的改善没能达到统计学显著差异。而5年生存率差异具有统计学意义(RR = 1.44;95% CI 1.05-1.97;P = 0.02;见图12-1)。化疗的总体有效率36%，但是病理上完全缓解的只有3%，联合化疗后有近32%出现3～4级毒性，并且增加了2.1%的术前死亡（图12-2）。化疗虽然减少了19%的局部复发，但是并没有统计学意义。在中位生存时间上，术前化疗和单纯手术相近，分别为7～25个月和7～24个月。

表12-1 2005年Cochrane的食管癌术前化疗和单纯手术的meta分析的结果

观察指标	RR值（relative risk）	95% CI	P值
生存率			
1年生存率	1.01	0.90 – 1.12	0.9
2年生存率	1.10	0.91 – 1.32	0.3
3年生存率	1.21	0.88 – 1.68	0.25
4年生存率	1.24	0.92 – 1.68	0.15
5年生存率	1.44	1.05 – 1.95	0.02
总切除率	1.03	0.93 – 1.14	0.6
完整R0切除率	0.97	0.97 – 1.15	0.2
局部复发率	0.81	0.54 – 1.22	0.3
远处转移率	0.97	0.75 – 1.27	0.9
局部+远处失败率	1.06	0.80 – 1.39	0.7
化疗反应率	0.36	0.26 – 0.47	– –
病理完全缓解率	0.03	0.01 – 0.04	– –
3～4级治疗毒性	0.32	0.07 – 0.57	0.01
术前死亡率	0.02	0.00 – 0.03	0.005
其他并发症（吻合口漏、心肺和胃肠道并发症、感染）	– –	– –	无差异

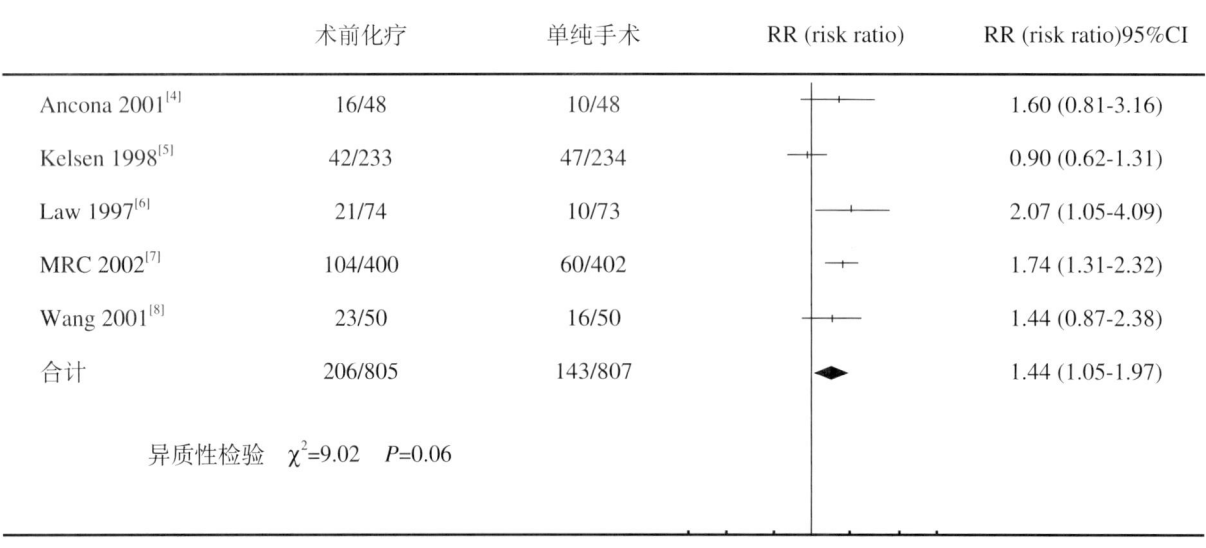

图12-1 2005年Cochrane术前化疗和单纯手术5年生存率的比较

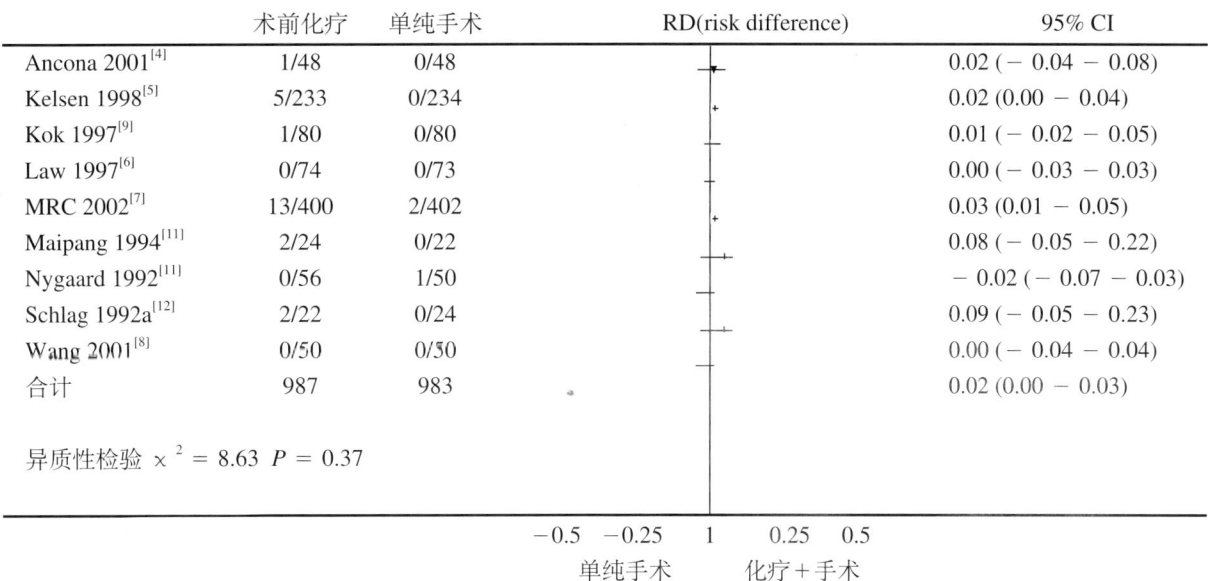

图 12-2　2005 年 Cochrane 术前化疗和单纯手术术前死亡比较

在这个 meta 分析中，两组设计良好的也是病例数最大的随机分组研究，北美的 INT0113[13]试验和英国 MRC（medical research council oesophageal cancer working party），其所得到的结果却是截然不同的（表 12-2）。

1990 年 8 月至 1995 年 12 月北美 113 个中心

表 12-2　最大的两组 RCT 研究：北美 INT0113 与英国 MRC 的区别

	北美 INT	英国 MRC
中位年龄	62 岁	63 岁
男性	84%	75%
腺癌	54%	66%
化疗周期数	Q28 天 × 3 周期	Q21 天 × 2 周期
DDP 剂量	100mg/m^2	80mg/m^2
5-FU 剂量	1000mg/m^2	1000mg/m^2
术后巩固化疗	2 周期	无
完成化疗情况	71% 完成 3 周期 13% 完成 2 周期 16% 完成 1 周期	90% 完成 2 周期 6% 完成 1 周期
术前放疗	9%	无
手术延迟	93 天	63 天
手术完成情况	80%C+S 92%S	92%C+S 97%S
R0 率	62%C+S 59%S	60%C+S 54%S
2 年生存	35%C+S 37%S	43%C+S 34%S
MST	14.9 个月 C+S 16.1 个月 S	16.8 个月 C+S 13.3 个月 S

的Ⅰ~Ⅲ期的可分析病例440例，随机分成单纯手术组和术前化疗组，两组病例资料均衡，腺癌各占53%和54%，中位年龄都在62岁，两组均有23%的病人体重下降超过10%。术前化疗组应用DDP+5-FU的联合方案（DDP 100mg/m² 第1天，5-FU 1000mg/m² 连续5天，28天为一周期），3周期的化疗后休息3~4周后接受手术治疗。所有病例手术后均再巩固化疗2周期。随访46.5月，结果显示：与单纯手术相比，对于可切除的鳞癌和腺癌，术前化疗并没有提高总生存率（图12-3、图12-4）。中位生存时间（14.9个月和16.1个月）、1年生存率（59%和60%）、2年生存率（35%和37%），和手术根治（R0）切除率（62%和59%）两组相近。虽然根治切除后联合化疗组远地转移率略低，但并没有达到统计学差异水平（41%和50%；$P=0.21$）。化疗后达到病理完全缓解（CR）率为2.5%，化疗主要毒性是中性粒细胞减少和粘膜炎，3级以上发生率分别是29%和25%。化疗没有增加手术死亡率，两组术后死亡率均为6%。

英国MRC研究术前化疗2周期（DDP 80mg/m² 第1天，5-FU 1000mg/m² 第1~4天，21天为一周期），术前化疗组400例和单纯手术组402例，

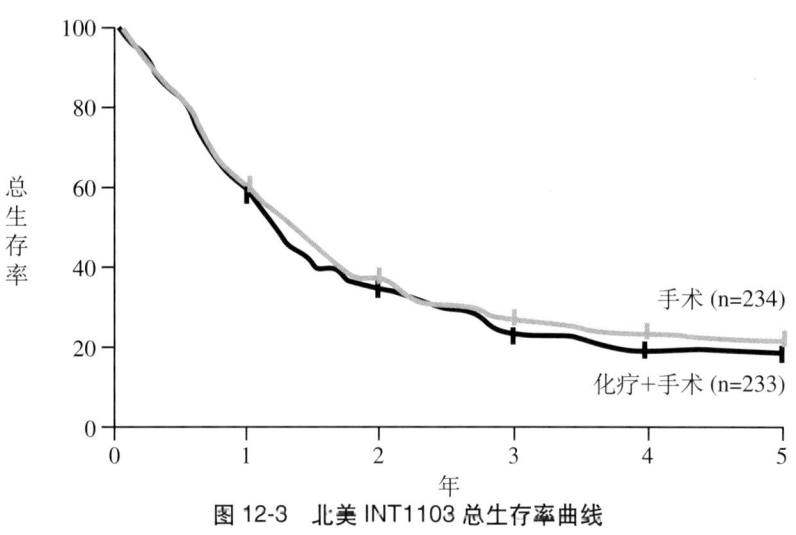

图12-3 北美INT1103总生存率曲线

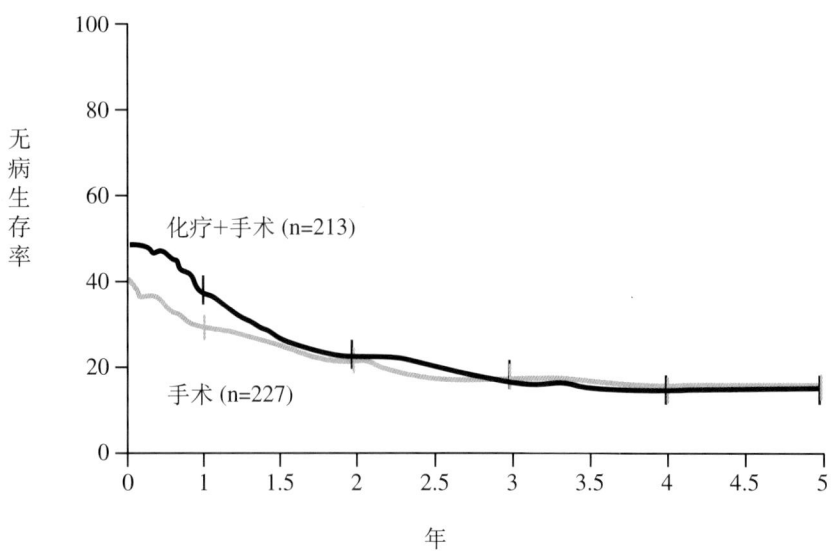

图12-4 北美INT1103无病生存率曲线

一般病例资料均衡,中位年龄63岁,腺癌占66%,2/3的病例为男性。9%接受术前放疗(每1～2周25Gy～32.5Gy/5～10次)。结果显示术前化疗提高了根治性切除率(R0)、总生存率和无病生存率(图12-5,12-6),而不增加术后并发症。2年生存率为43%和34%,中位生存时间16.8个月和13.3个月。R0切除率分别为60%和54%,$P>0.001$,总生存风险比(hazard ratio, HR)为0.79,95% CI 0.67-0.93,$P=0.004$。两组手术相关死亡均为7%。

进一步分析北美INT0113和英国MRC的试验,导致两个研究结果不同的原因可能有:①INT0113术前化疗3周期,DDP剂量高于MRC,术后又巩固化疗2周期,化疗剂量高,时间长可能影响了手术的完成。② MRC的围手术死亡高(10%),中位生存时间低,其联合化疗组中位生存16.8月与INT0113的单纯手术组的16.1月相近。③ MRC有9%接受术前放疗,虽然MRC称并没有影响总结果,但是可能潜在增加了手术相关死亡(10%),降低了中位生存时间。④仅根据文章很难评价INT0113和MRC的手术技巧的差别。

该meta分析中包括了国内山西省肿瘤医院王

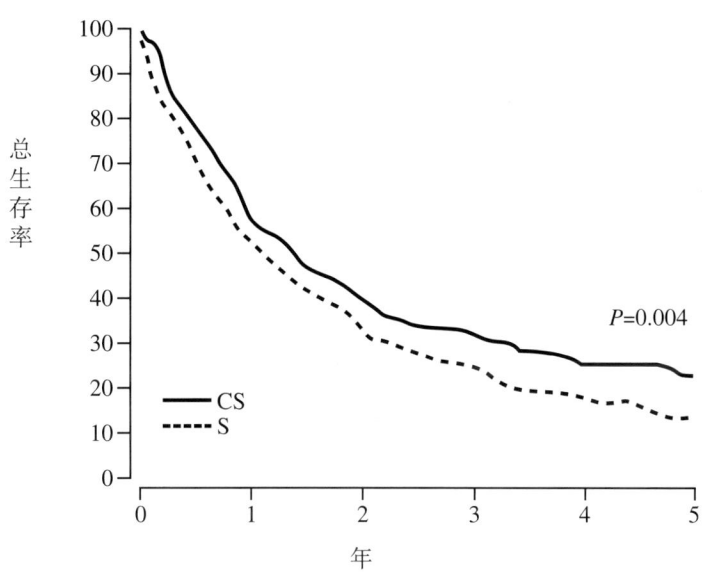

图12-5 英国MRC总生存率曲线

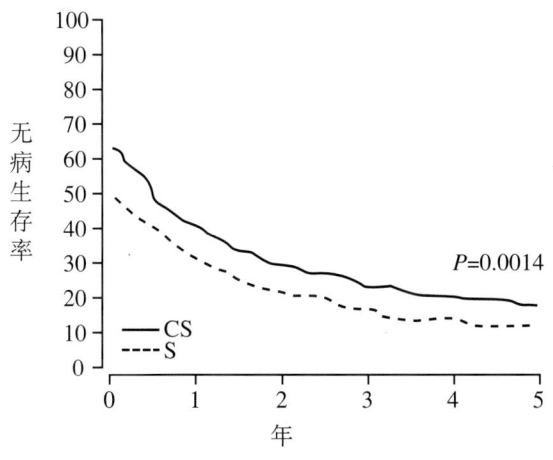

图12-6 英国MRC无病生存率曲线

春利的报道,进行术前化疗组50例的5年生存率为46%,而单纯手术组50例的5年生存率为32%($P<0.05$),并且联合化疗后复发及转移均有降低。

根据2005年Cochrane的结果,术前化疗联合手术和单纯手术相比,3、4、5年生存率显示具有益处。但对可切除的所有病理类型的食管癌,只有5年生存率差异达到统计学意义水平。有可能是由于化疗毒性和化疗所增加的死亡影响了治疗结果。目前认为最佳的联合方案是顺铂和5-氟尿嘧啶。但具体剂量仍然不清楚。

第二节 食管癌的术前放射治疗

为了提高单纯外科手术治疗食管癌不能令人满意的结果,国内外不少肿瘤学家对术前放射治疗进行研究,试图通过提高局部控制率来获得长期生存率的提高。从理论上讲,术前放疗,可以使瘤体缩小,与周围器官的癌性粘连转为纤维性粘连而利于手术切除。局部淋巴结转移癌也可能消失,即有所谓的"down stage"作用。放疗还可能使癌体周围的淋巴管和小静脉闭合,从而减少手术后的扩散和转移。手术则能够直接切除对放疗不敏感的含有乏氧的细胞的肿瘤。然而,长期以来,人们对术前放射治疗的作用评价不一(表12-3)。

表 12-3 食管癌术前放疗的随机分组研究结果

作者	治疗年代	病例数	放射治疗				手术完全切除率(%)		5年生存率(%)		P
			放疗剂量(Gy)	分割次数	治疗时间(天)	间隔时间(天)	R+S	S	R+S	S	
Launois[19]	1973~1976	107	40	10	8-12	<8	74	78	9.5	11	>0.05
Gignoux[14]	1976~1982	229	33	10	28	<8	43	55	16.0	10.0	>0.05
汪楣[15]	1977~1989	418	40	10	28	14-28	74	65	43.8	33.1	0.02
Arnott[16]	1979~1983	176	20	10	14	21	76	72	9.0	17.0	>0.05
Nygaard (a)[111]*	1983~1988	108	35	20	28	21	34	32	19.0	7.0	<0.05
Nygaard (b)[111]*	1983~1988	109	35	20	28	21	53	41			

*部分联合化疗

国外多数的随机分组研究发现术前放疗与单纯手术相比较,术前放疗并不能改善生存率。可能由于放射治疗和外科手术均属局部治疗,而大多数病人的治疗失败多由于远处转移。尤其是1998年美国食管癌合作组发表的关于术前放疗的meta分析,他们分析了表12-3所示的6个随机分组的1147例病例。在中位随访9年后,术前放疗与单纯手术相比,风险比(HR)0.89(95% CI 0.78-1.01)(图12-7),减少死亡风险11%,提高2年生存4%的好处(30%~34%),提高5年生存只有3%(15%~18%,P=0.062,图12-8)。在此文章发表后,人们不再开展术前放疗与单纯手术的研究,转而进行更加新颖的综合治疗的方案,比如术前同步放化疗。

	术前放疗	单纯手术
Launois[19]	56/61	40/46
Ginou[14]	108/116	108/113
汪楣[15]	131/195	165/223
Arnou[16]	87/90	75/86
Nygaard (a)[111]	52/58	50/50
Nygaard (b)[111]	46/53	53/56
合计	480/573	491/574

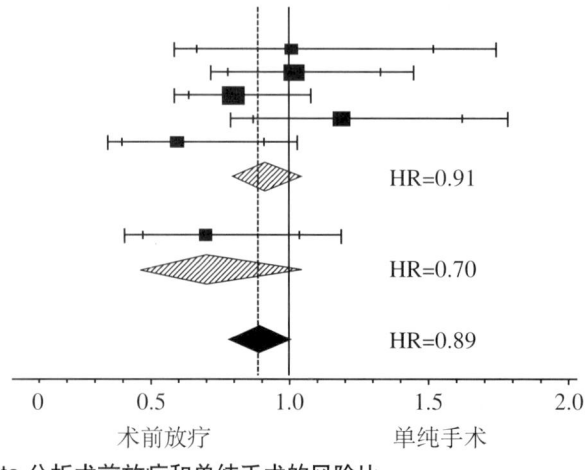

图 12-7 1998年美国食管癌合作组 meta 分析术前放疗和单纯手术的风险比

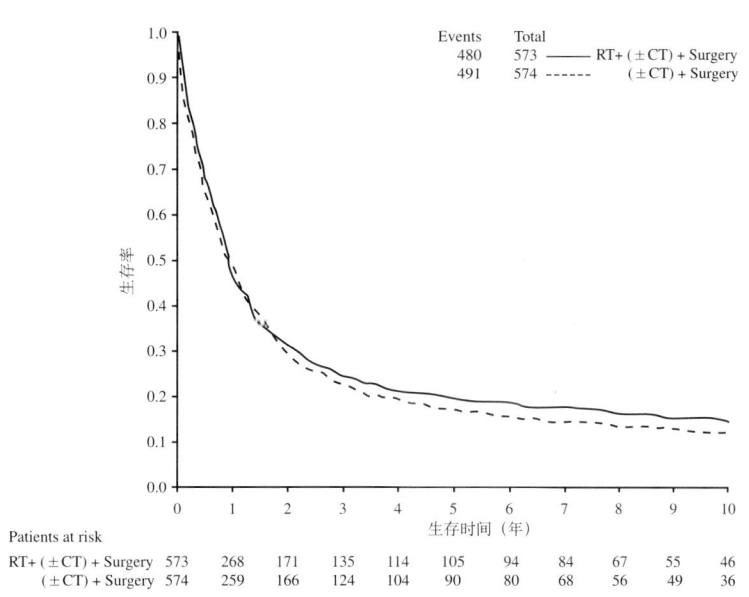

图 12-8 1998 年美国食管癌合作组 meta 分析术前放疗和单纯手术的生存曲线比较

大家应该注意上述研究中的病例最大的一组研究来自中国的资料，中国医学科学院肿瘤医院汪楣报告的对胸中段食管癌（按 1978 年 UICC 分段标准）、长度 5～8cm、年龄<65 岁、能进半流质、无外科手术禁忌证的病例进行随机分组：术前放射治疗组 195 例，单纯手术组 223 例。放射治疗应用 8MV-X 射线，包括全纵隔及胃左动脉旁淋巴结引流区，剂量 DT40Gy/20 次（4 周）。双锁骨上区未做预防照射，2～4 周后进行手术。这个关于术前放疗的随机分组研究显示①术前放射治疗提高了手术切除率（主要是根治性切除术），两组的手术切除率分别为 90.3% 和 85.1%，$P=0.08$；②降低了 T 分期和 N 分期，明显降低了术后病理淋巴结转移率（40.8% 和 22.2%，$P<0.01$），术前放射治疗已清除近 1/2 的淋巴结转移病灶，明显缩小肿瘤及食管癌外侵部分回缩，有利于达到真正的食管局部癌瘤的彻底切除；③降低了疗后局部及区域复发率，主要是降低瘤床复发及胸内淋巴结转移（41.4% 和 22.7%，$P<0.01$），从而提高整组长期生存率（43.8% 和 33.1%，$P=0.02$，图 12-9）；④并不增加手术后并发症，手术死亡率、胸内吻合口瘘、食管残端残存癌发生率两组一样。

经过放疗后，食管癌肿瘤组织对放疗的不同病理反应与远期生存存在明显的相关性。根据其在放射治疗后所形成的癌组织的退变坏死、癌周慢性炎细胞反应及纤维化的不同程度分为Ⅰ度（轻度）、Ⅱ度（中度）和Ⅲ度（重度）放射治疗反应。轻度反应指瘤细胞轻度退行性改变，核分裂变少，少许炎性细胞浸润及血管增生；中度反应指瘤细胞大部消失，残余肿瘤呈变性改变，且多被肉芽组织包裹，较多炎性细胞浸润；重度反应指瘤细胞完全消失，瘤床纤维组织增生，血管减少，慢性炎性细胞浸润，疤痕形成。欧广飞[18]报告放疗后呈重度反应的在生存率、无病生存率和得到根治切除的几率上都要明显好于轻度反应。中国医学科学院肿瘤医院的 418 例术前放疗后出现不同病理反应有明显不同的生存率（图 12-10）。接受 40～55.2Gy 的放疗后，病理完全缓解率在 8%～28%。

由于 Meta 分析的资料中各研究组所采用的放射治疗技术、放射治疗设备、放射治疗剂量有较大的不同。另外，由于在欧美国家，食管癌的发病率较低，在外科治疗技术上与国内会有不同程度的差别。因此，虽然 Meta 分析的结果显示术前放疗对生存率的提高仅是接近统计学显著意义的水平（$P=0.06$）。但根据国内医科院肿瘤医院的研究结果，术前放射治疗仍是临床实践中可选择的手段。随着诊断技术的发展和更为精确的术前临床分期，放射治疗技术的进步，术前放疗具有新

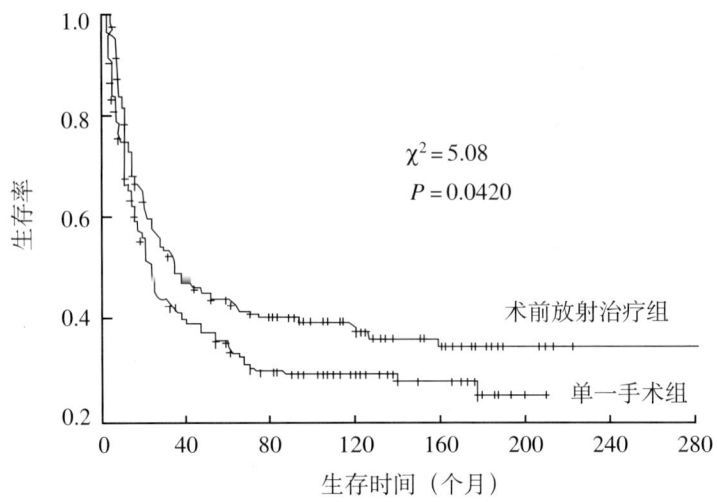

图12-9 汪楣418例术前放疗的随机分组研究的总生存曲线比较

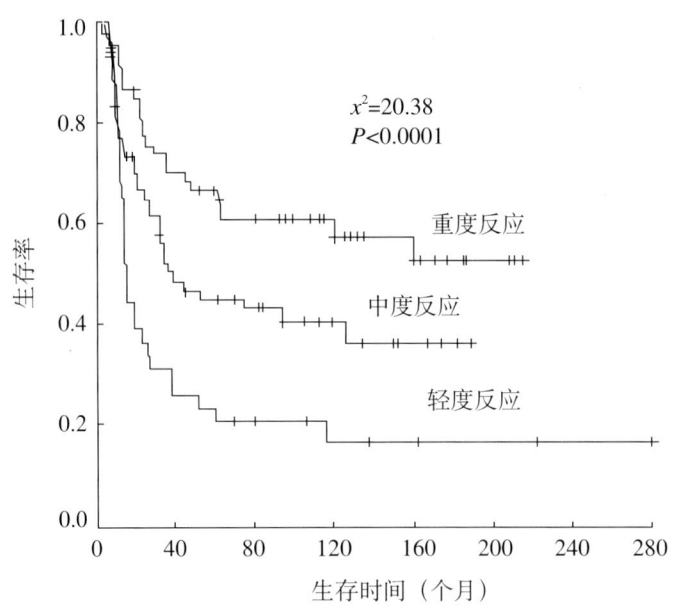

图12-10 汪楣418例术前放疗的随机分组研究的不同放射治疗反应的生存曲线比较

的意义和研究前景,包括术前放疗化疗的应用。

对于术前检查发现肿瘤外侵明显或是与邻近器官有癌性粘连的,外科手术不能切除或不易彻底切除的。通过术前放射治疗有可使一部分病人获得根治性的手术机会。

第三节 术前同步放化疗

在食管癌的新辅助治疗中同步放化疗是近年来研究的较多的治疗方式。局部放疗的同时联合化疗,顺铂、氟尿嘧啶等不仅可以对放疗起到增敏作用,还可以同时控制全身的微小转移,尽早开始全身治疗。

超过50个非随机临床试验的结果都认为，术前同步化放疗与手术的综合治疗可以提高食管癌患者的生存率，其中2年生存率为15%～42%，3年、5年生存率分别为28%～41%、16%～40%。术前同步化放疗的毒副作用主要表现为白细胞下降、胃肠道反应和放射性食管炎，经积极对症和支持治疗后，一般均能耐受。综合治疗的死亡率为10%，与单纯手术的死亡率相仿。病理上的完全缓解率在8%～56%，平均在20%。

Perrachia[20]等对欧洲6146例手术治疗食管癌患者的调查显示，化放疗后手术的死亡率为9.7%，单纯手术死亡率为6.2%，因此认为术前化放疗对局部晚期食管癌患者是安全可行的。

Nygaard、Le prise、Apinop这3个作者发表在1995年以前，样本数较少（表12-4）。

表12-4 术前同步化放疗的随机分组临床研究

	治疗年代	治疗方式	病例数	放疗	化疗方案	手术切除率(%)	pCR(%)	手术死亡率(%)	MST(月)	3年生存率(%)	P
Nygaard[11]	83～88	CRT+S	47	35 Gy/(20次·28天)	DDP+BLM	66	—	24	9	17	0.3
		S	41			68	—	13	8.4	10	
Le Prise[21]	88～91	CRT+S	41	20Gy/(10次·12天)	5-FU+DDP 序贯	85	10	9	10	19	0.6
		S	45			84		7	11	14	
Apinop[22]	86～92	CRT+S	35	40 Gy/(20次·28天)	5-FU+DDP	74	20	12	10	26	0.4
		S	34			100		15	7	20	
Walsh[23]	90～95	CRT+S	58	40 Gy/(15次·21天)	5-FU+DDP	90	22	10	16	32	0.01
		S	55			100		4	11	6	
Bosset[24]	89～95	CRT+S	143	37 Gy/(10次·28天)	DDP 序贯	78	20	12	19	36	0.81
		S	139			68		4	18	34	
Urba[25]	89～94	CRT+S	50	45 Gy/(30次·19天)	5-FU+DDP+VBL	—	28	2	17	30	0.15
		S	50			—			18	16	
安丰山[26]	96～97	CRT+S	48	36 Gy/(12次·17天)	5-FU+DDP×2 序贯	85.4*	—	34.8△	—	—	
		S	49			65.3		34.8			
Burmeister[27]	—	CRT+S	256	35Gy/15次	5-FU+DDP		15	4.6	21	—	0.38
		S						—	18		
Lee	—	CRT+S	123	45.6Gy/18次	5-FU+DDP		21	—	28		0.67
		S						—	27		

注：安丰山[26]第21天开始放疗，*手术根治切除率，△手术并发症，Walsh[23]病理全部是腺癌。

国内安丰山等分析的术前序贯化放疗和单纯手术的比较。术前临床分期为Ⅱ、Ⅲ期，无外科手术和放化疗禁忌的97例食管癌患者进行前瞻性随机对照研究，综合组给予5-FU和顺铂化疗两周期，然后进行放疗，总剂量36Gy，对照组行单纯手术治疗。结果综合治疗组和对照组根治性切除率分别为85.4%和65.3%（$P=0.0181$）；病理淋巴结转移率分别为21.7%和45.7%（$P=0.0194$），综合治疗组T分期比对照组亦显著降低（$P=0.0036$）；局部区域复发率分别为34.8%和58.7%（$P=0.0236$），而手术后的并发症发生率两组无明显差异。综合治疗组生存率明显优于对照组，尤其以辅助治疗后获得缓解的患者5年生存率最高达56.5%。结论术前放化疗能降低术后病理淋巴结转移率、缩小肿瘤和有明显降期作用；能降低局部和区域复发率及明显提高患者长期生存率；能提高根治性手术切除率，并不增加手术并发症（图12-11）。

1996年Walsh报道的是唯一一组对生存有阳性结果的。113例食管腺癌随机分组，58例接受术前同步化放疗，2周期化疗后（5-FU 15mg/kg第1～5天、顺铂75mg/m^{2}第7天）同时第一天就接受放射治疗，1994年之前为两野对穿照射，1994年以后改为三野等中心照射，总量40Gy/15次。55例单纯手术治疗。综合治疗病理上完全缓解率为25%。联合化放疗并不增加术后并发症和治疗相关死亡率。两组在1、2年生存上没有统计学差别（52%、37%和44%、26%）。在治疗后第3年

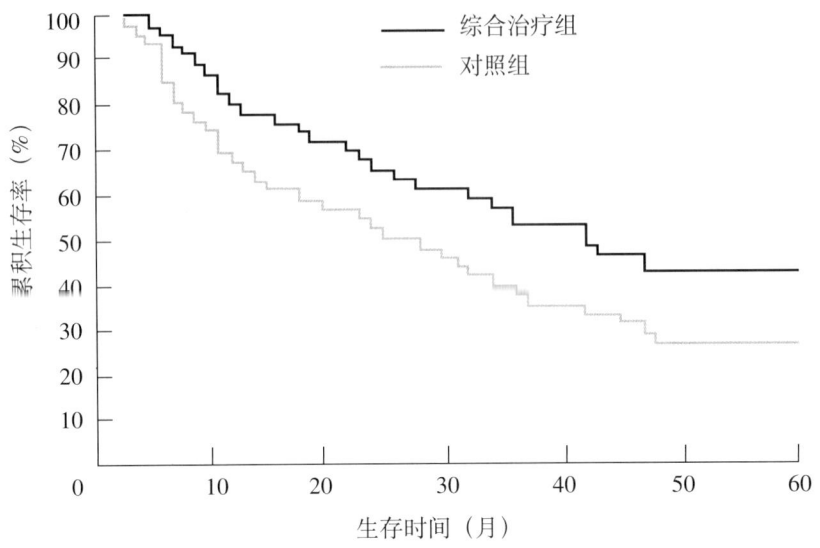

图 12-11 安丰山术前序贯化放疗和单纯手术生存曲线

生存上才显示出差别,接受同步化放疗的明显高于单纯手术的(32%和6%,$P=0.01$),中位生存时间16个月和11个月。由于该研究病理全部是腺癌,因此作者的结论是对于可切除的食管腺癌,综合治疗的明显优于单纯手术。但是该研究的同步化放疗组的生存率统计没有包括那些改变治疗计划的,并且单纯手术组的3年生存率6%明显低于其他研究。

Bosset等1997年报道了欧洲癌症研究治疗组织对282例I、II期的食管鳞癌进行前瞻性随机分组研究结果。143例术前接受单药顺铂($80mg/m^2$第1~2天)化疗同时放疗18.5Gy/5次,间隔2周再给予18.5Gy/5次,总量37Gy;139例单纯手术。化放疗病理完全缓解率在26%,中位随访55.2个月,联合化放疗可以提高肿瘤切除率、无病生存率。食管癌死亡率下降,死于食管癌的病例分别占两组死亡病例的68%和86%,$P=0.002$。中位生存时间两组均为18.6个月,3年生存率分别为36%和34%。却增加手术死亡风险(12%和4% $P=0.012$)。单药化疗,且放疗之间有2周间隔,放射治疗为大分割,单次剂量3.7Gy和化放疗后明显增加的死亡风险等因素可能削弱了同时化放疗的治疗结果。

Michigan大学医学中心Urba报道1989~1994年100例食管癌(75例腺癌和25例鳞癌)随机分组临床研究,50例综合治疗组术前给予同步化放疗(DDP $20mg/m^2$第1~5天、17~21天,5-FU $300mg/m^2$第1~21天,VBL $1mg/m^2$第1~4天)。化疗第1天同时开始放疗,模拟CT扫描,Michigan的UM治疗计划系统,病变上下各放5cm,每次1.5 Gy,1天2次,总量45Gy。单纯手术组50例行经裂孔食管癌根治术。两组病例资料均衡,其中腺癌各占75%,中位随访8.2年后,结果显示与单纯手术治疗相比,术前同步化放疗并没有明显提高生存率(中位生存时间分别是16.9个月和17.6个月)。3年生存率为30%和16%,$P=0.15$,术前化放疗组局部复发率明显降低(42%和19%,$P=0.02$)。同时发现病理上完全缓解与生存有明显关联,28%的病人术后证实为病理CR,这部分病人中位生存期,1年,3年生存率分别为49.7个月,86%,64%;而非CR病人,其中位生存期,1年,3年生存率分别为12个月,52%,19%,差别均有显著意义。在手术切除率和手术并发症方面两组相似,综合治疗后78%出现III/IV度粒细胞减少,39%出现粒细胞减少性发热,31%出现III/IV度血小板细胞减少。因为两组的远转率都在60%以上,作者认为还是应该重视全身治疗。

未正式发表的另外两个临床研究是澳大利亚胃肠试验组Burmeister和Lee报道的。Burmeister

对256例食管癌（61%为腺癌）患者进行随机对照试验，术前化放疗组给予5-FU+DDP化疗并同期放疗（共35Gy，2.33Gy/天），结果显示病理上完全缓解率15%，两组病人中位生存期分别为21个月和18个月，对鳞癌病人而言，无复发生存期明显延长，却没有给腺癌患者带来无复发生存的延长。Lee的123例鳞癌术前应用5-FU+DDP同时超分割放疗45.6/38次，病理上完全缓解率为21%，中位生存期分别为28个月和27个月。

2003年有两个关于食管癌的术前化放疗的meta分析。

作者Ioannis[2]分析了1992～2001年关于术前化放疗与单纯手术的随机分组研究的5篇文章，共669例，术前同步化放疗的2年生存率为23%～46%，单纯手术的2年生存率为13%～41%，通过同步化放疗2年生存率提高6.4%（95%CI -1.2～14.0，见图12-12）。治疗相关死亡较单纯手术增加3.4%（图12-13）。但是都没有统计学意义。

	例数	2年生存率（%）			
		术前化放疗	单纯手术	区别	95%CI
Nygaard	88	13	23	10	-6～26
Le Prise	86	34	28	-6	-33～21
Walsh	113	26	37	11	-9～31
Bosset	282	41	46	5	-8～17
Urba	100	33	40	7	-12～26
合计	669	同质性检验	$P = 0.86$	6.4	-1.2～14.0

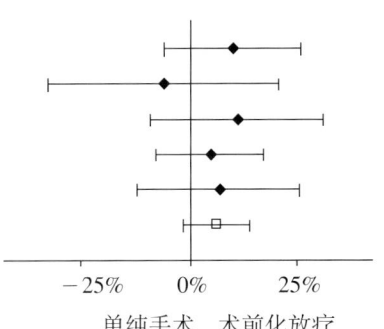

图12-12 Ioannis比较术前化放疗和单纯手术2年生存率meta分析

	例数	治疗相关死亡率（%）			
		术前化放疗	单纯手术	区别	95%CI
Nygaard	88	15	17	2	-13～18
Le Prise	86	7	7	-16	-10～11
Walsh	113	4	9	151	-4～14
Bosset	282	4	13	59	3～15
Urba	100	4	2	7 -2	-9～5
合计	669	同质性检验	$P = 0.20$	3.4	-0.1～7.3

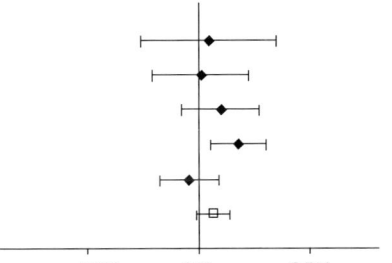

图12-13 Ioannis比较术前化放疗和单纯手术治疗相关死亡meta分析

作者Urschel[1]分析了9篇文章，包括1116例病人（表12-5），结论：同步化放疗病理上CR率21%，同步化放疗与单纯手术相比，对1、2年的生存率略有提高，但是没有统计学差异；3年生存率同步化放疗显示出统计学上的优势，降低死亡风险34%（图12-14）。并且与放疗同步应用化疗比序贯的效果更好。虽然没有明显提高手术切除率，但是有提高完整切除率的趋势。显著减少局部复发，对远地转移也没有明显作用，并且有统计学意义。术前同步化放疗对手术死亡率（OR=1.72，95%CI 0.96-3.07，$P=0.07$）和治疗相关死亡（OR=1.63，95%CI 0.99-2.68，$P=0.053$）有增加趋势，但并没有统计学意义。但是该meta分析并不是基于所有研究的更新的个体资料（updated individual patients data）。因此关于术前化放疗尚需要进一步的更可信的meta分析。

表 12-5　Urschel meta 分析结果

观察指标	RR 值 (relative risk)	95%CI	P 值
生存率			
1 年生存率	0.79	0.59 – 1.06	0.12
2 年生存率	0.77	0.56 – 1.05	0.10
3 年生存率	0.66	0.47 – 0.92	0.016
切除率	2.50	1.05 – 5.96	0.038
完整 R0 切除率	0.53	0.33 – 0.84	0.007
手术死亡率	1.72	0.96 – 3.07	0.07
治疗死亡率	1.63	0.99 – 2.68	0.053
局部区域复发率	0.38	0.23 – 0.63	0.0002
远处转移率	0.88	0.55 – 1.41	0.60
总失败率	0.47	0.16 – 1.45	0.19

最近的关于 46 个研究的 1135 例患者的 meta 分析显示病理完全缓解率随着放疗剂量的增加而增加，随着放疗的时间延长而下降，并且与 5-FU 和 DDP 的剂量呈正相关。

正在进行的研究有 EORTC 的 40001～22001 对临床 I、II 期的食管鳞癌和腺癌比较术前化放疗和单纯手术，采集 CT 图像进行三维计划设计，3～4 野治疗方案，单次量 1.8Gy，总量 45Gy，同步应用 5-FU 和 DDP，目前已经入组 100 多例。

术前化放疗病理完全缓解率在 10%～28%，虽然术前化放疗优于术前放疗，对一部分病人可以提高手术切除，但是绝大多数研究术前化放疗对生存率没有明显提高，且有可能增加术后死亡，因此根据目前证据还不能将其作为食管癌的标准治疗。尚需要更多的临床试验的进一步验证。

由于术前放化疗的临床研究多是来自国外的报道，鉴于术前放化疗毒性反应的增加，目前的当务之急是在国内开展设计严谨的术前放化疗的 I、II 期和 III 临床研究，以评价术前放化疗的风险和收益。寻找适合我国食管癌患者的治疗方案。

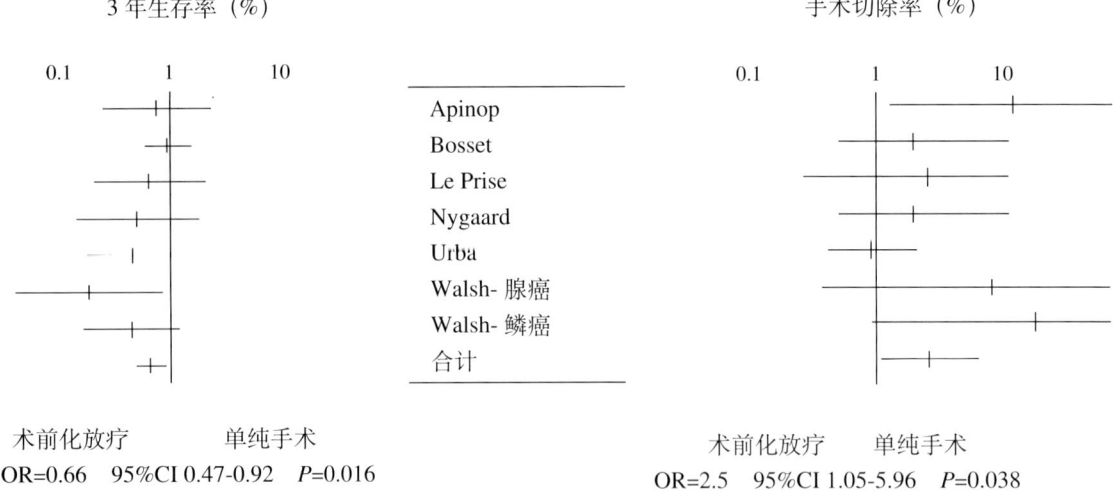

图 12-14　Urschel 比较术前化放疗和单纯手术 3 年生存率和手术切除率的 meta 分析

第四节　不能手术的食管癌的放射治疗

一、后程加速超分割

后程加速超分割的生物学基础是，在放射治疗疗程的后期，肿瘤细胞为补偿放射所造成的细胞丢失而表现为增殖加速的现象，生物学上称为加速再增殖，是临床上肿瘤复发和放射抗拒的原因之一。后程加速超分割是通过增加照射次数、提高每日照射剂量，提高治疗强度以抑制肿瘤干细胞的加速再增殖，期望达到提高肿瘤的局部控制率和生存率。

Withers 在研究头颈部肿瘤时发现，肿瘤干细胞在开始治疗后28天开始加速再群体化。如果疗程太长，疗程后期的分次剂量效应因肿瘤内存活干细胞快速再群体化而减轻。从生物学角度来看，根据情况对治疗方案进行时间-剂量的必要调整是可行的。EORTC等组织对头颈部肿瘤的超分割临床实验也显示通过超分割治疗，降低每分次的剂量，增加总剂量可以提高局部控制率和生存率。加速超分割可以进一步缩短治疗时间提高治疗强度。食管癌的放射敏感性和肿瘤潜在倍增时间与头颈部肿瘤相近，放疗3～4周后的肿瘤增殖动力学的改变可能与头颈肿瘤相似。

1988年上海医科大学肿瘤医院借鉴MD. Anderson医院同期加量（concomitant boost radiotherapy）放疗方案，设计了后程加速超分割的放疗方案。率先对85例食管鳞癌进行了随机分组的前瞻性临床研究，结果显示5年局部控制率提高了30%，5年生存率达33%，急性放疗反应明显增加，放射性食管炎和放射性气管炎分别增加21%和14%。随后的十几年中，河北、安徽、江苏、山东、天津和四川陆续发表了1000多例食管癌的后程加速超分割放疗的结果（表12-6）。5年局部控制率在40.7%～71.3%，5年生存率在26.8%～34.4%。放射性食管炎和放射性气管炎较常规分割治疗明显增加，经过对症处理，多数患者能耐受良好，可以顺利完成治疗。

表12-6 我国食管癌后程加速超分割的治疗研究结果

作者	治疗年代	分组例数	总剂量(Gy)	局部控制率(%) 1年	3年	5年	生存率(%) 1年	3年	5年	放射反应 食管炎(%)	气管炎(%)
施学辉[28]	1988～1990	常规42	68.4	38	29	26	48	19	14	14.3	14.3
		后超43	68.4	67	58	56	72	42	33	34.9	27.9
韩春[29]	1991～1993	常规50	60	局部复发79.5	62	22	—	—	—	—	—
		后超50	60	局部复发73.1	84	48	—	—	—	—	—
盛小芳[30]	1992～1994	常规53	66	58	26	—	56	23	—	(3级以上)12	—
		后超51	65.6	78	43	—	75	41	—	(3级以上)4	—
蒋嘉德[31]	1995	常规48	64	—	—	—	61.7	25.1	16.9	16.7	12.5
		后超48	68-70	—	—	—	81.0	44.1	26.8	27.1	18.8
翟利民[32]	1996～97	常规30	64	36.6	26.0	—	46.6	20.0	—	16.0	—
		后超30	64	73.0	53.0	—	83.0	46.0	—	26.3	—
周希法[33]	1996～1999	常规76	65-70	69.7	29.0	10.9	76.3	29.4	8.4	53.9	6.6
		后超76	68-70	78.9	66.1	40.7	78.9	64.0	31.0	14.5	13.2
韩宝林[34]	1993～1995	常规30	65	56.6	36.6	30.0	60.0	26.6	20.0	(3级以上)10.0	—
		后超30	65	70.0	53.3	46.6	73.3	36.6	30.0	(3级以上)16.6	—
张伟[35]	1997～1999	常规60	70	36.7	26.7	—	56.6	16.7	—	23.3	—
		后超60	70	63.3	50.0	—	73.3	40.0	—	30.0	—
赵快乐[36]	1994～2000	后程201	67-70	82.2	71.3	71.3	72.5	35.6	31.1	(3级以上)15.4	7
汪洋[37]*	1995～1998	后程105	68.4	78.9	69.5	63.7	69.2	37.1	34.4	(3级以上)20.9	10

*≥60岁

二、后程加速超分割联合化疗

河北省肿瘤医院[38]对41例在后程加速超分割同期应用顺铂，20mg/天，连续5天，在放疗的第1、4周应用。另外40例单纯后程超分割放疗。虽然3年的生存率并没有差别（40.0%和34.2%）。但对早期的病变浸润局限在食管壁的能明显提高3年生存率。联合化疗后食管炎尤其是2级以上的食管炎发生率明显增高。

山西省肿瘤医院[39]将150例食管鳞癌分成3组，其中一组后程加速超分割同时联合小剂量化疗（顺铂20mg，氟尿嘧啶500mg，1次/周，连用5周），另外两组分别采用后程超分割放疗和常规分割放疗。结果同期小剂量化疗没有降低远地转移率（4年局控和生存分别是56%、24%、54%、44%、18%、42%），而急性放射性食管炎、气管炎及骨髓抑制、胃肠道反应等在三组中最严重。

2004年任宝志[40]将适形放疗这种新技术应用于后程加速超分割并和联合化疗急性比较。49例同期给予顺铂20mg（第1~5天）、亚叶酸钙200mg（第6~10天）、氟尿嘧啶500mg（第6~10天），28天为1个周期，共5个周期的化疗。协同化疗可以提高局部控制率和生存率（3年局控和生存率分别是69%、49%、55%、35%），骨髓抑制和胃肠反应毒性增加。急性放射性食管炎、气管炎、食管狭窄和肺纤维化并没有增加。

三、全程加速超分割与后程加速超分割的比较

安徽省肿瘤医院的彭开桂[41]对该院1989年5月至1994年12月216例食管癌进行了随机分组研究。全程加速超分割组1.5Gy/次，2次/天，间隔6小时以上，总剂量51~60Gy/3.3~4.0周。常规分割组2Gy/次，5次/周，总剂量60~70Gy/6~7周。接受全程加速超分割治疗的在局部控制和生存上都显示出了优势。两组5年局部控制率和生存率分别是51.9%，24.5%；33.0%，13.6%。急性放射性反应在全程超分割组发生率稍高一些，但可耐受，并且不影响继续治疗。因此彭开桂等认为全程加速超分割放射治疗具有疗程短、生存率高、经济负担轻，与常规分割放射治疗相比不明显增加副作用等优点。

2003年复旦大学附属肿瘤医院放射治疗科[42]对101例食管鳞癌患者进行前瞻性随机分组研究，其中49例进入全程加速超分割组（CAHF, continual accelerated hyperfractionated），52例进入后程加速超分割组（LCAF, late course accelerated hyperfractionated）。CAHF组治疗开始1.5Gy/次，2次/天，5天/周，照射39Gy，26分次后缩野继续上述方式治疗；总量66Gy，44次，4.3周完成。LCAF组开始为常规分割1.8Gy/次，1次/天，5天/周，照射至41.4Gy，23分次缩野改为1.5Gy/次，2次/天；2次照射相隔≥6小时，5天/周，总剂量68.4Gy，41分次，6.4周完成。结果显示1、2、3、4、5年局部控制率、无瘤生存率和生存率方面两组均没有明显差异。其中5年局部控制率、无瘤生存率和生存率的结果两组分别是72.6%，67.1%；35.8%，41.5%；37.5%，39.2%。虽然该研究是随机对照试验，但样本量较小。另外作者认为影响食管癌放射治疗疗效的因素是多方面的，肿瘤细胞加速再增殖可能是其中之一。病期早晚和近期疗效对预后的也有重要影响，因此在比较全程加速超分割和后程加速超分割这两种治疗方式时，尚不能得出结论。

四、同步放化疗和单纯放疗

不能手术的食管癌同步放化疗和单纯放疗比较，对于不能手术的食管癌目前的标准治疗仍然是放射治疗。有很多研究试图联合化疗来改变单纯放疗的差强人意的治疗效果。2005年Cochrane[43]对13个随机分组研究的Meta分析结果（其中8个研究比较同步化放疗和单纯放疗，5个研究比较序贯化放疗和单纯放疗，表12-7）。分别从以下5个方面进行讨论。

1. 1~2年生存率（图12-15和12-16）：同步

表12-7 2005年Cochrane同步化放疗和单纯放疗部分RCT的结果

作者	治疗年代	治疗方式	例数	分期及病理	放疗	化疗方案	MST	5年生存率(%)	P
Araujo[50]	1982~1985	RTCT	28	II期鳞癌	50 Gy/25次	5-FU 1.0/m² d1-3 MMC 10mg/m² d1 BLM 15U 每周	8个月	16	0.16
		RT	31		50 Gy/25次		8个月	6	
Slabber[54]	1991~1995	RTCT	34	T_3N_{0-1} 鳞癌	20Gy/5次 d1-5 20Gy/5次 d29-33	5-FU 600mg/m² d1-5,29,33 DDP 15 mg/(m²·天)	170天	—	0.42
		RT	36		20Gy/5次 d1-5 20Gy/5次 d29-33		144天	—	
Cooper[51]	1985~1990	RTCT	134	$T_{1-3}N_{0-1}$ 鳞癌，腺癌	50 Gy/(25次·5周)	5-FU 1.0g/m² d1-4 DDP 75 mg/m² d1 第1，5，8，11周	9.3个月	26	0.02
		RT	62		64 Gy/(32次·6周)		14.1个月	0	

化放疗可以降低1、2年死亡风险30%和42%（1年OR=0.7，95%CI 0.5-0.98，P=0.04；2年OR=0.58，95%CI 0.38-0.9，P=0.01）。联合以顺铂为基础的同步化放疗可以提高1、2年生存率7%。而序贯放疗和化疗并没有改善2年生存率。

2. 3～5年生存率：有4个RCT研究显示有3～5年生存率的数据，只有1999年Copper报道的RTOG 85-01同步放化疗可以提高生存率。另外3个RCT的研究结果，3～5年的生存率有较大的差异，无法将这4个RCT进行meta分析。序贯放疗/化疗治疗与单纯放疗比较也没能带来对长期生存的好处。

3. 局部复发率：较单纯放疗相比同步放化疗降低局部复发12%（95%CI 3%～22%），降低复发风险40%（OR=0.6，95%CI 0.39～0.92，P=0.02，图12-17）。序贯治疗对局部控制没有影响。

4. 急性毒性：同步化放疗和单纯放疗相比，增加了17% 3～4级毒性。主要是血液学和消化道毒性。无论是同步还是序贯治疗，因急性毒性死亡都是很少见的。RTOG 85-01研究也发现同步化放疗组Ⅳ级致命性毒性发生率在10%，而单纯放疗组只有2%。

5. 远期毒性：同步或者序贯治疗与单纯放疗相比，都没有明显增加远期毒性。

总之，根据2005年Cochrane的meta分析显示对于不能手术的食管癌同步化放疗和单纯放疗相比，可以提高2年生存7%，降低局部复发12%，但是伴随而来的3、4级毒性增加17%。因此需要

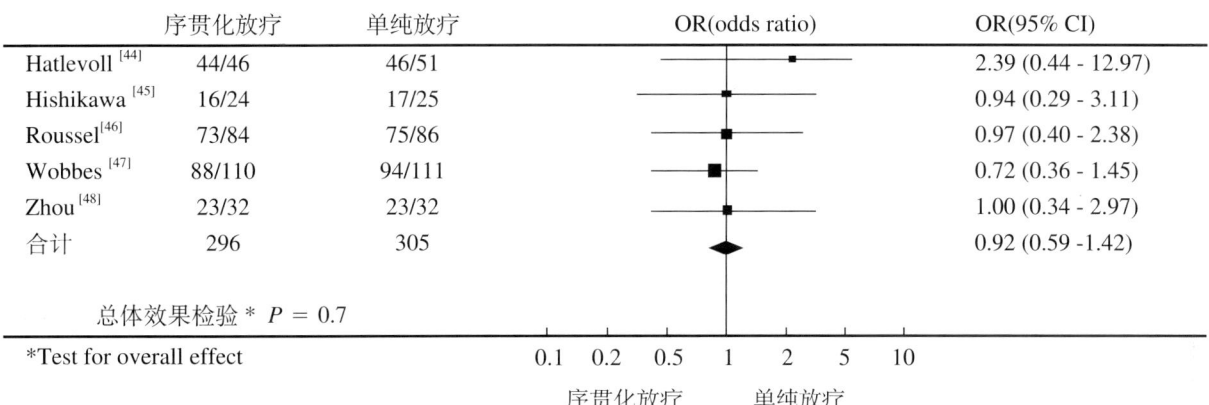

图12-15　2005年Cochrane序贯化放疗和单纯放疗2年死亡率的比较

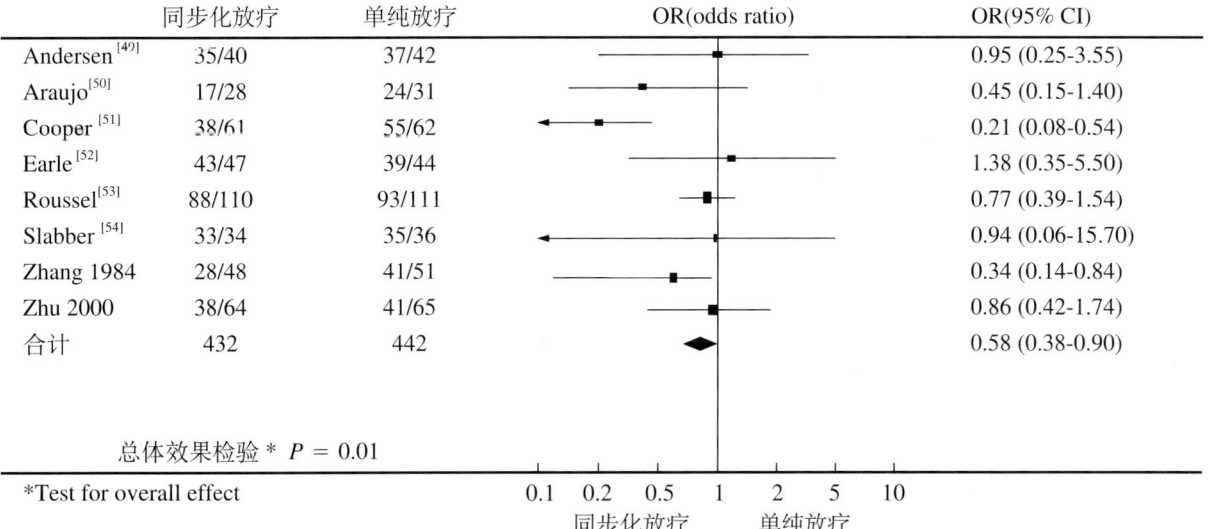

图12-16　2005年Cochrane同步化放疗和单纯放疗2年死亡率的比较

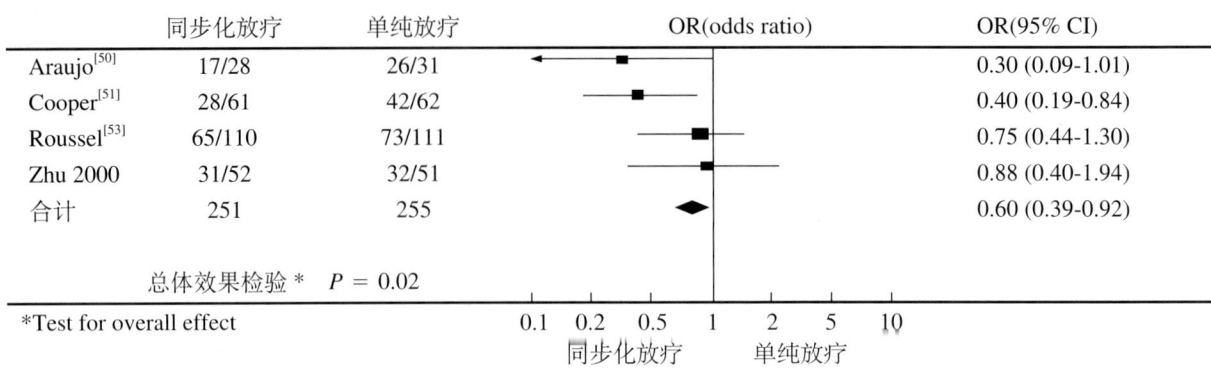

图 12-17　2005 年 Cochrane 同步化放疗和单纯放疗局部复发率的比较

权衡几者所带给具体病人的利弊再决定临床应用。而序贯化放疗因为各家所采用的化疗方案、药物剂量、放疗剂量等方面差异较大，meta 分析没有发现在提高生存和降低复发方面比单纯放疗有优势，再加上化疗所带来的不良反应，使这一治疗模式并不推荐为临床应用的标准治疗模式。但对于一般状况较好，有可能耐受增加的治疗相关毒性完成治疗的，同步化放疗与单纯放疗相比，还是更好的选择。

第五节　食管癌的术后放疗

一些非随机的临床研究认为根治术后联合放疗对于增加局部控制和提高生存率是有效的。但是 3 个随机分组研究却有着不同的结果。Teniere[55] 在 1991 年报道 221 例食管鳞癌随机分成两组：单纯手术组 119 例和手术联合术后放疗组 102 例（术后放疗剂量 45～55Gy/1.8 次），随诊 3 年后，两组无病生存率（disease-free survival）均为 19%，然而接受术后放疗的局部失败率明显降低（35% 和 10%）。Fok[56] 和其同事 1993 年也报道了共 134 例食管癌的治疗结果，其中鳞癌 104 例，腺癌 29 例，其中手术治疗包括根治性切除和姑息切除，放疗总剂量 49Gy，单次剂量高于常规分割的剂量，每次 3.5Gy。结果显示获得根治切除的食管癌术后联合放疗在局部控制率和中位生存上并没有进一步提高。而那些姑息切除的接受放疗后可以降低局部失败 26%（46% 和 20%），但是中位生存上和未给予放疗的并没有差异。

中国医学科学院肿瘤医院肖泽芬[57] 等认为术后预防性放疗可提高 III 期食管癌根治术后的生存率，降低放疗部位淋巴结转移率和吻合口的复发率，术后放疗不增加吻合口狭窄等并发症。1986 年 9 月至 1997 年 12 月，I～III 期胸段食管鳞癌，年龄≤68 岁，病变长度≥4.0cm 共 495 例随机分成两组。275 例随机进入单一手术组，手术方式是据肿瘤病变部位采取左后外或右后外开胸，行区域（胸内淋巴引流区和胃左贲门旁淋巴引流区）淋巴结清扫。220 例随机进入术后放疗组，手术方式同单一手术组，手术后 3～4 周开始放射治疗，放疗部位包括双锁骨上淋巴引流区和全纵隔。先给予单前野放疗，野中心平面的剂量为 40Gy/20 次 /4 周，后改为两侧水平野，野宽 5.0cm，剂量为 20 Gy/(10 次 · 2 周)。如胸胃均在照射野内，总剂量为 50 Gy /(25 次 · 5 周)，锁骨上照射野在 40 Gy 后，脊髓加量到 50 Gy /(25 次 · 5 周)。全组 5 年生存率为 39.4%。虽然单一手术组和术后放疗组生存率比较，5 年生存没有差别，分别为 37.1% 和 41.3%，$P=0.4$。但是术后为 III 期者，单一手术组的 5 年生存率明显低于术后放疗组（13.1% 和 35.1%，$P=0.0027$）。并且术后放疗组的胸内淋巴结、锁骨上淋巴结转移率和吻合口复发率明显低于单一手术组（$P<0.05$），术后放疗并没有增加吻合口狭窄（手术组为 1.8%，术后放疗组为 4.1%）。

为了能对食管癌根治术后辅助放疗的作用有一个统一的认知，R Wong 和 R Malthaner 拟针对多个随机分组的临床研究进行分析，比较根治术后辅助放疗和单纯手术在生存率、局部控制率、近期和远期毒副作用等方面的不同。Cochrane Library 在 2005 年的第二期发表了这个 meta 分析的提纲，其循证医学的结论令人期待。

随着放射治疗技术的发展，新的放射治疗技术（适形放疗和调强放疗）的应用，对放射治疗靶区的范围重新评估和认定以及精确的剂量要求。在保护正常组织和提高治疗疗效方面将获得更大的收益。

第六节 食管癌的适形放疗

食管周围的心脏大血管、肺组织等限制了局部剂量的提高。而通过三维适形（3DCRT）能够增加食管癌的局部放疗剂量，可以获得较常规放疗更好的剂量分布，减少热点的产生并保护周围正常组织，减少放疗并发症。并且3DCRT治疗计划能够提供精确的组织剂量分布。有研究显示采用适形技术后，平均肺受量（mean lung dose）由常规放疗处方剂量的22.5%降至19.8%（$P=0.03$）。总剂量可提升5～10Gy，肿瘤局控率预期增加15%～25%。接受适形放疗的病人心脏受照射体积明显减少，治疗后平均射血分数降低程度较轻。尽管有学者认为食管癌的放疗不必追求高剂量，但目前多数研究表明食管癌照射60～70Gy的疗效优于60Gy者。

与常规放射治疗相比，适形放射治疗技术要求严格，实施过程细致以确保治疗的精确性。基本流程为：体位固定，模拟CT扫描，治疗计划设计，治疗计划确认，治疗计划实施。

例如，某患者，女性，69岁，因进食不顺2个月，钡餐造影示病变长约5cm，胃镜发现距门齿22cm，全周性肿物；病理提示鳞状细胞癌。患者因有心梗病史，不能手术治疗。适形放疗的技术流程如下：

1. 体位固定。患者仰卧于模拟CT床上，平静呼吸。双手上举交叉置于额顶，体模固定。模拟CT增强扫描，在体模固定下做治疗体位的CT扫描，扫描前据CT图像设定参考中心。常规使用造影剂。扫描层厚为10mm，肿瘤处为5mm，螺距（pitch）为1。为更好地发现食管管腔和偏心性病变，可在扫描时吞少量钡剂或碘油。

2. 治疗计划设计。①靶区确认：大体肿瘤（GTV），根据钡餐造影胃镜结果和CT显示由医生在每层模拟CT的影像上勾画。临床靶区（CTV），包括大体肿瘤区、亚临床病灶以及肿瘤可能侵犯的范围。计划靶区（PTV），应考虑呼吸、器官运动及摆位误差所带来的靶区的变化。本例中PTV=CTV+5mm。②处方剂量：拟给予此患者根治性放疗，95%的PTV接受60Gy。③重要器官限量：脊髓<45Gy，心脏V40<40%，双肺V20<30%（图12-18）。

3. 治疗计划确认。用剂量体积直方图（dose volume histogram, DVH）和等剂量线综合评价确定治疗计划，包括靶区是否得到满意的照射剂量，靶区剂量的均匀性，正常组织受照射体积和照射剂量，是否在能够耐受的范围以内。本例治疗计划结果：97.5% PTV60Gy/2×30次，脊髓最高45Gy，心脏V40为32%，双肺V20是28%（左肺V20为15%，右肺V20为29%）。故接受此计划（图12-19，图12-20）。

4. 治疗实施。模拟CT上校对位置，将参考中心挪至等中心。采用多叶光栅技术，或者整体挡铅技术实现不规则设野。治疗计划输入治疗机控制计算机，开始治疗。

食管癌的适形放射治疗和调强放射治疗方兴未艾，对放射治疗的靶区、照射剂量、正常组织的耐受性、早期和晚期并发症和治疗的近期疗效、远期生存率均在研究和期待中。新的放射治疗技术和新的化疗药物以及外科治疗的结合，将能够使食管癌治疗的结果获得提高。

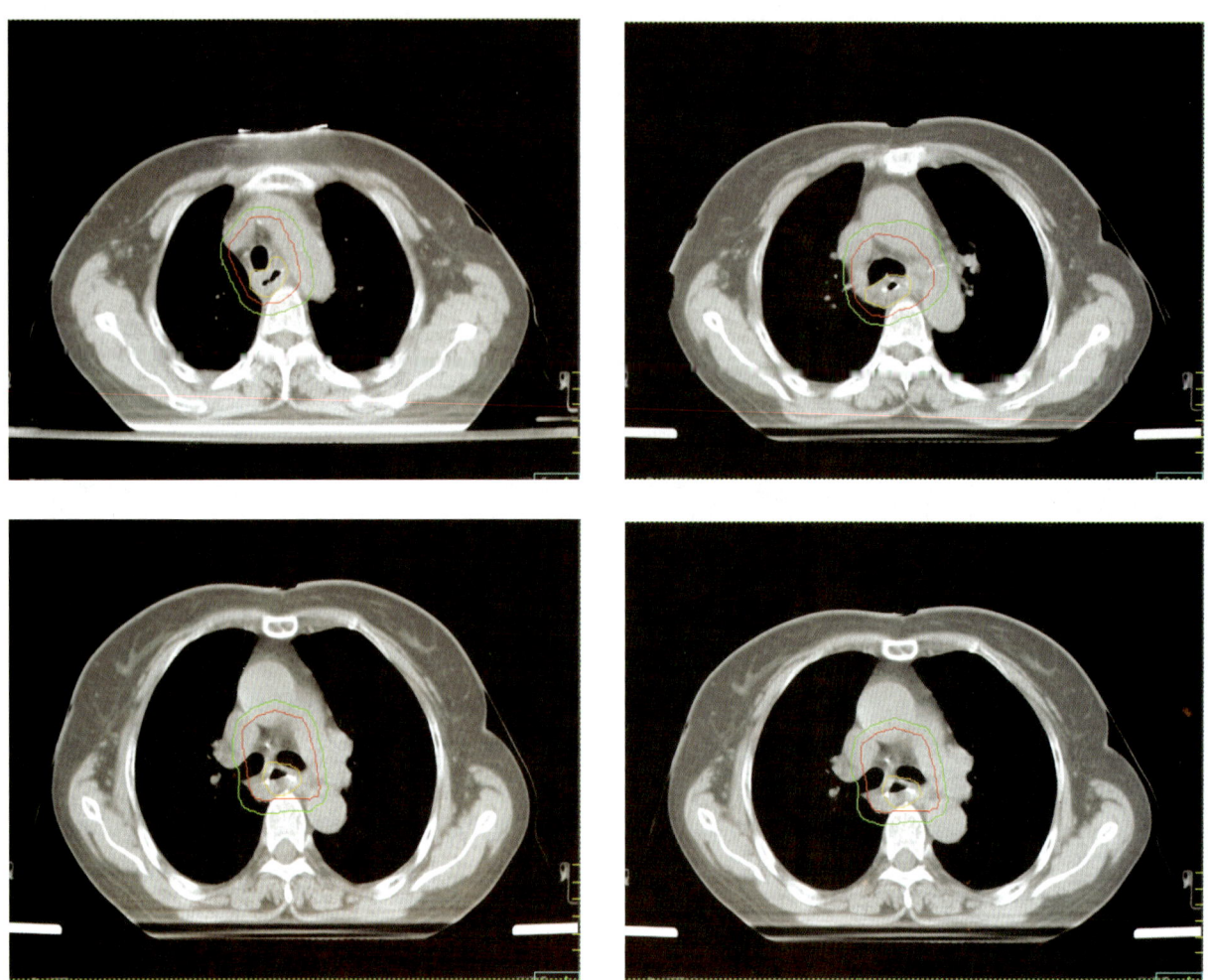

图 12-18 食管癌的靶区勾画

（橙色：GTV　红色：CTV　绿色：PTV）

第十二章 食管癌的放射治疗

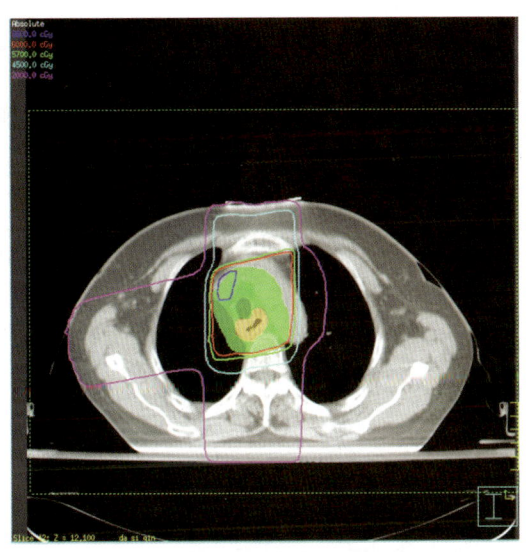
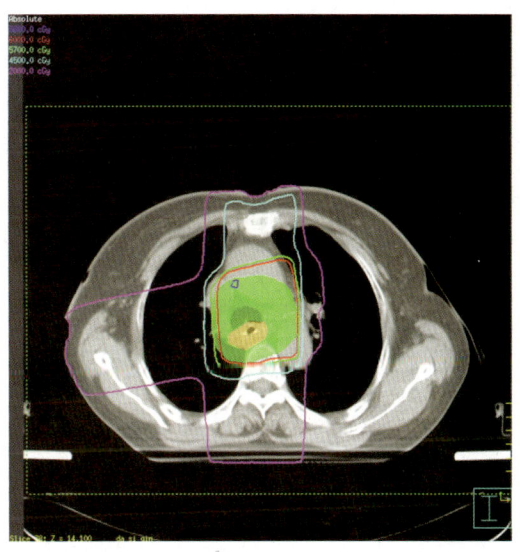
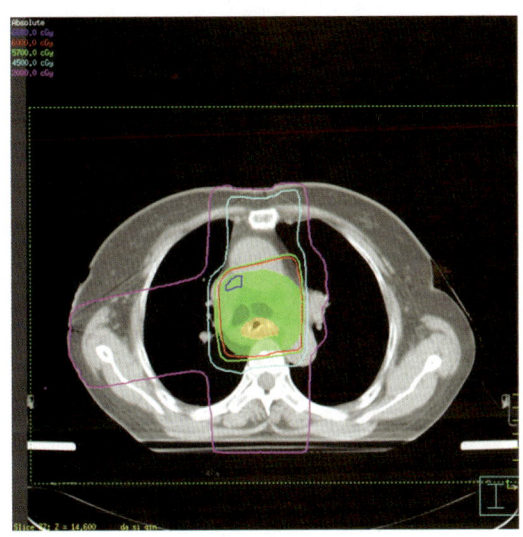
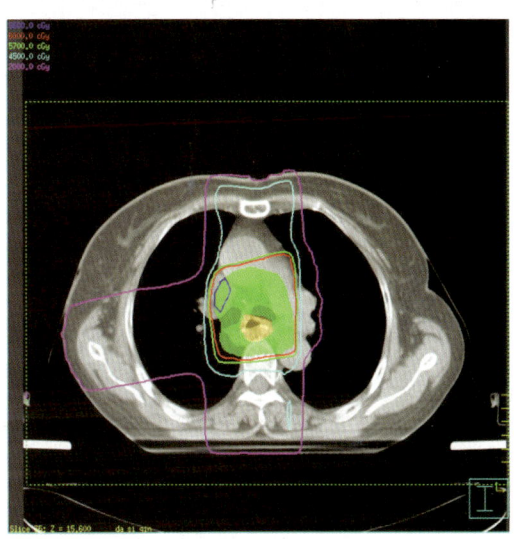
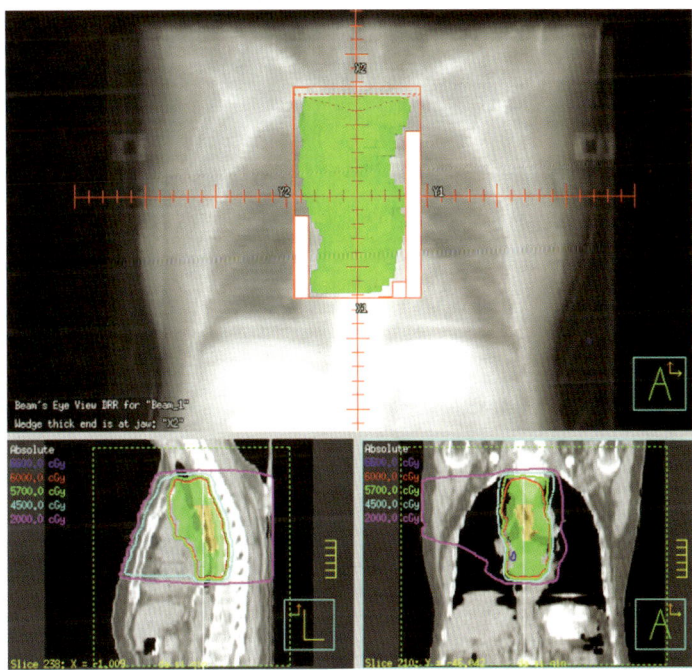

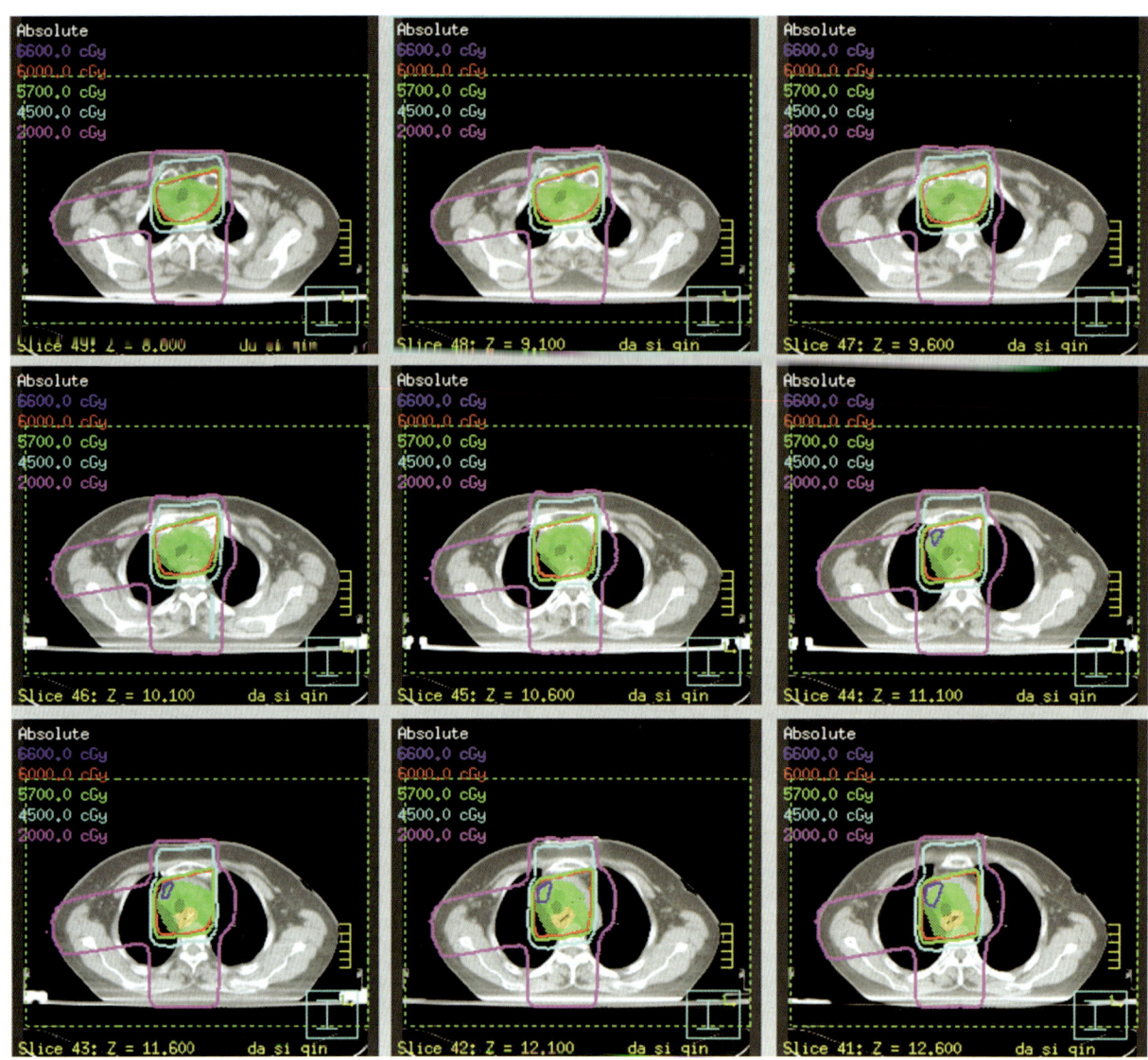

图 12-19　食管癌三维计划剂量曲线

（蓝色：6500cGy　红色：6000cGy　绿色：5700cGy　浅蓝色：4500cGy　粉色：2000cGy）

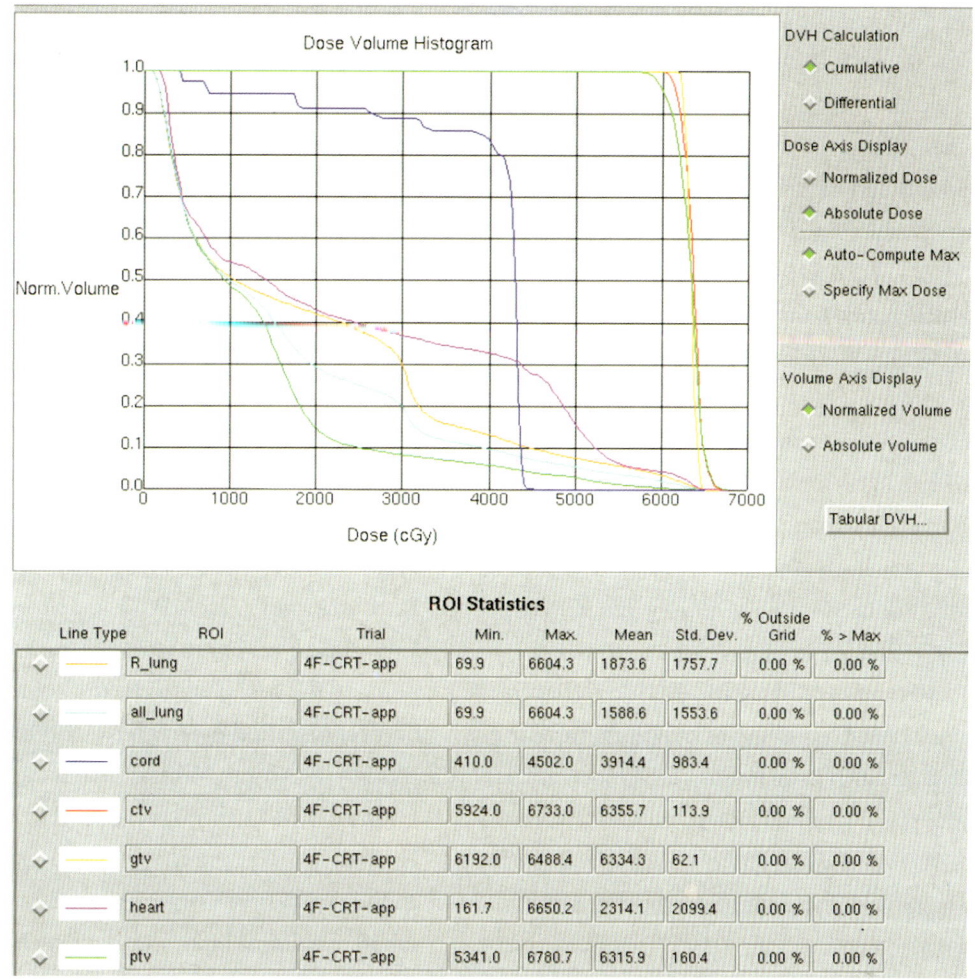

图 12-20　食管癌三维计划 DVH 剂量评估

参考文献

1. John D. Urschel, M.D.a.b, Hari Vasan, B.Sc. Chris J. Blewett, M.D. A meta-analysis of randomized controlled trials that compared neoadjuvant chemotherapy and surgery to surgery alone for respectable esophageal cancer. *The American Journal of Surgery*, 2002, 183: 274-279
2. Ioannis G. Kaklamanos, MD, PhD, Gail R. Walker, PhD, Kristian Ferry, MD. Neoadjuvant Treatment for Resectable Cancer of the Esophagus and the Gastroesophageal Junction: A Meta-Analysis of Randomized Clinical Trials. *Annals of Surgical Oncology*, 2003, 10(7): 754-761
3. Malthaner R, Fenlon D. Preoperative chemotherapy for resectable thoracic esophageal cancer (Review). *The Cochrane Library,* 2005, 1
4. Ancona E, Ruol A, Santi S. Only pathologic complete response to neoadjuvant chemotherapy improves significantly the long term survival of patients with resectable esophageal squamous cell carcinoma: final report of a randomized, controlled trial of preoperative chemotherapy versus surgery alone. *Cancer,* 2001, 91(11): 2165-2174
5. Kelsen DP, Ginsberg R, Pajak TF, Sheahan DG, Gunderson L, Mortimer J, Estes N, Haller DG, Ajani J, Kocha WI, Minsky BD, Roth JA. Chemotherapy followed by surgery compared with sur-

gery alone for localized esophageal cancer. *N Engl J Med,* 12-31-1998, 339(27): 1979-1984

6. Law S, Fok M, Chow S, Chu KM, Wong J. Preoperative chemotherapy versus surgical therapy alone for squamous cell carcinoma of the esophagus: a prospective randomized trial. *J Thorac Cardiovasc Surg*, 1997, 114(2): 210-217

7. Medical Research Coucil Oesophageal Cancer Working Group. Surgical resection with or without preoperative chemotherapy in oesophageal cancer: a randomised controlled trial. *Lancet*, 2002, 359(9319): 1727-1733

8. Wang C, Ding T, Chang L. A randomized clinical study of preoperative chemotherapy for esophageal carcinoma. *Zhonghua Zhong Liu Za Zhi*, 2001, 23(3): 254-255

9. Kok TC, Vlanschot J, Siersema PD, Voverhagen H, Tilanus HW. Neoadjuvant chemotherapy in operable esophageal squamous cell cancer: final report of a phase III multicenter randomized controlled trial. *Proceedings of the Annual Meeting of the American Society of Clinical Oncology*, 1997, 17: A984

10. Maipang T, Vasinanukorn P, Petpichetchian C, Chamroonkul S, Geater A, Chansawwaang S, Kuapanich R, Panjapiyakul C, Watanaarepornchai S. Induction chemotherapy in the treatment of patients with carcinoma of the esophagus. *J Surg Oncol*, 1994, 56(3): 191-197

11. Nygaard K, Hagen S, Hansen HS, Hatlevoll R, Hultborn R, Jakobsen A, Mantyla M, Modig H, Munck-Wikland E, Rosengren B. Preoperative radiotherapy prolongs survival in operable esophageal carcinoma: a randomized, multicenter study of pre-operative radiotherapy and chemotherapy. The second scandinavian trial in esophageal cancer. *World J Surg*, 1992, 16(6): 1104-1109

12. Schlag PM. Randomized trial of preoperative chemotherapy for squamous cell cancer of the esophagus. The Chirurgische Arbeitsgemeinschaft Fuer Onkologie der Deutschen Gesellschaft Fuer Chirurgie Study Group. *Arch Surg*, 1992, 127(12): 1446-1450

13. Kelsen DP, Ginsberg R, Pajak TF, *et al*. Chemotherapy followed by surgery compared with surgery alone for localized esophageal cancer. *N Engl J Med*, 1998, 339: 1979-84

14. Gignoux M, Roussel A, Paillot B, Gillet M, Schlag P, Dalesio O., Buyse M. Duez N. The value of preoperative radiotherapy in esophageal cancer: Results of a study by the EORTC. *Recent Results Cancer Res*. 1988, 110: 1-13

15. 汪楣, 谷铣之, 黄国俊. 食管癌术前放射治疗的前瞻性临床研究. 中华放射肿瘤学杂志, 2001, 10:168-172

16. Arnott S. J., Duncan W., Kerr G. R., Walbaum P. R., Cameron E., Jack W. J. L., MacKillop W. J. Low dose preoperative radiotherapy for carcinoma of the oesophagus: Results of a randomized clinical trial. *Radiother. Oncol.* 1992, 24: 108-113

17. Sydney J. Arnott, William Duncan, M.D. Marc Gignoux, M.D. Preoperative Radiotherapy in Esophageal Carcinoma: A meta-analysis using Individual Patient Data (Oesophageal Cancer Collaborative Group) Int. *J. Radiation Oncology Biol. Phys.*, 1998, 41: 579-583

18. 欧广飞, 汪楣, 王绿化. 食管癌术前放疗后病理反应与预后的关系. 中华肿瘤杂志, 2003, 25: 278-281

19. Launois B., Delarue D., Campion J. P., Kerbaol M. Preoperative radiotherapy for carcinoma of the esophagus. *Surg. Gynecol. Obstet*, 1981, 153: 690-692

20. Perrachia A, Bonavina L, Ruol A, *et al*. Esophageal cancer: a European perspective. *Rec Res cancer Res 2000*, 115: 119-122

21. Le Prise E, Etienne PL, Meunier B, *et al*. A randomized study of chemotherapy, radiation therapy, and surgery versus surgery for localized squamous cell carcinoma of the esophagus. *Cancer*, 1994, 73: 1779-84

22. Apinop C, Puttisak P, Preecha N. A prospective study of combined therapy in esophageal cancer. *Hepatogastroenterology*, 1994, 41: 391-3

23. Walsh TN, McDonnell CO, Mulligan ED, *et al*. Multimodal therapy versus surgery alone for squamous cell carcinoma of the esophagus:a prospective randomized trial [abstract]. *Gastroenterology* 2000, 118(suppl 2):1008
24. Bosset JF, Gignoux M, Triboulet JP, *et al*. Chemoradiotherapy followed by surgery compared with surgery alone in squamous-cell cancer of the esophagus. *N Engl J Med*, 1997, 337: 161-7
25. Urba SG, Orringer MB, Turrisi A, *et al*. Randomized trial of preoperative chemoradiation versus surgery alone in patients with locoregional esophageal carcinoma. *J Clin Oncol*, 2001, 19: 305-13
26. 安丰山, 黄金球, 谢映涛. 食管癌新辅助放化疗的前瞻性临床研究. 中华肿瘤杂志, 2003, 25: 376-379
27. Burmeister BH, Smithers BM, Fitzgerald L, *et al*. A randomized phase III trial of preoperative chemoradiation followed by surgery (CR-S) versus surgery alone (S) for localized resectable cancer of the esophagus [abstract]. *Proc Am Soc Clin Oncol*, 2002, 21: 518
28. 施学辉, 吴根娣, 刘新伟. 后程加速超分割放射治疗食管癌的长期疗效. 中华放射肿瘤学杂志, 1997, 6: 12-15
29. 韩春, 万均, 周道安. 100例食管癌后程加速放疗的研究. 中华放射肿瘤学杂志, 1997, 6: 16-18
30. 盛晓芳, 梅步铎, 柴明礼. 后程加速超分割放疗中胸段食管癌临床III期试验. 中华放射肿瘤学杂志, 1998, 7: 86-89
31. 蒋嘉德, 董淑德. 后程超分割放射治疗食管癌的临床分析. 中华放射肿瘤学杂志, 2001, 10: 236-238
32. 翟利民, 刘秀清, 郝俊芳. 后程加速超分割放射治疗食管癌的研究. 肿瘤防治杂志, 2001, 8: 151-152
33. 周希法, 许锡元, 顾科. 食管癌后程加速超分割放疗的临床研究. 临床肿瘤学杂志, 2002, 7: 119-120
34. 韩宝林, 刘玉忠. 60例胸段食管癌后程加速超分割放射治疗分析. 肿瘤学杂志, 2004, 10: 332-333
35. 张伟, 杨家林, 赵勇. 中国肿瘤临床与康复. 2004, 11: 142-144
36. 赵快乐, 汪洋, 施学辉. 食管癌后程加速超分割放射治疗的临床分析. 中华放射肿瘤学杂志, 2001, 10: 14-16
37. 汪洋, 赵快乐, 施学辉. 老年食管癌后程加速超分割放射治疗的疗效分析. 中华放射肿瘤学杂志, 2003, 12: 82-85
38. 高献书, 杨香然, 乔学英. 食管癌后程加速超分割放射合并顺铂治疗的临床研究. 中华放射肿瘤学杂志, 2002, 11: 97-100
39. 李晓敏, 王玉, 戴建平. 食管癌后程加速超分割放射治疗协同化疗的临床研究. 中华放射肿瘤学杂志, 2003, 12: 1-3
40. 任宝志, 山长平, 韩磊. III期食管癌后程加速超分割三维适形放射治疗协同化疗的疗效分析. 中华放射肿瘤学杂志, 2004, 13: 265-267
41. 彭开桂, 段诗苗, 刘辉. 食管癌全程加速超分割放射治疗的临床研究. 中华放射肿瘤学杂志, 2001, 10: 77-79
42. 汪洋, 施学辉, 何少琴. 超分割放射治疗食管癌的远期疗效和预后分析. 中华放射肿瘤学杂志, 2003, 3: 4-8
43. Rebecca Wong, Richard Malthaner. Combined chemotherapy and radiotherapy (without surgery) compared with radiotherapy alone in localized carcinoma of the esophagus (Review). *The Cochrane Library*, 2005, Issue 1
44. Hatlevoll R, Hagen S, Hansen HS, Hultborn R. Bleomycin/cisplatin as neoadjuvant chemotherapy before radical radiotherapy in localized, inoperable carcinoma of the esophagus. A prospective randomized multicenter study: the second Scandinavian trial in esophageal cancer. *Radiother Oncol*, 1992, 24: 114-6
45. Hishikawa Y, Miura T, Oshitani T, Yoshimura H, A randomized prospective study of adjuvant chemotherapy after radiotherapy in unresectable esophageal carcinoma. *Dis Esophagus*, 1991, 4(2): 85-90
46. Roussel A, Bleiberg H, Dalesio O, *et al*. Palliative therapy of inoperable oesophageal carcinoma with

radiotherapy and methotrexate: final results of a controlled clinical trial. *Int J Radiat Oncol Biol Phys*, 1989, 16:67-72

47. Wobbes Th, Baron B, Paillot B, *et al*. Prospective randomised study of splitcourse radiotherapy versus cisplatin plus split-course radiotherapy in inoperable squamous cell carcinoma of thoesophagus. *European Journal of Cancer*, 2001, 37: 470-477

48. 周际昌, 祁文彬. 食管癌大剂量顺铂为主联合化疗并放疗的综合治疗研究. 中华肿瘤杂志, 1991, 13: 291-4

49. Andersen AP, Berdal P, Edsmyr F, *et al*. Irradiation, chemotherapy and surgery in esophageal cancer: a randomized clinical study. The first Scandinavian trial in esophageal cancer. *Radiother Oncol*, 1984, 2: 179-88

50. Araujo CM, Souhami L, Gil RA, Carvalho R, Garcia JA, Froimtchuk MJ, *et al*. A randomized trial comparing radiation therapy versus concomitant radiation therapy and chemotherapy in carcinoma of the thoracic esophagus. *Cancer*, 1991, 67: 2258-61

51. Cooper JS, Guo MD, Herskovic A, Macdonald JS, MArtenson JA Jr, Al-Sarraf M, *et al*. Chemotherapy of locally advanced esophageal cancer: long term follow-up of a prospective randomized trial (RTOG 85-01). *JAMA*, 1999, 281: 1623-7

52. Earle JD, Gelber RD, Moertel CG, Hahn RG. A controlled evaluation of combined radiation and bleomycin therapy for squamous cell carcinoma of the esophagus. *Int J Rad Onc Biol Phys*, 1980, 6:821-6

53. Roussel A, Haegele P, Paillot B, *et al*. Results of the EORTC-GTCCT Phase III trial of irradiation vs irradiation and CDDP in inoperable esophageal cancer [abstract]. *Proc Annu Meet Am Soc Clin Oncol*, 1994, 13:199

54. Slabber CF, Nel JS, Schoeman L, *et al*. A randomized study of radiotherapy alone versus radiotherapy plus 5-Fluorouracil and platinum in patients with inoperable, locally advanced squamous cancer of the esophagus, *Am J Clin Oncol*, 1998, 21:462-5

55. Teniere P, Hay J-M, Fingerhut A, *et al*. Postoperative radiation therapy does not increase survival after curative resection for squamous cell carcinoma of the middle and lower esophagus as shown by a multicenter controlled trial. *Surg Gynecol Obstet*, 1991, 173: 123

56. Fok M, Sham JST, Choy D, *et al*. Postoperative radiotherapy for carcinoma of the esophagus: a prospective, randomized controlled trial. *Surgery*, 1993, 113: 138

57. 肖泽芬, 杨宗贻, 梁军. 食管癌根治术后预防性放射治疗的临床价值. 中华放射肿瘤学杂志, 2002, 24: 608-611

第十三章 食管癌的内科、生物免疫及基因治疗

张熙曾　刘贤明　王华庆　钱正子

第一节　食管癌的内科治疗

众所周知，食管癌的治疗原则是以外科手术为主的综合治疗。以外科为主，联合放疗、化疗及生物免疫治疗，可提高患者的生存率和治愈率。食管癌的内科治疗特别是化学治疗，无论是术前新辅助化疗，术后辅助治疗，还是失去手术机会或术后出现转移而实施姑息性化疗，在综合治疗中占据重要地位。本文将食管癌化疗的进展和治疗原则分别叙述如下。

一、术前化疗（新辅助化疗）

对于局部晚期食管癌的术前化疗，近年来一直存在争议。尽管单纯手术治疗被视为是食管癌的标准治疗手段，但即使是早期病变，术后复发率仍然较高。绝大多数临床随机研究报道，食管癌手术治疗的5年总生存率不超过20%，因此术前进行新辅助治疗是临床研究的热点。

术前化疗的目的在于降低肿瘤期别或缩小原发肿瘤以确保手术切除的完整性，并尽早消灭微小的远处转移灶。综合国内外大量文献报告，食管癌的术前化疗目前还处在临床研究阶段，其有效性和诸多问题尚无定论，需要大量的循证医学数据来评价。目前有待于解决的问题包括：

1. 明确术前化疗是否优于单纯的手术治疗。
2. 制定最佳的化疗方案。
3. 确定术前化疗的最佳治疗周期。
4. 评估和预测肿瘤化疗的疗效等。

（一）食管癌术前化疗的适应证

对于临床分期为T_1、T_2期且可手术切除的食管癌患者，原则上不进行术前化疗，因为术前化疗可能增加手术死亡，延误手术时机且术前化疗可使患者术后癌症相关死亡增加。

对于T_3（肿瘤侵犯食管壁）、T_4（肿瘤侵及食管周围组织或器官）、N_1（有区域淋巴结转移）、M_{1a}（胸上段食管癌出现颈部淋巴结转移或胸下段食管癌出现腹腔淋巴结转移）的局部晚期食管癌患者，为降低术后局部复发或远处转移应首先进行术前化疗。如果患者高龄、合并多脏器疾患或体质虚弱、体质状况（karnotsky）评分小于60分，则应谨慎应用化学治疗。

（二）术前化疗联合手术与单纯手术治疗的比较

近20余年来，为探讨食管癌术前化疗是否有益，国内外进行了大量临床随机研究。遗憾的是，由于其中绝大多数临床试验的规模样本较小而无法获得总体生活质量方面的差异，并且绝大多数参加临床试验的食管癌患者的病理类型以鳞癌为主。据文献报道，近年来国内外食管和食管-胃连

接处（EGJ）腺癌的发病率正迅速上升，欧洲和北美洲的两项大宗临床随机研究均显示腺癌患者占明显比例。我国的食管癌虽以鳞癌为主，但腺癌亦有上升的趋势。

英国医学研究协会（MRC）的OE02研究报告，将802名食管鳞癌（31%）和腺癌（66%）患者随机分组，给予两周期的顺铂（DDP）和氟尿嘧啶（5-FU）术前化疗+手术与单纯手术治疗比较，术前化疗组联合手术治疗后，患者显微镜下肿瘤完整切除率明显提高（60%:54%；$P<0.0001$），总体生存质量也显著高于单纯手术组（HR 0.79；95%CI 0.67-0.93；$P=0.004$），且2年生存率比单纯手术组高9%（43%:34%），两组术后并发症的发病率相似，初步显示术前化学治疗即新辅助化疗的优越性。

而美国国立癌症研究所（NCI）的0113研究报告，共440名食管鳞癌（46%）和腺癌（54%）患者随机分为两组。一组给予三周期的顺铂和氟尿嘧啶术前化疗+手术，对化疗稳定或有效的患者术后再给予两周期化疗；另一组为单纯手术治疗。结果显示单纯手术组的显微镜下手术切除断端的阳性率较高（15%:4%；$P=0.001$），但两组的总体生存质量无差异（HR 1.07；95%CI 0.87-1.32；$P=0.53$），术前化疗组与单纯手术组的2年生存率和术后并发症的发生率也相似。

上述两项研究结果存在差异，其原因有待于进一步分析。0113研究所出现的阴性结果，其中一个因素可能是新辅助化疗后行根治性手术患者占80%，而在OE02研究中占92%；另外在0113研究中由于术前化疗的疗程较长致使化疗无效者术前出现微转移灶，进而影响术前化疗的疗效，导致患者生存质量降低。

根据以上两项研究结果的不一致，部分临床专家认为即使术前化疗是有益的其疗效也可能是微乎其微。这种观点可能有失偏颇，因此我们有必要以循证医学为依据，综合其他相关临床研究的结果，进行客观评价，以免忽视了术前化疗可能使患者临床获益的结论。

其实，已有确凿的证据证实术前化疗是有益的。例如MRC进行的胃辅助性化疗研究（MAGIC）已证实了围手术期化疗可改善患者的生存获益。503名食管下段、EGJ及胃腺癌患者随机给予围手术期化疗+手术或单纯手术治疗，26%患者为食管或EGJ肿瘤，化疗方案为表阿霉素+DDP+5-FU（ECF方案），结果显示围手术期化疗可提高晚期食管-胃肿瘤患者的生存质量。围手术期化疗分为3周期术前化疗和3周期术后化疗，围手术期化疗后，经手术切除的肿瘤体积明显减小，中位随访2年后，围手术期化疗组的无疾病进展时间显著延长（HR 0.70；95%CI 0.56-0.88；$P=0.002$），总体生存质量虽无统计学差异但呈现出改善趋势。此研究中88%的术前化疗患者完成了3周期术前化疗，仅40%完成了全部6周期化疗，两组术后并发症的发生率相等。

MAGIC临床研究证实ECF方案对晚期食管-胃癌是有效的，从而为围手术期化疗提供了一个合理的化疗方案。另外50%的患者在术前化疗后，又完成了全部术后3个周期化疗，无疾病进展时间甚至总体生存质量均高于单纯手术组，因此围手术期化疗带来的生存获益很可能主要受益于术前新辅助化疗。此研究的最终结果肯定了新辅助化疗的优越性。

目前已有3项关于食管癌术前化疗是否有益的荟萃分析开始启动。其中Cochrane协作组对11项临床随机研究荟萃分析已见报告，其内容是比较术前化疗联合手术与单纯手术，共2051例食管癌患者被纳入分析。结果显示，患者1年和2年的危险比率比较显示生存质量两组间无差异，而3年和4年的危险比率比较显示术前化疗组患者的生存质量有改善趋势，随访5年时的最终结果显示出术前化疗组的生存质量明显提高（相对危险度1.44；95%CI 1.05-1.97；$P=0.02$）。

另外，Urschel等对11项临床随机研究进行荟萃分析比较，共2311个病例进行评估。其中7项是关于术前化疗与单纯手术比较的临床试验（共1683名患者），结果显示术前化疗可使患者2年生存率提高4.4%（95%CI 0.3%-8.5%）。

上述荟萃分析的结果更倾向于主张食管癌应给予术前化疗。

（三）化疗方案和新化疗药物

20世纪70年代，食管癌的化疗以单药为主，其中有效率较高的药物包括5-FU、甲氨蝶呤、丝裂霉素、博来霉素等，有效率仅为15%～30%。自80年代顺铂应用于食管癌的化疗后，各种联合化疗方案逐渐增多，大量的临床证据提示联合化疗优于单药化疗。进入21世纪，部分具有新靶点的抗肿瘤新药已开始用于晚期食管癌的治疗，包括紫杉醇、多西紫杉醇、伊立替康（表13-1），临床前及早期临床研究证实上述单药治疗食管癌疗效突出，与DDP和/或5-FU联合治疗晚期食管癌的有效率可高达57%。

表13-1　食管癌术前新药联合化疗的发展

作者	病理类型	例数	化疗方案	有效率(%)
Kelsen等(1994)	鳞癌、腺癌	42	紫杉醇250mg/m² 24h q3w	28
Heath等(2002)	腺癌	22	多西紫杉醇75mg/m² q3w	18
M.Wilkenshff等(2003)	鳞癌、腺癌	13	伊立替康125mg/m² qw×4-6w	15
Ilson等(1999)	鳞癌、腺癌	35	伊立替康65mg/m² 顺铂30mg/m² qw×4-6w	57
Ilson等(2000)	鳞癌、腺癌	38	紫杉醇200-250mg/m² d1 顺铂75mg/m² d2 GSF支持下q3w	44
Polee等(2003)	鳞癌	50	紫杉醇180mg/m² 顺铂60mg/m² q2w	59
Keresztes等(2003)	鳞癌、腺癌	26	紫杉醇200mg/m² 卡铂AUC=6 d1、d22	61
Darnton等(2003)	鳞癌	66	丝裂霉素C 6mg/m² 异环磷酰胺3g/m² 顺铂50mg/m² q3w 2～4周期	61

近期发表的几项Ⅰ/Ⅱ期临床研究评估了术前给予铂类为主联合新药化疗的疗效。Polee等将50名可手术切除的食管鳞癌患者给予紫杉醇+DDP 2周方案化疗，根据疗效决定化疗3～6个周期，总有效率为59%，病理完全缓解率为14%。71%患者出现3或4度粒细胞下降，但只有4%患者出现粒细胞减少性发热。另外Keresztes等对26名食管鳞或腺癌患者给予紫杉醇+CBP化疗方案，但剂量-强度相对减低，总有效率为61%，病理完全缓解率为11%。

Darnton等对66名可手术切除的食管鳞癌患者术前给予丝裂霉素+IFO+DDP方案化疗2～4周期，61%患者经影像学检查证实有效，病理完全缓解率13.6%，中位总生存期12.4个月（CI 9.6～18.8），而且患者血液学及其他毒副反应低，表明这一联合化疗方案具有良好的有效性和耐受性，但仍需与标准的DDP/5-FU为基础的术前新辅助化疗进行随机对照研究。

奈达铂（Nedaplatin）是近年来开发的第二代铂类抗肿瘤药物，国内外Ⅱ期临床研究证实该药对头颈部鳞癌、食管癌及宫颈鳞癌等有较好的疗效。Yamanaka等报道应用奈达铂与氟尿嘧啶联合放疗治疗食管癌17例，2例患者完全缓解，11例患者部分缓解，有效率为76.5%。Hirata等报道术前采用奈达铂单药治疗食管癌患者10例，奈达铂80～100mg/m² 4周重复一次，共2周期，结果完全缓解+部分缓解为30%，未观察到与治疗有关的严重不良反应。国内管忠震等应用国产奈达铂联合氟尿嘧啶治疗食管癌28例，总有效率为32.1%，作者认为由于奈达铂的肾毒性轻微，可望取代顺铂成为食管癌的标准药物。

奥沙利铂（Oxaliplatin）是对结直肠癌有效的抗肿瘤药物，现正开展对胃癌的疗效观察。最近发表的一项临床试验评估了奥沙利铂+5-FU（连续静点24h）+CF 2周化疗方案治疗转移性胃癌的疗效，共37名患者参与评估，有效率为43%。另一项早期的临床研究也报道了相似的临床结果，49名转移性胃癌患者使用FOLFOX6（奥沙利铂+5-FU静推/静点+五叶酸钙（Leucovorin）+CF）方案化疗的有效率为45%。基于上述研究结果，临床学家设想奥沙利铂对食管癌可能同样有效。Sumpter等正在进行的一项随机临床研究是观察ECF以及奥沙利铂/顺铂与卡培他滨/5-FU静点相互交叉联合化疗方案治疗晚期食管、EGJ和胃癌的疗效，其结果尚未报告。一项Ⅰ期临床研究初步显示了奥沙利铂+5-FU（静点）+放疗联合治疗Ⅱ～Ⅳ食管癌患者的有效性和耐受性，其中部分患者继续接受了手术切除。由此可见，奥沙利铂将来很可能应用于局限性食管癌的术前化疗。

(四) 疗效监测

食管癌术前化疗疗效的监测至关重要。临床证实术前化疗无效者预后较差，需更换二线或三线化疗方案。评估疗效的手段包括CT、内镜超声（EUS）、PET等。

CT虽然可用于肿瘤的初始分期，但该检查方法对残存肿瘤病灶的评估缺乏敏感性和特异性。EUS已被作为确定食管癌患者初始分期的检查手段，并且多项研究肯定了EUS可监测术前化疗联合放疗的疗效，尽管上述研究并未特别分析食管癌患者术前仅接受化学治疗的效果。Chak等报道了59名食管或EGJ肿瘤患者接受以铂类为基础的术前化疗+放疗，结果发现经EUS检查证实有效者的总生存期比无效者明显延长（17.6月：14.5月；$P < 0.005$）。由此可见EUS是疗效监测的一个重要手段，对正在进行术前治疗患者的初始分期也同样重要。

^{18}F脱氧葡萄糖（FDG）是PET成像最常用的代谢剂，可用于食管癌的初始分期及术前化疗的疗效监测。Weber等应用FDG-PET对40名局部晚期EGJ腺癌患者在术前给予以顺铂为基础的联合化疗之前及开始后14天进行评估，结果发现肿瘤摄取FDG量的减少与内镜超声及CT评估的肿瘤疗效呈相关关系。另外FDG-PET所表现的代谢反应先于病理缓解（包括完全或部分缓解）出现，而且具有代谢反应的患者其肿瘤进展时间、总生存时间比无代谢反应者均明显延长。其他的相关临床研究也同样证实FDG-PET评价食管癌化疗疗效肯定可靠。

综上所述，EUS和FDG-PET均可作为疗效监测的手段。MRI是目前正在研究的另一种成像模式，或许可提供有关肿瘤结构改变的相关信息。

(五) 展望

食管癌的术前化疗即新辅助化疗可使患者受益。未来应进一步进行食管癌新辅助化疗的分子生物学水平的基础研究和新药的临床研究，以探索更有效、不良反应更小的化疗方案。对新辅助化疗有完全或部分病理缓解的患者，进一步进行手术治疗对提高远期生存率有益，而对新辅助化疗无反应的患者，术前化疗可能会延误手术根治时机，并可能诱导耐药癌细胞选择性生长，反而使肿瘤更不易控制。因此如何在手术前及早地准确鉴定患者对新辅助化疗的反应，寻找更好的术前鉴别肿瘤对新辅助化疗反应的方法是临床学家的一大课题。

二、姑息性化疗

从20世纪70年代早期开始，人们就开始尝试使用各种单药和联合化疗方案对复发性或转移性晚期食管癌患者进行姑息性化疗。其主要目的为了缓解临床症状，改善生活质量，延长生存时间。在化疗方面积累的经验几乎都是关于食管鳞癌的研究，仅近年来开展的新药研究就涵盖了鳞癌和腺癌两种病理类型。有几项研究结果显示腺癌和鳞癌对化疗的敏感性相同。

(一) 联合化疗

为探讨有效的治疗转移性或晚期食管癌患者的化疗方案，近20余年进行了大量的临床研究。如果单考虑控制初治患者的瘤体，临床研究证实顺铂（DDP）是最有效的化疗药物之一。顺铂对晚期食管癌的Ⅱ期临床研究显示，共161名患者参与了评估，结果显示顺铂单药有效率为20%（95%CI 0.14-0.26），但缓解期短，中位生存期一般不超过7个月。此外有研究表明，许多常用的抗肿瘤药物如长春地辛（VDS）、长春瑞滨（NVB）、博莱霉素（BLM）、足叶乙甙（VP-16）和5-氟尿嘧啶（5-FU）±生化调节剂如CF或干扰素（IFN-α）也同样可使初治食管癌患者的瘤体明显缩小，其有效率约为15%，但这些研究多针对食管鳞癌。

第一代联合化疗方案是以DDP/BLM或DDP/MTX为基础的两药、三药或四药联合，相关研究结果发表于1981～1988年间，显示转移性或局部晚期食管鳞癌患者的化疗有效率通常达30%，但缓解期短，中位生存期为6～8个月。鉴于第一代联合化疗方案的毒副反应较大，因而与单药治疗相比无明显优势。

20世纪80年代末，以DDP/5-FU联合化疗方案为代表，利用两药的协同增效作用，从而提高了食管癌患者的临床获益。迄今为止DDP+5-FU方案（DDP 100mg/m^2，d1；5-FU 1000 mg/m^2，连续静点96～120h）仍是治疗食管鳞癌或腺癌最常用的化疗方案。对于转移性、复发性或局部晚期无法手术切除的食管鳞癌，其有效率为35%，据报道术前给予2～3周期的DDP+5-FU新辅助化疗可进一步提高有效率（40%～60%），这可能与良好的体质状况、营养状态及较小的肿瘤病灶有关。曾经有研究试图用卡铂（CBP）取代DDP以减少DDP的毒副反应，但临床结果证实疗效不佳。虽然3项临床研究结果表明IFN-α-2a作为5-FU的生物调节剂与DDP联合可能是有效的，但考虑毒性较大（包括骨髓抑制、严重神经紊乱、乏力），因此目前尚不推荐联合使用。另外受DDP/VP-16对胃腺癌有效的启发，从1988起即开始探究其对食管癌的疗效，结果显示腺癌的有效率为30%～48%，鳞癌的有效率为48%～52%，中位生存期8.5～12个月，其疗效可与DDP/5-FU联合相媲美，无重度粘膜炎及腹泻，但重度粒细胞减少的发生率高达80%，应引起临床的高度重视。此外该方案引起脱发亦较常见，因此以DDP/VP-16为基础的联合方案与DDP/5-FU相比疗效相似，可作为DDP/5-FU的补充方案。

1. 紫杉类

紫杉醇（Paclitaxol）是单药治疗食管癌最有效的药物之一，其联合化疗尤其与DDP ± 5-FU联合疗效显著。有关PTX+DDP联合的3项Ⅱ期临床研究显示有效率为44%～52%，且对两种病理类型的抗癌作用相同。Ilson等使用PTX 200～250mg/m² 连续静点24h+DDP75mg/m² 联合化疗的研究结果显示主要毒性反应为骨髓抑制，几乎半数以上的患者不得不住院接受治疗，5名患者出现治疗相关性死亡，因此这一剂量联合方案被予以否定。在Van der Gaast等报道的2项临床研究中，其中一项为59名患者接受PTX连续静点3h（100～200 mg/m²）+DDP（60 mg/m²）联合的2周方案化疗，有效率为52%，并发现当药物剂量超过180 mg/m² 时可出现剂量限制性的神经毒性；另一项Ⅰ期临床研究为22名食管腺癌患者接受PTX连续静点3h+DDP（70 mg/m²）联合的每周方案化疗，初步报告显示PTX的最大耐受剂量为每周100 mg/m²，有效率为50%。

一项多中心随机临床研究对60名患者给予PTX与DDP+5-FU持续静点（两药均连用5天）三药联合方案化疗，结果显示总有效率为48%（CR+PR），尤以食管鳞癌的CR率明显。其中48%患者因出现重度毒副反应需减低剂量，半数患者住院接受对症支持治疗，主要毒副反应表现为胃炎和粒细胞减少性发热。

多西紫杉醇（Docetaxol）是在20世纪80年代研发的一种半合成紫杉类药物，正在进行单药或与DDP联合治疗晚期胃食管癌的研究。美国东部肿瘤协作组（ECDG）进行了一项关于多西紫杉醇单药治疗胃癌的临床研究，其中包括食管腺癌患者，3周为一个周期，其中2例有效（25%）。在澳大利亚的一项Ⅱ期临床研究中，37名转移性胃食管癌患者给予多西紫杉醇50 mg/m²，d1 + DDP 50 mg/m²，d1的2周方案化疗，其中包括13名食管腺癌，若中性粒细胞数为1000～2000/μl为减轻骨髓抑制于化疗给药当天，给予G-CSF支持治疗5天。令人鼓舞的是确认后的有效率为46%（CR率11%），中位疾病进展时间7个月，中位总生存期为11.5个月，其中仅3名患者出现4度中性粒细胞减少症，其他的非血液系统毒副反应均表现为轻中度。

2. 伊立替康（Irinotecan, CPT-11）

CPT-11作为拓扑异构酶Ⅰ的抑制剂近年来已被证实对许多胃肠道恶性肿瘤有效，包括胃和食管癌。据报道CPT-11按每周125 mg/m² 单药给予的有效率为15%。在美国常采用CPT-11 +5-FU联合的每周方案治疗结直肠癌，两项Ⅱ期临床研究（共113名患者）显示其有效率为22%。基于顺序依赖性协同增效的体外研究结果，Ilson等对35名患者给予CPT-11 65 mg/m²+DDP 30 mg/m²，每周一次，联合方案化疗连续4周，2周重复一次，结果显示总有效率为57%，腺癌与鳞癌的缓解率相当。绝大多数患者的吞咽困难和整体生活质量都得到了改善，除血液学毒性外，耐受性良好。近2/3患者由于骨髓抑制延迟治疗或提前出组。Ajani等采用相同方案治疗胃和胃食管癌的研究结果显示有效率为54%，因易出现骨髓抑制和腹泻，建议对既往用过CPT-11的患者将剂量降至50 mg/m²。为提高治疗实施率及改善血液学毒性，随后Ilson等进行了一项多中心临床随机研究，对前面提及的CPT-11+DDP每周方案进行调整改为连续2周休息1周，结果显示确认后的PR率为36%（10/28）。正如预期所想，治疗的耐受性得到了改善，仅22%患者出现3/4度中性粒细胞减少，19%出现3度腹泻，8%出现3度恶心，14%出现4度乏在Pozzo等报告的一项Ⅱ期临床随机研究中，对148名晚期胃或GEJ腺癌患者随机给予CPT-11（200 mg/m², d1）+DDP（60 mg/m², d1, q3w）方案或CPT-11（80 mg/m²）+CF（500 mg/m²）+5-FU（2000 mg/m²，每周静点22h，共治疗6周，休息1周）方案化疗，结果显示两组方案均是有效的，且耐受性良好。共63名患者参与评估，确认后的总有效率分别为28%：42%，因此批准CPT-11/5-FU/CF联合化疗方案进入Ⅲ期临床研究。

其他以CPT-11为主的联合化疗方案，如CPT-11+多西紫杉醇由于在Ⅱ期临床研究早期发现有不可预测的重度不良反应发生，现正处于研究中。

3. 奥沙利铂（Oxaliplatin）

奥沙利铂是一种新的铂络合物抗肿瘤药，与DDP相比，其临床有效治疗剂量极少出现恶心、肾毒性及神经毒性。奥沙利铂现已被公认用于结直肠癌的治疗。目前正在研究其对各种其他恶性肿瘤的治疗价值，包括上消化道癌。近年来美国国立癌症研究所（NCI）报道了一项Ⅰ/Ⅱ临床研究，Ⅱ～Ⅳ期原发性食管癌患者接受奥沙利铂+5-FU+放疗治疗，第一周期为L-OHP 85 mg/m², d1、d15、d29，5-FU 180 mg/(m²·24h)，d1-35，+放疗d8-35。第一周期结束后若Ⅳ期患者无疾病进展则继续治疗，共38名患者符合条件，行内镜检查评价疗效，其中22名为Ⅳ期非侵袭性食管癌患者，结果显示耐受性好。尽管由于剂量限制性毒性反应无法增加药物剂量，1个周期后29名患者（81%）经内镜检查未见癌组织，16名Ⅱ/Ⅲ期患者出组，13名行手术治疗，5名获得pCR（38%）。另一项Ⅱ期研究评价了L-OHP（85 mg/m², d1）+CF（500 mg/m², d1-2）+5-FU（400 mg/m²，静冲；600 mg/m²，静点22h，d1-2）2次/月的抗肿瘤效果，34名转移性食管或胃贲门癌患者入组，中位随访时间6个月，仅14/29经影像学检查有效（48%），其中一名达CR，而且此方案的耐受性好，主要毒副反应为粒细胞减少。

4. 吉西他滨（Gemcitabine）

吉西他滨（GEM）是一种脱氧胞嘧啶核苷的类似物，近来也开始探讨其对食管癌的治疗作用。临床前研究显示GEM与DDP联合可起到协同增效作用，此方案被公认为是治疗各种实体肿瘤的有效方案。Kroep等随后开展了Ⅰ/Ⅱ期临床研究，36名无法手术切除或转移性食管腺癌或鳞癌患者接受DDP 50 mg/m² d1、d8+GEM 800 mg/m² d2、d9、d16，28天重复。可出现累积性毒副反应，最常见的3度以上毒副反应为中性粒细胞减少（83%）、血小板减少（67%）和贫血（需给予EPO或输红细胞对症支持治疗），还可出现轻中度的非血液学毒性反应，主要包括恶心呕吐和乏力。34名参与评估的患者中仅14名具有客观疗效，中位生存期为9.8个月。

另一个GEM联合化疗方案的临床前研究表明具有剂量-依赖性协同作用，如GEM（1000 mg/m²）+CPT-11（100～115 mg/m²），d1、d8，21天重复，61名晚期患者参与研究，原发性3/4度毒副反应包括腹泻、脱水、骨髓抑制，4名出现治疗相关性死亡，虽治疗效果明显，但耐受性差，6个月后仅55%患者仍存活。

综上所述，近来发表的大量有关新药（如紫杉类、伊立替康或奥沙利铂）联合化疗方案的有效率均明显高于以往方案，但缓解时间短，一般均在数月后，晚期患者的生存时间不超过1年。在上述关于新药联合化疗的临床研究中，一些仅进行了初期的摘要报道，涵盖的可评估受试者数量小。另外，在这些研究中Ⅱ期临床试验中毒副反应增多，有必要对早期临床研究进一步进行随访及对一些有预期疗效和剂量耐受的方案增加研究的病例数。虽然许多肿瘤学家主张多药联合化疗（与DDP+5-FU联合作为复发性或转移性食管癌的一线治疗），一些人仍继续使用单药治疗。循证医学证实目前尚无一种单药治疗从有效性和毒性方面可作为晚期食管癌的标准治疗，因此应根据患者的体质状况评分和患者的具体情况及医生的综合考量偏重采取个体化的化疗方案。

（二）预后因素

近期对6项以DDP为基础联合化疗的一系列预期性临床研究共350名晚期食管癌患者进行多因素分析表明，化疗方案的选择也受生存质量预后因素的影响。主要的预后因素有WHO体质状况评分（0或1：2）、乳酸脱氢酶水平（正常：升高）、病变范围（局限性病变如无法手术切除的局灶性病变：弥漫性病变）、治疗方法（DDP/PTX

1周或2周方案：DDP/VP-16 ± 5-FU 4周方案）。对无任何危险因素者中位生存期为12个月，而对那些WHO体质状况2分、LDH升高、病变广泛者中位生存期仅4个月。对1990～2000年间就诊于瑞典乌普萨拉大学医院的126名食管癌患者进行的一项回顾性多因素分析研究也证实了体质状况和疾病分期为各自独立的重要的预后因素（$P < 0.001$）。

（三）展望

未来的研究将继续进行有关转移性食管癌传统和新化疗药物的临床试验，以明确合理的用药剂量、时间安排和联合用药方案。尽管如此，临床研究者日渐觉得传统细胞毒药物的治疗可能已经达到极限，因此今后的研究重点将转向利用肿瘤分子标志物预测化疗的疗效和耐受性及开展新的分子靶向治疗，如干扰生长因子途径的药物、酪氨酸激酶抑制剂及抑制血管形成、侵袭和转移的药物。另外可利用代谢成像原理进行化疗疗效的评估，如PET。

第二节 食管癌的生物免疫治疗

随着分子生物学及有关技术的发展，利用生物学技术，许多细胞因子被克隆与重组，其主要功能为免疫效应和免疫调节作用，并以此杀伤癌细胞。肿瘤学的研究发现，许多肿瘤由于基因发生体细胞突变。现认为癌基因和抑癌基因在肿瘤发生中起关键作用。癌基因被激活，抑癌基因失活，细胞转化成癌细胞表型，代代相传形成肿瘤。其后，肿瘤转移基因与肿瘤转移抑制基因的失衡，为肿瘤转移的主要原因。目前有关基因治疗仅在起始阶段，但有发展前途[18]。

在食管癌治疗中，免疫生物治疗有独特的优点。手术、放疗、化疗虽有一定治疗效果，但对人体有一定创伤或毒性作用，可致器官一时性或永久性损伤。生物免疫治疗毒副反应低，有杀死、抑制肿瘤的免疫细胞的能力，能调节机体免疫机制，提高机体抗肿瘤免疫力。因此有关免疫生物治疗将成为外科、放疗、化疗以外的第四大疗法[19]。

在免疫生物治疗中，细胞因子的生物治疗较突出。细胞因子由机体免疫细胞与非免疫细胞合成的多肽类因子，包括淋巴细胞产生的淋巴因子和单核细胞产生的单核因子。细胞因子种类繁多，今介绍一点与肿瘤生物治疗有关的细胞因子[18-20]：

1. 干扰素（IFN）：具抗病毒作用，可通过多途径直接和间接发挥抗癌作用。如增强NK、Mφ、CTL细胞活性，抑制肿瘤细胞增殖，有IFN_α、IFN_β及IFN_γ三种[21-22]。

2. 白细胞介素（IL）：最常用为IL-2，有较高全身抵抗力，对恶性肿瘤胸腹及心包腔积液应用于腔内，可活化LAR及TIL细胞，抑制肿瘤细胞。有一意外病例，男性病人，65岁，贲门癌两肺转移，经多方会诊均一致认为保守治疗。由于患者为一医护人员，希望切除贲门能改善进食。行左胸后位切口切除贲门癌，并对同侧4个直径4cm的转移结节一一予以摘除，在肺部切除结节处注入IL-2分别各为300U。因一侧开胸，右侧肺结节未予以处理，术后恢复良好。贲门及肺结节病理均为腺癌，术后给予3次化疗（AMD，MMC及5FU）。2个月后复查右肺结节全部消失，此后一直化疗，至今14年患者良好无复发，并参加门诊工作。此例当然化疗有相当作用，但手术及术中IL-2不能说没有作用。按IL-2能活化、增殖LAR或TIL细胞，有利于抑制肿瘤，从而对此患者产生有影响的免疫力。

3. 肿瘤坏死因子（TNF）：有α及β二种，多用于局部注射，因全身给药毒副作用大，大剂量可引起恶液质，临床应用受限。

4. 集落刺激因子（CSF）：造血生存因子可刺激骨髓干细胞增殖、分化成许多因子，如颗粒细胞集落刺激因子（G-CSF）、吞噬细胞集落刺激因子（M-CSF）、颗粒细胞吞噬细胞集落刺激因子（GM-GSF）、红细胞生成因子等。此外，CSF、IL-3、IL-6联合应用可提高血小板，白细胞介素11（IL-11）为血小板生存因子，由骨髓基质细胞生成，它能有效升高骨髓外恶性肿瘤化疗后血小板低、而后再需化疗者的血小板。

此外，肿瘤免疫为一种特异免疫治疗，由细胞水平到基因水平，对肿瘤患者行皮下注射，发挥机体的抗肿瘤免疫应答以减少癌灶。目前仍在研究阶段。

【抗血管生成肿瘤生物治疗】

转移和肿瘤的血管生成因素被认为是很关键的基础临床研究。主要为抑制肿瘤诱导血管新生的上调因子，如血管内皮细胞生长因子（VEGF）、血管通透因子（VPF）、血管抑制素。

【生物靶向治疗】

目前以IRESSA（ZD1839）为一种Erb-1（Herb-1）基因编码EGFR酪氨酸激酶抑制剂，为口服药。但对食管癌的治疗尚在试验中，目前认为对非小细胞肺癌、腺癌，东方女性似有一定缓解作用。其他一些如芸芝多糖、香菇多糖对提高机体免疫力有一些疗效。一些细菌及其产物如小厌氧棒状杆菌对恶性胸腔积液有效率达80%以上[18]。

钱振超[19]在肿瘤学中详细叙述了肿瘤免疫及生物治疗。他提到，尽管肿瘤生物（包括基因治疗）尚处于试验研究和临床试验阶段，还是辅助性抗癌疗法，但它本质为一种生理性的、着眼于调动机体抗癌能力的、比较理想的新疗法。可以预言，它在新世纪中必将成为肿瘤的第四大疗法，并带来日益巨大的社会效益与经济效益。目前距彻底治疗恶性肿瘤尚处于启蒙阶段，因此众多学者认为它作为有前途的抗肿瘤治疗是光明的。

第三节 食管癌的基因治疗

人类疾病的发生都是因为人细胞本身的基因改变，或是外源病病体的基因及其产物与人体互相作用的最后结果。因此，科学家们认为有可能利用遗传物质，无论是来自本身或是外源性的基因物质来治疗疾病。基因治疗就是以适当的载体将基因转入人体细胞，再导入靶细胞，直接进行表达，并补充缺失的基因，或细胞获得新的功能，以达到治疗为目的的一种治疗方法。1989年首次进行人类基因标记。Rosenberg将新霉素耐药基因（meo）导入肿瘤浸润的淋巴细胞（TIL细胞），作为观察TIL细胞在体内分布的标志，在无毒并具安全性后，报告了首例基因治疗。基因治疗非治标而是治本。近十余年来，基因治疗已从实验研究及基础研究过渡到临床研究阶段。当前基因治疗的研究重点在于肿瘤治疗。在目前肿瘤临床试验中，应用较多的是免疫基因治疗，自杀基因治疗及肿瘤抑癌基因治疗。基因治疗与化疗、放疗等治疗相比，有一定优越性。如：①选择性强，可通过特异基因转到技术或特异的目的基因来实现；②损伤小，且为全身性治疗，不像手术、放疗有较大的局限性；③对晚期肿瘤和转移有效。

基因治疗范围已由遗传疾病扩大到代谢疾病、心血管疾病及肿瘤疾病。基因治疗无疑为医学史上一个划时代的大事，为肿瘤治疗中有前途的生物治疗。但目前尚存在许多问题需要解决，相信在21世纪可出现较大的突破。

一、食管癌的基因治疗概况

食管癌是人类最常见的恶性肿瘤之一。我国为食管癌高发区之一，食管癌60%发生在我国。早期手术有一定疗效，但总体手术5年生存率在30%左右。综合治疗略有改善，除早期食管癌外，大部分食管癌生存率提高甚微，因此需新的治疗。基因治疗尚处于发展开始阶段。食管癌与其他恶性肿瘤一样，它的发生是某些原癌基因被激活，抑癌基因失活和凋亡相关基因改变而致细胞增殖和死亡异常的结果。它的发生为多阶段，多步骤，多基因参与的过程。在不同阶段相继或同时有不同基因改变，因此要对食管癌发生的分子环节进行干预，如利用抑癌基因治疗等。癌基因治疗为有一定前途的新方法。随着研究进展，癌基因治疗将会发挥更大的治疗作用。

二、癌基因治疗程序

获取治疗基因（又称目的基因）肿瘤的发生多由于癌基因突变、扩增、活化促进肿瘤细胞增殖。抑癌基因具有抑制癌细胞增殖，如p53（一种抑癌基因）突变及缺失在乳癌、肝癌及胃癌的发生中有重要作用。目前p53在食管癌的基因治疗仍在研究中，野生型p53基因重组，以病毒载体导入瘤细胞可抑制肿瘤生长。

载体选择 我国正在研究肿瘤生物治疗的新方法。该研究工作成员以腺病毒为载体，将目的基因TNF-R, IL-2及B7（辅助分子）等导入肝癌及肺癌细胞，将目的基因TNF-a, IL-2基因导入A-LAK细胞，有效扩增导入目的基因的LAK细胞。通过体内外试验研究确定其临床应用可行性与安全性。研究已取得阶段成果。

基因导入系统 是基因治疗的核心关键技术，适合携带目的基因的载体是基因导入的难题。好的载体必须特异性地携带目的基因到达靶器官，并在靶器官中有相当水平的表达,维持一段时间,从而发挥治疗效果。目前研究载体较多,有病毒载体与非病毒载体。但目前载体在特异性、安全性、有效性方面尚未达到符合要求。

基因导入系统目前研究颇多,而理想导入方法要求:①高效转移率;②外源基因定向导入受体细胞,且能转导非分裂相细胞;③能稳定、定点整合至宿主染色体,最好为同源重组;④有较高安全性;⑤操作简便,可推广应用。

当前载体颇多,有两种载体(病毒载体与非病毒载体)在基因研究治疗中。

【病毒载体系统】

1. 逆转录病毒载体系统 病毒通过自身基因组向编码的逆转录酶(RT, reverse transcriptase)完成病毒基因组从RNA到双链DNA,再到正链RNA的复制周期,并且病毒基因组以双链DNA的前病毒形式,高效的整合于宿主细胞基因组中。利用逆转录病毒的特殊复制方式,能将目的基因转移至靶细胞基因组中,因此逆转录病毒成为利用病毒进行基因转移的工具。在人类研究基因治疗中,约半数用复制缺陷的逆转录病毒作为基因治疗的载体。

逆转录病毒作为基因转移载体有一定优点:①其受体分布广,几乎存在于所有人类细胞上,对细胞的感染谱高,特别对分裂细胞感染率较高;②逆转录病毒能稳定的整合到细胞染色体上,并长期表达目的基因。但有一定缺点,即这种逆转录病毒对染色体的整合缺乏特异性,这种整合可能灭活抑癌基因或激活癌基因。载体整合到分裂相细胞,容纳外源基因量小。

2. 腺病毒载体系统 腺病毒有40多种血清型,作为基因治疗的载体多源于第2和第5血清型。腺病毒载体系统优点:①腺病毒颗粒较稳定;②腺病毒基因组易操作;③腺病毒易大量制备;④可感染分裂与非分裂细胞;⑤外源基因表达水平较高;⑥腺病毒基因组不整合到宿主基因组中,减少探入突变的机会,安全性好。腺病毒载体中病毒基因的置换程度已分为第一代、第二代和第三代,第三代腺病毒载体最大容量为8.5kb,现已应用于临床试验。

3. 单纯疱疹病毒载体系统 单纯疱疹病毒用于基因转移载体来源于Ⅰ型单纯疱疹病毒(HSV-Ⅰ, herpes simplex virus typeⅠ),为带状疱疹致病原。病毒在感觉神经中长期潜伏感染,可为外源基因激活,使外源基因导入神经系统中并表达,选择性的破坏肿瘤细胞以及制作疫苗。HSV有下列优点:①病毒滴度高;②外源基因容量大,可达30kb;③可感染分裂相与非分裂相细胞;④可长期存在细胞内;⑤除载体表达目的基因杀伤瘤细胞外,病毒本身复制,繁殖也可裂解肿瘤细胞而达到抑制肿瘤细胞生长的目的。

4. 腺相关病毒载体系统 腺相关病毒(AAV, adeno-associated virus)为一种广泛寄生于人体内的非致病性病毒。它有相当多的优点:无致病性,安全性高,宿主范围广,主要整合于非分裂细胞。AAV易生长,稳定性好,整合效率高,但缺点是整合效率缓慢,要辅助病毒才能产生重组病毒,体外不易制备高滴度的病毒。其特点是非致病性和定点整合特点可促进该载体的广泛研究,而利用于临床。

【非病毒载体系统】

应用基因治疗的载体有病毒与非病毒载体。病毒载体充分利用其感染和寄生特性,目前85%的基因治疗项目采用病毒载体,但病毒载体免疫原性高,毒性大;目的基因容量小,靶向特异性差,制备复杂,费用高,广泛开展有难度,因此科学家涉及多类型,各有特点非病毒载体。目前常用非病毒载体有裸DNA,脂质体载体(liposome vector)等。

1. 脂质体为人工合成的载体。由于阳离子脂质体可介导基因而达到肿瘤组织中高水平表达,因此在肿瘤基因治疗中应用广泛。带正电离子的脂类与带负电荷的质粒DNA通过电荷作用形成复合物,使裸DNA转染效率提高100～1000倍。它是人工合成,无感染性,无免疫原性,可有效转导非分裂相细胞。脂质体介导的p53基因已用于肺癌,食管癌方面也已开始研究。

2. 裸DNA(naked DNA)为自由DNA。为结构最简单的非病毒载体,需避开胞内外屏障才能发挥作用。它能有效转运并表达目的基因,但缺乏靶向性。该载体主要通过直接物理或机械方法使用,如直接注射或基因枪导入易达的部位(皮肤、肝、瘤体内)。

参 考 文 献

1. MRC Oesophageal Working Group. Surgical resection with or without preoperative chemotherapy in esophageal cancer: a randomized controlled trial. *Lancet* 2002, 359: 1727-1733
2. Kelsen DP, Ginsberg R, Pajak TF, *et al*. Chemotherapy followed by surgery compared with surgery alone for localized esophageal cancer. *N Engl J Med,* 1998, 339: 1979-1984
3. Allum W, Cunningham D, Weeden S. Perioperative chemotherapy in operable gastric and lower esophageal cancer: A randomized, controlled trial (the MAGIC trial, ISRCTN 93793971). *Proc Am Soc Clin Oncol,* 2003, 22: 249 (Abstr998)
4. Malthaner R, Fenlon D. Preoperative chemotherapy for respectable thoracal esophageal cancer. *Cochrane Database Syst Rev,* 2003, (4) CD001556
5. Kaklamanos IG, Walker GR, Ferry K, *et al*. Neoadjuvant treatment for resectable cancer of the esophagus and the gastroesophageal junction: a meta-analysis of randomized clinical trials. *Ann Surg Oncol,* 2003, 10: 754-761
6. Muhr-Wilkenshoff F, Hinkelbein W, Ohnesorge I, *et al*. A pilot study of irinotecan(CPT-11) as single-agent therapy in patients with locally advanced or metastatic esophageal carcinoma. *Ing J Colorectal Dis,* 2003, 18: 330-334
7. Ilson DH, Forastiere A, Arquette M, *et al*. A phase II trial of paclitaxel and cisplatin in patients with advanced carcinoma of the esophagus. *Cancer J,* 2000, 6: 316-323
8. Polee MB, Tilanus HW, Eskens FA, *et al*. Phase II study of neoadjuvant chemotherapy with paclitaxel and cisplatin given every 2 weeks for patients with a resectable squamous cell carcinoma of the esophagus. *Ann Oncol,* 2003, 14: 1253-1257
9. Keresztes RS, Port JL, Pasmantier MW, *et al*. Preoperative chemotherapy for esophageal cancer with paclitaxel and carboplatin: results of a phase II trial. *J Thorac Cardiovasc Surg,* 2003, 126: 1603-1608.
10. 管忠震, 徐瑞华. 奈达铂临床研究进展. 中国肿瘤临床, 2004, 31: 774-780
11. Al Batran SE, Atmaca A, Hegewisch-Becher S, *et al*. Phase II trial of biweekly infusion fluorouracil, folinic acid and oxaliplatin in patients with advanced gastric cancer. *J Clin Oncol,* 2004, 22: 658-663
12. Louvet C, Andre T, Tigaud JM, *et al*. Phase II study of oxaliplatin, fluorouracil and folinic acid in locally advanced or metastatic gastric cancer patients. *J Clin Oncol,* 2002, 20: 4543-4548
13. Sumpter K, Harper-Wynne C, Cunningham D, *et al*. Randomised, mutticentre phase III study comparing capecitabine with fluorouracil and oxaliplatin with cisplatin in patients with advanced esophagogastric cancer: confirmation of dose escalation. *Proc Am Soc Clin Oncol,* 2003, 22: 257
14. Kelly S, Harris KM, Berry E, *et al*. A systematic review of the staging performance of endoscopic ultrasound in gastro-esophageal carcinoma. *Gut,* 2001, 49: 534-539
15. Kostakoglu L, Goldsmith SJ. PET in the assessment of therapy response in patients with carcinoma of the head and neck and of the esophagus. *J Nucl Med,* 2004, 45: 56-68
16. Brucher BL, Weber W, Bauer M, *et al*. Neoadjuvant therapy of esophageal squamous cell carcinoma: response evaluation by positron emission tomography. *Ann Surg,* 2001, 233: 300-309
17. Ilson DH. Esophageal cancer: new developments in sustemic therapy. In: Perry MC(ed.). *American Society of Clinical Oncology,* 2002 Educational
18. 廖美琳. 肺癌生物免疫治疗. 廖美琳主编, 肺癌, 中国医药科技出版社, 北京, 2003, 273-285
19. 钱振超. 肿瘤免疫生物治疗. 张天泽主编, 肿瘤学(第二版), 天津科技出版社, 天津, 2005: 757-836
20. 张友会. 恶性肿瘤基因治疗的现状与展望, 中国肿瘤生物治疗杂志, 2000, 7(4): 241
21. 刑利和等. 干扰素产生细胞研究的进展, 国外医学免疫学分册, 2002, 25(2): 76
22. Youichi. M, *et al*. Interferon, *Biotherapy,* 2002, 16

(1):49
23. 吴一龙. 肺癌生物治疗的新方法. 吴一龙主编, 肺癌多学科综合治疗的理论与实践, 人民卫生出版社, 北京, 2000: 146-153
24. 买玲. 肿瘤基因治疗. 邵令方, 王其彰主编, 新编食管外科学. 河北科技出版社, 石家庄, 2002: 533-536.
25. 廖美玲. 细胞因子的生物治疗. 廖美玲主编, 肺癌, 中国医药科技出版社, 北京, 2003: 274-285.
26. 朱文等. 肺癌基因治疗研究进展. 周清华、孙燕主编, 肺癌新理论新技术进展, 四川大学出版社, 成都, 2003: 118-131
27. Roth JA, Suisher SG, Lawremce DC, *et al*. Gene neplacement for Lung cancer, *Lung cancer*, 1997, 18: 76-77
28. 曹雪涛. 肺癌基因治疗的研究热点. 中国肿瘤生物治疗杂志, 1998, 5: 2
29. 高啸波. 基因治疗新型病毒载体研究进展. 国外医学遗传学杂志分册, 1999, 22(1): 9-14
30. 陈诗书、戴冰. 基因治疗的研究现状与评价. 中华肿瘤杂志, 2002, 24(4): 313-315

第十四章 食管癌的中医药治疗

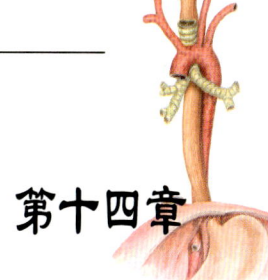

谢广茹

第一节 概述

食管癌是我国常见的恶性肿瘤之一，目前发病率呈上升趋势，死亡率占恶性肿瘤死亡率的20%左右。

肿瘤在中国古代文献中早有记载，如商代甲骨文中就有瘤的描述。

关于食管癌最早记载见于《内经》"饮食不下，膈咽不通，食则呕"。《难经》中称之为积聚。《灵枢》篇中"脾脉微急，为膈中食饮入而还出"。《上膈篇》中"下膈者食入时乃出"。这些记载描述很近似近代的食管癌。

中医学把食管癌列属为"噎膈"，"噎食症"范畴。目前食管癌的发病普遍认为与自然环境因素、地理因素、遗传因素有关。特别是不良饮食习惯易患食管癌。例如：喜食烫热食物、辛辣刺激食物、有吸烟、嗜酒之恶习或经常有亚硝胺及真菌的摄入，营养及微量元素之缺乏，食管的局部损伤等都易患食管癌。

第二节 食管癌的中医药治疗

一、病因病机

中医认为噎膈、噎食症的形成是内因、外因共同作用的结果。

（一）内因

内因指正气亏虚，脏腑气血功能失调。正气虚弱，不能抵御外邪的侵袭，疾病乃生。食管癌的发病与人体气血亏虚、脏腑衰竭密不可分。"噎膈""反胃"多由气血虚弱而成。《医贯》中说："噎膈之症唯老年者有之，少无噎膈反胃。"人到老年后体内环境失衡，气血运行能力降低，正如《内经》所言："正气存内，邪不可干。"这足以说明人体衰老、抗病能力差，容易患病的道理。

（二）外因

外因为七情郁结、饮食不节、六淫之邪内袭所致。

1. 七情郁结所致

肿瘤发病与情志内伤有关。长期过度的情绪变化会导致脏腑功能失调。《内经》"膈塞闭绝、上下不通则暴状之病也"。《诸病源候论》中"噎膈之症忧思所致"。这就说明情志变化对食管癌发病的影响。

2. 饮食不节所致

过食肥甘厚味、辛辣刺激之品伤及脾胃，脾失健运，久之痰湿内生，积聚而致。

3. 外感六淫之邪所致

外感六淫之邪可致气滞血瘀，痰湿不化，由于日久气血不和，凝滞不去，顽痰不化，结于食道成噎膈。古人云：气滞血瘀，脉络瘀阻，结于食管则噎膈不通。

上述病因病机不是孤立存在的，而是相互联系的，互为因果的。如气滞可致血瘀，血瘀可致气滞。气血瘀滞可致痰凝毒聚，痰凝毒聚可致气滞血瘀，而气滞血瘀痰凝湿阻日久不散则化为热毒，邪气邪毒可致正气亏损。

二、辨证论治用药

食管癌中医辨证论治的常见治则多为舒肝理气，化瘀止痛。健脾益气，降逆化痰。

在治疗上应分为扶正祛邪，功补兼施。《医宗必读》中指出："初者病邪初起，正气尚强，邪气尚浅，则任受攻；中者受病渐久，邪气较深，正气较弱，任受且功且补；末者，病魔经久，邪气侵凌，正气消残，则任受补。"这些精辟论述，对当今治疗仍具有指导意义。

食管癌中医辨证分型大体分为四型。

（一）肝郁气滞

两胁胀满，时而隐痛，刺痛，按之痛甚，烦躁易怒，舌质暗红，苔黄微腻，脉弦数，便干，尿赤。

治则：舒肝理气，行气止痛。

方剂：加味逍遥散

柴胡、郁金疏肝理气、陈皮降逆化痰、当归养血柔肝。

（二）气滞血瘀型

胸痛，针刺样痛，向腰背放射，肠中痞块，嗳气、呃逆、舌暗有瘀斑，脉弦紧涩。

治则：活血化瘀，行气止痛。

方剂：桃红四物汤加减

方中桃仁、红花、赤芍、莪术、郁金活血化瘀，理气止痛。

（三）脾虚湿困型

胸满，恶心，呕吐，纳差，面色无华，神疲乏力，大便溏泄，心悸目眩，舌体胖，苔白微腻，脉沉微滑。

治则：健脾利湿，降逆化痰。

方剂：参苓白术散加减

党参、白术、山药健脾，云苓、苡仁、扁豆、蔻仁利湿，清夏、生姜降逆止呕。

（四）气血双亏型

心悸，气短乏力，面色萎黄，纳差体瘦，舌淡，苔薄白，脉沉细弱。

治则：健脾益气，养血补血。

方剂：十全大补汤加减。

方中四物汤养血补血，四君子汤健脾益气，黄芪加强补气，肉桂助以温阳。

食管癌上述四型临床较多见，但在治疗中要注意灵活用药，机械单一治法往往收效甚差，应根据辨证分析加减用药。

三、中西医结合综合治疗

目前现代医学与传统医学已达成共识，肿瘤的治疗应该是在多学科合作下，互相取长补短的综合治疗。

（一）中医药与手术结合

对于食管癌术前术后配合中医药治疗可加速术后康复，减少并发症，提高病人远期生存率，如余桂清等报道肿瘤切除后，结合中药治疗五年生存率可达51.65%，十年生存率可达42.8%[1]。

（二）中医药与化疗结合

食管癌病人的化疗会给机体正常组织带来损伤。如消化道反应，骨髓抑制，心肝肾功能影响等。利用中医药能扶正培本，提高免疫功能，既能保护和防治上述脏器受化疗的损伤，同时可增强机体防御系统，抑制癌细胞起到增效作用。例如，第一军医大学南方医院肿瘤科临床观察184例病人，化疗加中药组和单纯化疗组，最后统计学显示病人精神、体力、食欲、睡眠等明显优于对照组。良好率分别为：实验组70%、68.9%、66.6%、58.9%。对照组60.7%、57.5%、50%、48.9%。恶心、骨髓抑制及便秘等症状发生率，实验组明显低于对照组[2]。

（三）中医药与放疗的结合

食管癌的放疗病人很容易出现口干、咽干、食管烧灼痛、吞咽困难等不适。此时利用中医药生津止渴，清热解毒，滋阴清热，在临床上可取得很好疗效。例如，孙桂芝曾报道：单纯放疗症状缓解率为60%，联合中药放疗则能达80%，相差十分明显[3]。

（四）对晚期病人单纯用中医药治疗

部分晚期食管癌不能手术放化疗，则单独采用中医药治疗，遵循传统中医四诊合参，辨证论治的基本原则，以扶正培本法为主治方法，突出提高机体免疫功能，使病人保持阴阳平衡，在临床上亦能取得好的疗效。例如：湖北省肿瘤医院对晚期32例肿瘤病人单纯用中药健脾益气，活血抗癌，观察其肿瘤情况和肿瘤症状改善情况，Karnosry评分、食量、精神等状况均有所改进[4]。

四、成方验方的临床应用

以康莱特、复方苦参注射液、华蟾素、爱迪注射液和抗癌中药对食管癌的临床使用结果表明，癌症中药治疗有一定疗效，值得进一步研究。

下面举验案一例：

天津盛××，年五旬，得噎膈症。

病因：处境诸多不顺，且有秉性褊急，易动肝火，遂得斯症。

征候：得病初期，觉饮食时有不顺，后则常常如此。始延医为调治，服药半年，更医十余人皆无效验。转觉病势增剧，自以为病在不治，其六脉细微无力，饮食必嚼成稀糜方能咽下，咽时偶觉龃龉呕吐，带出痰涎若干，唯饮粳米所煮稠汤尚无阻碍，其大便燥结如羊矢，不易下行。

诊断：此病与失血异症同源，血之来也暴，将壁之膜冲开则为吐血，其来也缓，不能冲开胃膜，遂瘀于上脘之处，致食管狭隘即成噎膈。治以化其淤血兼引其血下行，而辅以培养气血之品。

处方：生赭石30g　野台参15g　怀山药15g　天花粉15g　天冬12g　桃仁10g　红花6g　土鳖虫五只捣碎　三七6g　前八位药煎汤一大盅，送服三七末

方解：方中桃红、土鳖虫、三七以消其淤血。重用生赭石，引气血下行。用台参、山药以培养胃中之气化。用天冬、天花粉，恐其胃液枯槁，所瘀之血将益干结，借其凉润之力以滋胃液，亦防台参因补生热。

疗效：服药五剂可进食，大便如常，又服多剂，饮食增加，以后经常加减此方，病情稳定。

对于单方验方不要盲目引用，还应辨证论治，综合治疗。

五、常用抗癌中草药介绍

（一）扶正培本

该法则是祖国医学中药治疗法则之一。主要补充人体阴阳、气血、营卫、津液方面的不足。在调整病人脏腑功能，消除虚弱征候，提高免疫功能，调动内在抗病能力起着重要作用。

1. 提高免疫功能

中国医学科学院肿瘤研究所曾用补肾、益气养血中药治疗中晚期肿瘤病人50例，免疫指标有明显提升。

2. 保护改善造血功能

实验证明很多具有扶正作用的中药对造血系统有一定影响。如：鸡血藤、党参、黄芪、阿胶、枸杞子、首乌、刺五加、巴戟天、紫河车均有刺激造血系统的作用，祖国医学认为："肾为先天之本"，"脾为后天之本"，故扶正培本应从脾、肾入手以达补虚目的。如：当归、桑椹、淫羊藿、菟丝子、香菇、银耳、女贞子等。

另外临床应用扶正培本中药有：人参、大枣、山药、山萸肉、云苓、玉竹、石斛、北沙参、冬虫夏草、灵芝、海马、桑螵蛸、紫河车等。

（二）活血化淤

1. 提高化疗疗效

活血化淤类药物的作用有似抗凝剂增加纤维蛋白溶解酶的活性，降低纤维蛋白的稳定因子的活性，改善高血凝状态，减少瘤栓形成和癌细胞转移对已形成的瘤栓溶解，有利于提高抗癌药物的疗效。

2. 提高放疗疗效

活血化淤药可以改善微循环，增加血流量，改善肿瘤局部缺氧状态，提高放疗敏感性。

3. 镇痛作用

中医讲"不通则痛"。我们利用活血化淤的治疗原则减轻疼痛，例如：五灵脂能松弛平滑肌，可不同程度缓解因肿瘤刺激、肌肉痉挛所引起的疼痛。

红花、川芎扩张血管，改善微循环，纠正因组织缺氧造成的疼痛，乳香、没药使癌旁组织肿胀减轻，消肿止痛。

4. 抗肿瘤作用

大量研究表明一些中药能阻断或抑制肿瘤细胞DNA、RNA和蛋白质的合成，使其增殖受到抑制。

丹参、急性子、斑蝥、山慈菇、石见穿、当

归、红花、雷公藤、赤芍、穿山甲、血竭、水红花子、地龙等。

（三）清热解毒

该法是祖国医学驱邪疗法之一，多用于实证热证。

1. 抗肿瘤作用

大量研究和临床观察证明，在确有抗癌作用的中草药中大多是清热解毒药，有的已提出有效抗癌成分如紫杉醇、长春碱、喜树碱、冬凌草素、秋水仙碱等，在临床上常使用的中药有山豆根、夏枯草、青黛、肿节风、草河车等。

2. 对化疗增效作用

很多临床资料显示，清热解毒药与化疗药合用可增加化疗的效果，其作用机制可能是增加宿主的免疫功能。

另外，有改变肿瘤血管作用，有人对山豆根治疗膀胱癌的疗效机制进行了探讨，观察到除了能抑制肿瘤细胞的核酸代谢外，对肿瘤血管生成抑制也是取得疗效的原因之一。

3. 有消炎、杀菌、消肿、排毒和退热作用，减轻放疗、化疗反应。

常用药有冬凌草、山豆根、龙葵、紫草、肿节风、石上柏、天葵子、蛇莓、苦参、山慈菇、白头翁、白花蛇舌草、半边莲、半枝莲、芦荟、青黛、败酱草、蚤休、牛黄等。

（四）化痰祛湿软坚散结

常用中草药有大腹皮、车前子、石打穿、白花蛇舌草、薏苡仁、白毛藤、木瓜、生牡蛎、黄药子、威灵仙、鸡内金等。

（五）抗癌散结理气降逆

常用中草药有豆蔻、枳壳、砂仁、木香、八月扎、茴香、刀豆、元胡等。

参 考 文 献

1. 余桂清, 梁富义. 90年代中西医结合防治恶性肿瘤研究概况与前瞻. 肿瘤, 1994, 14:166
2. 蔡红兵, 罗荣城等. 补中益气汤配合化疗临床观察. 第九届全国中西医结合肿瘤学术研讨会论文集, 2002 (10) : 129
3. 孙桂芝, 李杰等. 中西医治疗食管癌的进展. 医学伦理与实践, 1997, 9: 423
4. 陈焕朝. 第九届全国中西医结合肿瘤学术研讨会论文集, 2002 (10) : 163

第十五章 食管癌的综合治疗

张熙曾 刘建

食管癌的治疗各家都积累了一些经验，但总的疗效并不满意。临床实践证明食管癌外科、放疗、化疗、中医中药、免疫等一些治疗各有优缺点。0期和Ⅰ期患者的外科治疗能取得较好的疗效，但临床所见到的患者多为中晚期，其疗效差。如Ⅱ期以上患者采取单一外科、放疗、化疗等治疗方法往往收不到满意的疗效。由于食管癌已经外侵或与邻近器官有癌性粘连，手术难以彻底切除，尚有增加癌扩散和种植的危险。对局部扩散或局部转移，术前放化疗或术后放化疗都有一定好处，能使术前病变缩小，术后延迟转移，消灭残存病变。因此利用当前各种治疗手段优点，合理进行综合治疗，从而增加食管癌的长期生存[1-6]。

有些食管癌病变较长，又为髓质型或溃疡型，若术前给予放疗可使瘤体缩小、软化、形成纤维，癌周淋巴管及小血管闭塞，减少术中癌细胞扩散与种植，也便于术中肿瘤分离。此外有些食管癌对放疗不敏感，放疗后复发率高，此时将癌切除，既可减少局部切除，也可减少放疗的剂量。

近年来化疗药物增多，对一些食管癌可给予药物治疗，试着降低血中残存瘤细胞或在血中播散。当前各家报告药物缓解率单一的药物不如联合化疗，单一药物有效率为6%~38%，而联合化疗以铂类药物为主导，疗效可高达50%以上。但药物治疗，尤其是综合治疗正处于摸索之中。如食管未分化小细胞癌化疗后或放疗后手术切除，术后补充放疗、化疗的综合治疗，其疗效明显优于单纯手术治疗。

对食管癌综合治疗的方式、方案均在摸索之中。目前公认对Ⅱ期以上患者行单一治疗疗效较差。

一、术 前 放 疗

综合治疗中术前放疗有一定优点，因单一治疗往往影响疗效，术前治疗比单一治疗好。但必须是患者的全身情况较好，至少能进半流质，无远处转移，无严重并发症，并能承担手术，而且此种治疗不会增加患者负担。

【术前放疗剂量与间隔期】

当前对术前放疗剂量及间隔期的长短尚无统一的意见。由于放疗的发展，有学者应用术前分隔或超分隔方法，但报告者不多。作者单位有限的两例也未发现有多大优点，目前仍在摸索之中。

有人主张2周给1500~2000cGy，而后1周手术。有人主张短期给大剂量1500~3000cGy后即行手术，但不为大家所接受，因此上述方法应用者较少。长期以来各家报告众多，经验认为术前给予3000~4500cGy休息2~4周后手术。若过早手术，局部充血水肿，影响手术。放疗后距手术时间过长，食管周围纤维化，食管与周围组织粘连。尤其剂量超过 4500cGy 则食管周围冻结，损伤食管及肺，手术难以切除，而且并发症增多。剂量过小则不易达到肿瘤缩小的目的。据作者经验，术前 3000～4000cGy 并不影响手术。

众多学者报告术前放疗可提高手术切除率及生存率，黄国俊报告 2 组术前放疗组与单一手术组，切除率分别为 70.8% 及 58.4%。此后又报告 408 例，切除率 81.9%，5 年生存率 31.6%，较单一手术为佳。中山恒明（Nakayama）对长度 8cm 以上食管癌术前放疗，其切除率与生存率都较单一手术增加 1 倍。邵令方（1982）报告 289 例，手术切除率 96.5%，比单一手术组高（91.5%），其 5 年生存率比单一手术组高 2 倍（40.5%：18.0%）。

上述介绍了一些估计难以切除的病例，经术前放疗，一部分病例既达到切除又延长生存，因此说明术前放疗的综合治疗有其一定的优点。

二、术后放疗

术后放疗主要的目的是消灭残存的瘤组织与瘤细胞。术中发现肿瘤外侵，不能彻底切除者或有残留瘤组织应在残留部位做金属标记，为术后放射定位。一般用 0.2mm 不锈钢丝缝合固定，以此为中心照射。也可用脑科止血钉钳夹做定位，或可将金属标记置侵犯范围上下缘，再根据范围延长照射区。术后残端阳性也应照射。若食管旁淋巴结转移，则应对纵隔及双锁骨上淋巴结区放疗。术后根据患者一般情况及早放疗，一般在术后 3～6 周开始放疗，剂量在 4000～5000cGy。过晚放疗手术残余部分纤维化，从而血运欠佳，对放疗不敏感而影响放疗效果。Yamanoto 统计了 48 例术后化疗。放疗 2 年，局部控制率为 94%，而单独化疗为 74%，从而肯定术后放疗的作用[7]。

三、手术前后药物治疗

以往认为食管癌药物治疗效果欠佳，然而近半个世纪以来新的抗癌药物不断问世，使用方案增多，从而对许多肿瘤起到一定疗效。临床上一些早期食管癌（包括 0 期）经手术治疗大部分取得好的效果，但仍有少数病例可发生复发与转移。当然Ⅰ期、Ⅱ期以上患者术后复发转移较 0 期多，说明于术切除远远不够，为防止术后复发与转移，佐以全身治疗（药物、免疫、生物及基因治疗）是必须的。

术后化疗主要针对术中清扫不到的区域以及消灭扩散到血液中的癌细胞，从理论上说术后补加化疗是必要的。目前临床上积累了一定的经验，也收到较好的效果。要着重提出，肿瘤化疗已成为肿瘤内科的专业学科，该科医师受到专业训练，积累了丰富的经验，并非一般医生所能代替。若手术医院内无肿瘤内科医生，应寻找化疗医师参与，以期达到正规及合理的治疗。

王肇炎[7]介绍 Tateuwade 在术前应用博来霉素（平阳霉素）治疗 20 例食管癌患者。有 16 例用药后症状好转，如胸痛减轻、吞咽困难改善、进食量增加。钡餐检查有 11 例较用药前病灶缩小，肿瘤边缘光滑。在切除标本中，发现 12 例有退行性变化，癌细胞巢坏死，有纤维化及炎性细胞浸润。王肇炎并介绍了河南省肿瘤防治队应用平阳霉素、氮芥、氟尿嘧啶及强的松加中草药治疗晚期食管癌 11 例，6 例出现缓解，其中 1 例瘤体缩小 50% 以上。南通医学院在食管癌术前应用平阳霉素、环磷酰胺加中药木鳖子、苡仁合剂，也出现类同病理变化。

铂类药物问世后，目前氟尿嘧啶与铂类治疗食管癌已成为基本方案。金懋林[8]介绍其总有效率达 68%（CR 和 PR）。他指出近些年来晚期食管癌的一些报道的疗效与方案，见表（15-1）。

表 15-1 食管癌化疗疗效

方案	例数	有效率	报道者
DDP+5FU	142	87（61%）	Ajanic（1992）
DDP+MTX	42	32（76%）	Advani（1985）
5FU+IFN-α	37	10（27%）	Kelsen（1992）
DDP+ADM+VP16	26	13（50%）	Ajani（1990）
DDP+5FU+TAX	129	64（50%）	Jlson（1998）

上述化疗方案可以看到DDP为联合方案主导药，DDP+5FU为联合化疗基础。上述一些方案对晚期或术前、术后均有一定疗效。新药物如紫杉醇、多西紫杉醇、诺维本及草酸铂应用在术后复发食管癌上已有报道，目前正进一步研究摸索中。

四、食管癌放化疗综合

目前对放疗化疗综合研究报道不多。张晓东介绍术前放化疗一组与术前单独化疗，其结果显示术前放化疗一组3年生存率为53.5%，而术前化疗组3年生存率为30.4%。另外对术前放化疗组与单独手术组对比，显示术前放化疗组3年生存率为30%，而单独手术组为15%。上述情况均显示术前放化疗优点较多。

对不能手术的中晚期食管癌，单独放疗效果不理想，其远处转移率也高。采用放化疗结合既照顾局部也顾及全身，从理论上是较为理想的模式。近些年来根据中晚期食管癌较多已逐步开展放疗后化疗，或放化疗同期进行。一般使用铂类及氟尿嘧啶，此两药对放疗有增效作用[9]。

丁兆军[10]等把手术不能切除或术后复发转移的晚期食管癌51例（男30例，女21例），年龄35～80岁，中位年龄50岁，Karnofsky评分≥70能耐受放化疗的患者随机分为两组。试验组捷佰舒（注射用奈达铂）+放疗33例，对照组（单用放疗）18例。捷佰舒80～100mg/m^2，iv，d1，q3-4w。两组在模拟定位机下定位，三野照射，前胸垂直野宽7cm，后背两斜野宽5～6cm，总量60～65Gy，治疗疗效见表15-2。

表15-2 食管癌放化疗综合与单用放疗的比较

分组	n	CR	PR	NC	PD	有效率（%）
试验组	33	5	22	6	0	81.8
对照组	18	1	9	7	1	55.6

$P < 0.05$

经验表明捷佰舒可以有效提高食管癌的疗效，而且捷佰舒毒副作用低于顺铂，其与放疗联合治疗晚期食管癌出现的毒性反应并未增加。从上表看捷佰舒与放疗联合较单一治疗有效。

参 考 文 献

1. 邵令方. 食管癌的综合治疗. 河南医学院主编，人民卫生出版社，北京，1983: 364-374
2. 邵令方. 食管癌和贲门癌（二）. 邵令方、王其彰主编，新编食管外科学，河北科学技术出版社，石家庄，2002: 538-575
3. 李辉主编. 治疗策略等. 现代食管外科学，人民军医出版社，北京，2004: 360-386
4. 赵锡江，张熙曾等. 食管癌的治疗策略. 食管癌诊断与治疗，天津科技翻译出版公司，天津，1999: 26-93
5. Yau P, Jamieson G G. Adjuvant and neoadjuvant therapy for cancer of the esophagus. In: Pearson FG, et al, eds. Esophageal surgery health science asia, Elsevier scicence Ⅱ ed. 人民卫生出版社. Beijing. 2002: 748-750
6. Jlson DH, Minsky BD. Chemotherapy and radiotherapy as primary treatment of esophageal cancer. 皮尔森等编，食管外科学(第2版)，人民卫生出版社，2002: 751-772
7. 王肇炎. 手术与药物综合治疗. 食管癌，河南医学院主编，人民卫生出版社，北京，1983: 365-374
8. 金懋林. 食管癌化疗方法. 邵令方，王其彰主编，新编食管外科学，河北科技出版社，石家庄，2002: 364-367
9. 张晓东. 食管癌的化学治疗. 李辉主编，现代食管外科学，人民军医出版社，北京，2004: 363-364
10. 丁兆军，隋世华，陈为志等. 捷佰舒联合放疗治疗晚期食管癌的近期疗效观察. 实用肿瘤，2004 (4)

第十六章 食管癌的心理治疗与生活质量

张建国 金庆文 张熙曾

恶性肿瘤的治疗包括手术、放疗、化疗、中西结合及生物免疫治疗，以及新开辟的基因治疗。随着医学逐步进展，目前新开展多学科综合治疗，提高了生存率。在延长生存期的治疗过程中，生存质量也渐被重视，因此肿瘤患者在治疗过程中生存质量也逐渐提高，从而出现了康复医学。它不同于预防及治疗医学，因此康复医学又被称为"第三医学"。康复医学开始受到一定重视，它包括心理康复和身体康复两个组成部分。帮助肿瘤患者的康复，医学分支则为肿瘤康复学。

近几年来研究表明心理社会因素对癌症的发生、发展和转归及康复，具有重要作用，从而促使了心理社会肿瘤学的产生，在肿瘤心理中越来越受到重视[1,2,3]。

心理社会因素含社会因素和心理因素。

社会因素：范围广，包括经济、环保、居住、生活水平及人们文化素质等。经济条件好则有些癌症发病率低，如胃癌多在贫困落后地区（甘肃、青海）；有些则环境污染重发病率高，如肺癌多发生在大城市。

心理因素：内容广，如个性特点、生活条件及应付能力。

个性特点尚无明确定义，它往往指一个人由于各种生活环境、教育程度、对事物的耐受，从而形成的独特性，它比较复杂。

生活事件是指人在生活环境中遭遇重大事件，如家庭中问题（人际、学习工作生活问题），这些事件对本人产生重大影响，从而对他本人个性有重大作用，也可影响他未来的行为特征。

应付能力，如发生癌症这个情况，其反应是多方面。一种人悲观失望、有等待死亡的感觉，这类患者应付能力就差。另一种人认真对待，采取乐观态度，去解决疾病，他就能做出有益对策。当然后者结果好一些，因此应付能力对生存期长短有相当大的影响。

社会因素与心理因素两者互相密切相关，互相影响。研究癌症必须将社会因素与心理因素予以结合。

癌症的发生的共识是癌症绝非单一因素所致，而是由多因素综合作用引起的。此外，绝大多数癌症（80%）由外环境因素引起。

第一节 心理社会因素与肿瘤的发生与发展

下列因素与肿瘤的发生与发展有关：

（一）生活事件

癌症患者发病前最明显的心理因素是对亲密人的感情丧失，如居丧、人际关系紧张，一些重大事件促使癌症发生较没有发生的不良心理因素高。肿瘤心理神经免疫学研究发现，居丧悲痛会削弱免疫功能。生活事件对身体负性作用并非简单线性关系，生活事件对心身影响尚要受生物学因素、环境因素及个体情绪的反应大小、应对方式的使用、个性特征、生活经历等主客观影因素的影响。

（二）负性情绪

1981年Shekelle研究指出抑郁情绪与癌症发生有密切联系。他对2020例男性病人追踪研究17年，发现高抑郁情绪者会加快癌症发展，死于癌症的人是其他人的两倍。姜乾金（1987）研究证明癌症病人对挫折的消极情绪反应比对照组高，高兆陵研究245例不同类型肺癌症人发现，癌症患者病前负性情绪的比例为66.9%，高于对照组的15.5%。

（三）个性特征

个性特征与癌症有关，自古以来就有人注意此问题。抑郁妇女的癌症发生率高于性格开朗者。董丽介绍癌症患者有一些共同的人格特征（G因子），而不同部位的癌症患者又有特定的人格特点（S因子）。我国张志馨、陈远岭研究也得出了类似结果[4,5]。

（四）不良习惯

一些不良健康行为，既有损健康还可导致疾病发生及阻碍疾病康复，如吸烟者癌症、冠心病发生率高。每年发生的肺癌约90%与吸烟有关。酗酒与食管癌、肝癌、口腔癌有关。过度肥胖为乳腺癌、子宫内膜癌的高危因素。不良饮食习惯，食物中纤维少易致结肠癌，腌盐食物易致消化道癌，不良性行为与宫颈癌有关，缺乏运动可增加前列腺癌及乳腺癌的发生。

（五）应付方式

肿瘤发生时对患者有所影响，癌症的发展与康复一定程度上取决于患者的应付方式。若患者乐观、有抗争精神则生存时间长，康复快。若失望、平淡接受、抑郁则生存时间短，康复慢。

我国多年来开展肿瘤防治，抗癌宣传，让患者增强信心，乐观正确对待。因此在一些地方评选抗癌明星、抗癌勇士、抗癌战士，把他们正确对待癌症、抗癌精神、积极配合正规治疗，以及生活中的良好生活习惯介绍给大家，鼓励癌症患者为战胜癌症而努力。

第二节 生活质量

癌症患者一旦发病就要进行处理，在处理时除正规治疗，要了解患者心理状态外，也要了解患者生活质量（QOL，quality of life）。生活质量又称生存质量或生命质量，它的意义为：

1. 摄取信息。QOL要全面估计疾病及其治疗情况，为其他措施所未能发现疾病的早期诊断提供信息。

2. 可加强交流，为卫生工作者提供定量直观资料。提供有价值信息，为患者、家属及公众服务。增进医、护、患的相互信任。

3. 促进医学发展。Cella通过研究影响QOL的因素，建立更好QOL的测定方法。

Cella总结考察肿瘤患者的QOL：①躯体（症状）②功能状态 ③家庭幸福 ④情绪心理健康 ⑤精神方面 ⑥社会职能 ⑦治疗满意感 ⑧对未来的打算、计划和希望 ⑨性功能行为 ⑩职业承受能力。

罗健[6]在肿瘤病人的生活质量研究一文中指出，Mepeeks在肿瘤外科治疗研究综述中提到复发率、死亡率，生存期等客观指标，但多缺乏QOL主观指标，可能是因为：①对QOL可行性研究有所怀疑 ②对QOL不熟悉，往往注意根治治疗而忽视姑息治疗。

4. 在肿瘤临床上的应用。QOL研究在肿瘤临床研究上有经济意义。如常用的身体状态评价（PS），常用Karnofsky（KPS）计分标准及Zubrod（EPS）计分标准，见表16-1。

表 16-1　患者一般情况计分标准

Karnofsky（KPS）		Eubrod-ECOG-WHO（ZPS）	
100	正常，无症状及特征	正常活动	0
90	能进行正常活动，有轻微症状及特征	有症状，但几乎安全可自由活动	1
80	勉强可进行正常活动，有一些症状或特征		
70	生活可理，但不能维持正常生活或工作	有时卧床，但白天卧床时间不超过50%	2
60	有时需人扶助，但大多数时间可自理		
50	常需人照顾	需要卧床，卧床时间，白天超过50%	3
40	生活不能自理，需特别照顾		
30	生活严重不能自理	卧床不起	4
20	需住院积极支持治疗		
10	病危，临近死亡		
0	死亡	死亡	0

由KPS及EPS可以动态观察患者生活质量和治疗康复的趋向。QOL在肿瘤临床研究中有几个作用：①评价肿瘤患者治疗及控制疼痛的效果，从而选择进一步治疗。②有利于抗癌药物、镇痛剂、止吐药的筛选及评价。③了解肿瘤患者治疗后的长期生存。

QOL引入医学对肿瘤化疗有重要作用。通过化疗使QOL提高，但另一方面化疗副作用会使QOL下降。对姑息化疗的患者，QOL比生存期重要的观点更为接受。

对QOL研究有许多方法与工具，其中QOL量表是主要的工具和手段。据心理测量学原理，编制评定量表有推理法、实证法、同质法及综合法，综合法是前三种方法有机结合，罗健[6]指出现在人们编制量表大都采用综合法。Gayatt介绍了两种测定QOL的模式步骤：Rolle-Royee模型与Volkswagen模型。其按选择指标、精简指标、确定调查表的格式、量表的预式，在上述四步中行随机抽样、效度及反应性，最后效度评估等7个步骤。

QOL测定较广应用于疾病、病人健康状况和预防保健措施效果的评价。目前大多数集中于癌症领域。未来QOL研究必须建立不同的QOL概念模型，既要考虑病人也要从医学和心理上进行干预。

展望未来，要在医疗技术人员中进行QOL推广，使大家对QOL有一定认识，才能使QOL实施与推广。

第三节　食管癌患者的心理治疗与康复

当前世界上癌症患者1400万，每年新发病1000多万，我国现有240万，每年新发病180万。医学工作者及社会逐渐认识到在治疗中，对待他们已不再是几十年前吃好点、喝好点然后就弃之不管的态度。随着医学发展，在不同程度上需要对他们进行康复治疗。

康复概念我国早有，在商"尔雅"就提到"安""返"，即恢复平安或健康。目前康复已被世界卫生组织列为第三医学（其他则为预防医学和临床医学）。

癌症康复，即"安"已是康复医学的一个分支。医学科技的发展认识到癌症患者在治疗后，能重新获得生命。癌症患者在治疗过程中和治疗后而形成的心理障碍、身体残缺、功能恢复、职业适应、经济状况等应在康复医学内解决。美国癌症协会指定癌症康复目标为：①诊断时心理支持；②疗后身体功能恢复；③职业咨询；④癌症治疗和控制的最终目标和理想功能。几年前我国在中国抗癌协会的推动支持下成立了癌症康复与姑息治疗专业委员会，我国著名专家李同度教授大力推动癌症康复工作。目前癌症康复逐渐在肿瘤工作者及肿瘤患者中起到了很大作用。为了推动癌症康复，一些国家成立了康复组织来推动帮助癌症患者，我国则在启动发展阶段。康复组织一般要包括的人员有：癌症康复医师，癌症康复护士，物理治疗师，体疗师，治疗师，心理医师，社会工作者,家庭照顾护士及非专业志愿者。除上述人员分工外,要根据具体患者情况而使癌症患者康复到一个好的水平。我国此工作正处于发展阶段,相信会逐渐与世界水平接轨,并根据国情做出有特色的康复工作。

【医务人员在康复中的作用】

目前康复医学正在起步,临床医师在康复治疗中尚需不断提高。医务人员在癌症康复中的作用是非常关键的,患者把希望寄托在医生身上。因此医务人员对癌症康复有着巨大作用。医务人员应做好以下一些康复治疗:①确诊时的康复。患者一旦确诊为癌症,往往有紧张、绝望心理,此时医务人员就要根据患者情况给予康复指导和康复措施使其面对现实,积极配合治疗。②治疗阶段的支持性康复。医护人员加强对患者支持性康复教育,去除一些错误观点,同时在治疗时进行恢复,支持康复措施。③治疗后的恢复性康复。由于治疗癌症过程时间长,患者不可能长期住院,因此在治疗后(出院后)医务人员任务尚未完成,要预防、复查、给予恢复性康复指导,指导家属完成协助康复。④晚期癌症的姑息治疗。不仅需要医护人员、患者及家属参与,尚需心理学及社会学工作者及一大批志愿者共同努力,使患者得到精心的治疗及护理,特别是在精神上,心理上要得到充分的治疗、护理和安慰。目前5年生存率已逐渐提高,我国由于条件原因,与发达国家尚有一定差距。推进我国的卫生防治条件,在逐步改进中逐渐提高癌症患者的治愈率。

【癌症康复对患者的需要】

癌症患者康复需要是多方面的,如:心理需要、营养需要、经济需要、职业需要、人际关系的需要及家庭照顾,护理的需要等。上述需要也要根据癌症患者不同而有所区分[1,7]。

各种癌症患者要根据不同肿瘤进行不同的康复治疗。医务人员应在手术、放疗、化疗前对手术范围及手术造成损害,放疗及化疗可能出现的一些并发症对患者进行指导,训练帮助患者早日康复。

参 考 文 献

1. 张宗卫,唐丽丽. 心理社会因素与肿瘤. 张元泽、徐光辉主编,肿瘤学(第2版),天津科学技术出版社,天津,2005: 2783-2789
2. 李同度等. 晚期癌症患者的收治是一个社会问题. 中华肿瘤杂志, 1987, 9(1):78
3. 黄丽,罗健. 肿瘤心理治疗. 人民卫生出版社,北京, 2000: 19-37
4. 黄丽,沈晓红. 心理社会因素与肿瘤的发生与发展. 黄丽、罗健主编,肿瘤心理治疗,人民卫生出版社,北京, 2000: 86-105
5. 陈远岭,马池清,张大千. 生活事件、情绪及个性与恶性肿瘤的关系初探. 中国行为医学杂志, 1993, 2:22-25
6. 罗健. 肿瘤病人的生活质量研究. 周际昌主编,实用肿瘤内科学, 1999: 183-186
7. 李同度,刘爱国. 癌症患者的康复. 张元泽、徐光辉主编,肿瘤学(第2版),天津科技出版社,天津, 2005: 2706-2810

第十七章 食管癌的护理

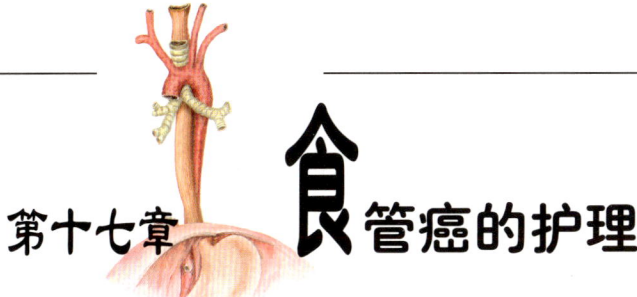

张熙曾 贾宝玲 王敏 李世霞

食管癌病人多为老年人,且营养状态低下,一般通过手术、放疗和药物及免疫等方法达到治疗的目的。对食管癌的护理是帮助病人顺利康复和提高生活质量的重要方法和手段。通过护理程序收集食管癌病人的生理、心理、营养等多方面的资料,在此基础上做出有关健康、营养、睡眠、认知等十二大方面的护理诊断。再根据不同的护理诊断制订出适合不同状态病人的护理计划,并在其指导下进行护理临床的实施干预。最后对整个护理过程进行评价反馈,使整个护理有序循环,从而使食管癌病人得到良好的护理。

第一节 手术护理

一、手术前护理

(一)心理护理

面对即将进行的手术,病人都会存在不同程度的紧张和恐惧心理。医护人员要主动多与病人进行交流,建立信任,给予适当的心理支持,实施适当的心理干预。鼓励病人表达出他们的焦虑和恐惧,并针对具体情况进行解释、安慰。针对病人担心手术成功与否以及急于想知道有哪些准备要做的心理,医护人员要给予耐心的解释,做好有关手术的知识宣教,取得病人及家属的配合,使他们以良好的生理、心理状态迎接手术。

(二)营养状况的改善

食管癌病人往往由于长期进行性吞咽困难,常有营养不良和慢性失血所致的贫血、低蛋白血症以及电解质紊乱。为了提高病人对手术的耐受性,术前应根据具体情况和病人的饮食习惯调整饮食。对能进普食者,指导病人进高蛋白(2g/Kg体重)、高热量、高维生素的饮食,多吃牛奶、鸡蛋、瘦肉、蔬菜、水果,饮鲜橘汁等食品。对食管高度梗阻或严重营养缺乏的病人常需给予要素饮食或全胃肠外营养,保证有效的营养以确保手术安全顺利进行。必要时输血以纠正贫血。

(三)食管冲洗及胃肠道准备

对食管梗阻病人,自术前3日起,每晚用温盐水或1%～2%$NaHCO_3$冲洗食管,消除积存的食物和粘液,减轻食管粘膜的感染和水肿。手术日晨再次冲洗,抽尽胃液并留置胃管。但对上段食管癌的病人,则不宜冲洗以防误吸。病人应宜术前1日晚进流质,口服20%甘露醇250～500ml。对于合并糖尿病的病人,可给予甘油灌肠剂灌肠,排除结肠内粪便,术日晨置胃管及营养管。留置胃管时如遇阻力,应动作轻柔,避免引起食管的水肿和出血。

(四)呼吸道和口腔的准备

食管病人由于年龄大,常伴慢性支气管炎,

导致呼吸功能下降且开胸术后的病人多会发生呼吸道障碍。术前除应配合医生做好肺功能的评估外，指导病人进行爬楼训练；术前给予氧疗，即每日吸氧2次，每次1小时；教会病人进行深呼吸和有效咳嗽，说明术后活动肢体、勤翻身、早期床上活动，都对促进肺部的复张及预防并发症有重要意义。此外应做好口腔卫生，于术前3日给予漱口液漱口，每日3次，可预防术后吻合口瘘和呼吸道感染的发生。

二、术后护理

（一）全麻术后病人应专人护理

密切观察病人的面色、呼吸、脉搏、血压、体温、血氧饱和度及病情变化。并备好麻醉抢救设备，防止误吸，对术后躁动的病人给予适当约束，防止意外发生。

（二）呼吸道的管理

麻醉清醒前给予平卧位，头偏向一侧，经口腔插管处氧气吸入，5L/min。麻醉清醒后，改为鼻导管吸氧，并立即鼓励病人咳嗽、深呼吸，以促进分泌物的排出。如无效者可采取鼻导管吸痰。术后协助病人翻身并坐起拍背，有助于吸附在呼吸道中的分泌物松动脱落，以利排出。并给予雾化吸入，应用抗生素及稀释痰液的药物，预防肺部感染，促进肺复张。仍不能有效者，给予气管镜吸痰。此外，由于麻醉抑制、手术创伤疼痛及胸带包扎等，可使呼吸频率和幅度受限，肺容量减少，病人常有缺氧表现，应给予持续吸氧（氧流量4～6L/min），以维持有效的呼吸功能。

（三）保持胃肠减压通畅

因食管癌切除术后迷走神经被切除，胃肠蠕动减慢，胃内容物滞留，导致胃扩张，影响吻合口愈合。有时会压迫影响呼吸功能。每6小时用无菌NS冲洗食管1次，每次注入液量不超过20ml，并相应吸出。保持胃肠减压的有效性，勿使管道打折或受压，尽量排出胃内积血积液。观察胃液颜色及量，准确记录。并妥善固定胃管、营养管。术后初期胃内可存少量积血，胃液呈暗红或咖啡色，以后逐渐转为正常。如仍有鲜红血性胃液，应警惕吻合口出血，及时通知医生给予止血处理。

（四）胸腔闭式引流的护理

术后需行胸腔闭式引流，以排除开胸术后胸腔内的积液和积气，使肺复张。要保证引流的通畅及持续密封状态，避免引流管打折和抬高，并妥善固定。每日在无菌操作下更换胸瓶内的液体，观察性状、颜色、准确记录引流量。一般情况下，引流液术后当日为血性液或血水液，胸瓶引流管内液体随呼吸上下波动。进而，引流量逐渐减少并变为黄水液且波动逐渐减小，当引流液小于50ml波动小于1cm时，可考虑拔除引流管。如术后持续引流液为血性且量大，考虑胸腔内有活动性出血，应立即通知医生给予处理。

（五）口腔护理及术后饮食

术后给予口腔护理，每日4次，每2小时漱口液漱口，保持口腔清洁，湿润，预防感染。注意观察肠蠕动情况，指导病人在床上活动并协助腹部按摩，促进肠蠕动恢复。术后常规滴入营养液，注意温度和速度，准确记录入量，防止腹泻的发生。

（六）功能锻炼

开胸手术后，由于切口长，有的肋骨被切除，病人常因怕痛不敢活动术侧手臂，以致肩关节活动范围受限，并造成肩下垂。因此，术后应指导病人进行肩关节功能锻炼，主要为上举与外展，逐渐练习术侧手扶墙抬高和拉绳运动，使肩关节活动尽快恢复到治疗前水平。

三、术后并发症的护理

（一）吻合口瘘

吻合口瘘是食管癌切除术后最常见、死亡率较高的并发症。主要是由于全身营养条件差和吻合口局部等因素致使出现胃壁坏死穿孔。食管壁穿孔以及胃扭转等情况造成食管和胃及肠的吻合口生长不良，使消化道的内容物自吻合口外溢。一般发生在术后4～14天。发生颈部吻合口瘘时，表现为颈部皮下感染，局部红肿、压痛，伴有体温升高。医生应做好局部充分引流，保证引流的通畅，及时观察更换敷料，做好局部皮肤的保护。发生胸部吻合口瘘时，食物及消化液流入胸腔，造成脓胸。表现为发热、心率增快、胸闷、胸痛、呼吸困难，严重者可产生中毒性休克。护士应做好观察，及时发现吻合口瘘的发生。当发现胸瓶中、伤口处有食物残渣或带有臭味、酸臭味的液体引出，应高度怀疑。可应用亚甲兰4ml加入50ml

温水口服，如果胸瓶中有蓝色液体溢出即为发生吻合口瘘。应立即禁食禁水并给予胃肠减压，保持胸腔闭式引流的通畅，及时更换伤口敷料，监测生命体征，准时正确的给予抗生素治疗。经中心静脉给予TPN或经营养管给予营养液，确保病人吻合口的早期愈合。

（二）吻合口出血

吻合口出血包括各吻合口及残端的出血。表现为胃肠减压内大量鲜血引出，出血量大时可发生呕血。护士应密切观察胃肠减压内引流液的颜色和性状，保持引流通畅，监测生命体征，协助医生做好各项止血治疗，准时给予止血药和抗生素。必要时给予输血或纤维内镜下止血。

（三）吻合口梗阻和狭窄

吻合口梗阻主要是由局部水肿、粘连、吻合口疝等引起。表现为病人呕吐，不能进食，易发生代谢紊乱。护士应做好病人的心理护理，严密观察病情，积极维持水、电解质及酸碱平衡，维持营养。针对水肿改善低蛋白血症，用温盐水冲洗食管，促进炎症和水肿消退。吻合口狭窄一般发生于术后3周以上。可在纤维内镜下进行扩张术和手术治疗，但目前已少用。术后应密切观察有无吻合口出血的发生，或因手术出现吻合口水肿狭窄，并做好病人饮食和营养的护理。

（四）胃食管反流

胃食管反流是食管癌和贲门癌切除术后长期甚至终生存在的并发症。病人常有消化液流入口腔或长期咽炎和喉炎的症状，严重者还可发生误吸，造成呼吸道感染。护士应协助病人遵医嘱服用抗酸或抑酸药，还可间断服用胃动力药。同时对病人进行宣教，进食后1小时取坐位或半坐位，长期取半卧位睡眠，睡眠前减少进食量等均对减轻反流有一定的作用。

（五）单纯脓胸

区别于吻合口瘘所继发的脓胸。由于手术操作技术和抗生素的应用，术后脓胸的发生率明显下降。病人表现为体温升高、脉快、气短，胸瓶内或行胸腔穿刺可抽出淡血性稍浑浊液体。护士做好生命体征的观察，保持胸腔闭式引流的通畅，除全身应用抗生素外，可根据医嘱进行胸腔冲洗，使脓肿尽快局限。

（六）肺部并发症

肺部并发症主要包括肺炎、肺脓肿、肺不张和支气管哮喘等，是食管切除术后常见的并发症，其中以肺炎多见。病人主要表现为咳嗽咳痰、痰量增多、体温升高、呼吸短促、肺部啰音等。给病人半坐位，利于胸腔内气体、液体引流，还可以预防胃内容物反流而误吸入气管，发生窒息和吸入性肺炎。应该不断变换体位，防止坠积性肺炎的发生。在做好止痛的同时，护士应鼓励和协助病人进行有效咳嗽、排痰，定时给予雾化吸入等，促进肺组织的扩张，减少肺不张。合理应用抗生素，预防和治疗肺部感染的发生。严重呼吸困难宜气管切开。

（七）心血管并发症

由于手术创伤大、术中长时间低血压、麻醉药物刺激、失血、缺氧、液体输入不足或过多，以及电解质紊乱等均可引起病人的心血管并发症。主要表现为心率失常，其中窦性心动过速常见。护士应密切观察病人生命体征，及时发现心率失常，给予对症治疗的同时纠正电解质紊乱和酸碱失衡，积极寻找和去除病因，确保病人顺利康复。术前要了解心功能状态，异常者应予以纠正。

（八）乳糜胸

由于创伤或手术（心脏手术、食管肿瘤手术、胸腰交感神经节切除术等）造成胸导管损伤而使乳糜液渗漏到胸腔，即为乳糜胸。还有许多原因均可造成乳糜胸。食管癌，尤其中段食管癌外侵者手术损伤胸导管而致乳糜胸机会大一些。在20世纪70年代胸导管损伤而致的乳糜胸为食管癌六大并发症之一（吻合口瘘、呼吸衰竭并发症、脓胸、伤口裂开、喉返神经麻痹、乳糜胸）。经几十年的努力，乳糜胸的发生率已大为下降。20世纪60年代至80年代初食管癌切除术后乳糜胸的发生率如表17-1和表17-2。

表 17-1　国内食管癌切除术后乳糜胸的发生率（1983 年前）

作者（年代）	切除例数	发生例数	发生率（%）
孙衍庆（1963）	122	2	1.6%
黄国俊（1965）	537	14	2.6%
吴英恺（1974）	585	10	1.7%
邵令方（1982）	2890	16	0.6%
王其彰（1982）	2070	27	1.8%
张熙曾（1983）	540	6	1.1%

表 17-2　食管癌切除后乳糜胸发生率（1987 年）

作者（年代）	切除例数	发生例数	发生率（%）	死亡数	死亡率（%）
邵令方（1987）	5507	26	0.47%	4	15.38%
高佩文（1992）	1616	25	1.55%	2	8%
张　勇（1995）	1850	9	0.45%	—	—
刘富才（1995）	1585	7	0.44%	—	—
许　林（1996）	8860	40	0.45%	5	15%
张玉斌（1999）	2162	25	1.15%	—	—
周福有（1999）	3986	34	0.85%	—	—
程庆书（1998）	3041	23	0.97%	1	4.37%
王福顺（2000）	13003	75	0.57%	11	14.66%
张熙曾（2003）	2383	12	0.50%	—	—

国内总体乳糜胸发生率为 0.4%～2.6%，近年来为 0.44%～1.55%。由于术者水平提高，营养纠正由于有 TPN（PN）与 TEN（EN）的进展，使得乳糜胸的发生率及死亡率大幅下降。

乳糜液为碱性，比重 1.012～1.025，无味、无菌、有抗腐败能力。胸导管的生理功能是传送消化过的脂肪。正常胸导管是血管外蛋白回归血循环主要通道。乳糜为生奶状，脂肪含量 0.4%～4%，含大量水分、电解质、蛋白质、脂溶性维生素、多种细胞与抗体等。乳糜胸一旦发生后，患者可出现代谢紊乱，大量乳糜液存于胸腔内，压迫肺组织，肺活量降低，纵隔向对侧移位，静脉回心受阻，出现呼吸和循环衰竭。

1. 乳糜胸的临床表现

① 压迫症状：胸闷、心慌、气短、乏力、呼吸困难、心悸、血压下降、脉快、体温降低、皮肤苍白、湿冷等休克表现，体征示气管向健侧移位；患者叩浊，呼吸音低或消失，胸部 X 线示胸腔大量积液。② 代谢紊乱：由于大量液体丢失而口渴、饥饿、体虚弱，纠正不及时则尿少、脱水、营养不良、精神不振、脉快而弱。蛋白脂肪丢失过多，可出现低蛋白血症。

2. 乳糜胸的诊断

多在食管术后 4 天进食后出现，也可在术后好几周出现，其特点是：① 每日引流液 1000～2000ml，外渗更高，乳白色或橙黄色 ② 引流瓶置乙醚，成三层表现，上层脂肪油性，中层乙醚，下层为水及沉淀物 ③ 苏丹Ⅲ号染色阳性 ④ 影像学表现大量积液。

3. 乳糜胸的治疗

① 胸引流 ② 控制饮食，低脂肪、高糖高蛋白饮食 ③ 补充电解质、蛋白、脂肪乳、氨基酸、糖、维生素及微量元素，胃肠减压。早期我们有 6 例经 TPN 营养支持，4 例痊愈。费立聪用 5% 葡萄糖治疗 11 例，5～9 个月痊愈。也有加四环素、红霉素治愈者。王延明在乳糜胸小于 1200ml 给予 0.5%～1% 普鲁卡因＋等量甲醛，每日 1～2 次，闭管 10～20 分钟，变体位。李淑荃在保守治疗辅以局部放疗可促使瘘口凿愈。若每日引流大于 1000ml，观察 4～5 天无效，则手术结扎胸导管。范均在全麻下经右胸膜外三重结扎胸导管成功。

4. 乳糜胸的护理

食管癌术后出现乳糜胸，应及时与主管医师联系以利于术后早诊断。由于此为食管癌术后严重并发症，负责患者的医护人员必须认真、严肃对待认真抢救。

（1）积极协助医护小组做出正确诊断，向患者及家属交待此为食管手术并发症，要求患者及家属配合不随意进食。并告知相关医护决定，尤其吃高脂饮食对该病恢复不利，而且会加重乳糜胸。

（2）闭式引流若日<1000ml，可以保守治疗。如胸内注射四环素、红霉素、50%葡萄糖＋等量甲醛。

（3）给予足够营养疗法，如TPN（糖、蛋白、脂肪、氨基酸、维生素、电解质及微量元素）。

（4）保守治疗期间，鼓励病人树立战胜并发症的信心，并积极配合观察每日胸引量。测电解质、血细胞计数、胸部体检及X线检查，发现异常及时纠正。观察期间对症处理心慌、胸闷、乏力、不安等症状。若观察引流液每日＞1000ml，则保守治疗无效。鼓励病人配合医护行手术治疗，不必因二次手术有所顾虑。进行心理辅导治疗。

（5）手术治疗结扎胸导管。一般几乎100%治愈，但也有个别失败。此时应加强护理，尤其在ICU室内严密观察。监测常规血压、脉搏、呼吸、血氧饱和度及检测其他化验，有异常及其他并发症需积极纠正。

（6）注意呼吸道通畅，吸痰，必要时强心，防止其他意外并发症。

（7）注意术后饮食，高脂饮食可引起结扎的胸导管内压力过高，可导致胸导管破裂发生乳糜胸。

（8）食管癌放疗后，会增加乳糜胸的发生率。

（9）结扎胸导管术后，由于解剖关系可能出现2支或一些分支，导致结扎后失败。

（10）结扎术后防止过早进高脂饮食，此时侧支循环未建立，使结扎胸导管内压力过高，易致胸导管发生破裂，引起乳糜胸。

（11）术中结扎了胸导管或可疑的导管损伤应避免过早进脂肪饮食，以减轻胸导管内压力。

胸导管损伤后致乳糜胸应加强护理，随时发现异常，及时研究处理。当然关键问题是手术中小心慎重，防止损伤胸导管，当怀疑乳糜胸存在时，应缓进脂肪饮食。

四、支架的护理

晚期食管癌无法通过手术治疗，并且无法进食，身体状况差，往往因营养障碍而死亡。因此食管支架是用于晚期食管癌病人的主要治疗。对食管支架进行对症护理，可改善病人身体状况，延长生存期，提高生活质量。

1. 术前嘱病人禁烟以减少呼吸道分泌物的产生。术日晨需禁食水4小时并避免吞咽唾液，以防止液体进入食管，流入气道引起窒息和吸入性肺炎。取下活动的义齿，以免置入的过程中义齿脱落误入食管气管。此外，为减少呼吸道分泌物的产生，术前应用减少呼吸道分泌物的药物阿托品0.5mg肌注及镇静止痛药度冷丁50mg肌注。

2. 术后因术中多采用喉喷雾，过早进餐容易引起误吸，需禁食水4小时。可进食后，开始少量流质，若进食无呛咳，鼓励病人少食多餐，酌情从流食过度到软食或半固体食物，进食需要细嚼慢咽。每餐后饮温开水50～100ml，冲洗食管中的食物残渣，保证支架固定良好。由于支架在体温下膨胀，若进食冷饮、冷水，支架会在食管中滑脱、移位，直接影响支架效果，所以应进温热食品。10～14天食管粘膜生长会覆盖到支架表面，使支架固定。2周后可进食冷水。1个月内，少食刺激性食物，减少食管粘膜不良反应。术后除配合医师进行抗生素预防感染外，还应做好口腔护理，注意饮食卫生。

3. 支架并发症护理：常见的并发症有胸骨后疼痛。主要是因为支架膨胀局部粘膜炎性水肿，或支架刺激使食管蠕动亢进，甚至痉挛所致。表现为胸骨后烧灼样疼痛。向病人解释疼痛的原因，消除其紧张、恐惧心理，同时嘱其采取头高脚底位或半卧位以减少胃、食管反流。疼痛剧烈时遵医嘱给予镇静止痛药物，一般3～6天缓解。其次是食管出血或穿孔，主要是因为支架两端膨胀张力增高，压迫食管后局部缺血、坏死、溃疡形成所致；有的支架附有防止支架移位的钩刺，出血可能与钩刺损伤食管壁有关。其表现为呕血或口腔分泌物带血。应密切观察病人生命体征的变化及出血的量、颜色和性质的变化，及时应用止血药物。如发生穿孔立即禁食水，并保证有效的胃肠减压。第三个常见的并发症是支架移位或脱落，多由食管的节律性蠕动、支架和食管嵌合不力使支架安置后易发生脱落等原因造成。应注意选择合适的支架并向病人和家属做好术后饮食指导。

第二节　放疗护理

食管癌病人术后要进行放疗。对这些接受放疗的病人也应做好病人的心理护理。在了解病人的身体及营养状况同时，要鼓励病人增强营养，摄入足够的维生素、蛋白质，以增强体质。放疗时，应注意心脏区的保护，监测心功能。胸部照射时可出现肺水肿、肺炎、胸骨骨髓炎，表现为咳嗽、吐白色泡沫痰、呼吸急促、胸痛、咯血等。可应用抗生素、肾上腺皮质激素、雾化吸入等。合并放射性食管炎的，可出现下咽痛及胸骨后痛或进食困难，应给予清淡饮食，口服思密达可缓解放射性食管炎。放疗期间，应注意放疗区皮肤的保护，尽量避免强光、冷热的刺激，并将伤口妥善处理。还应注意卫生和营养，从而促进组织的修复，提高放疗效果。要多饮水，促进放疗后的毒素排除体外。定期检查血象变化，血象如白细胞低于 $4.0 \times 10^9/L$、血小板低于 $10 \times 10^9/L$ 应暂停放疗，以确保放疗安全顺利进行。由放疗引起的副作用应及时给予对症治疗。

第三节　化疗护理

食管癌根据肿瘤的不同病理分型，常在术后给予适量的化疗。食管癌病人最常见的化疗反应是胃肠道反应。应遵医嘱化疗前给予止吐剂，保持病室空气新鲜，无异味。对呕吐的病人，及时给予扶助，立即漱口，更换洁净衣服，帮助舒适体位。对于腹泻和便秘的病人给予对症治疗。针对化疗药物的其他毒性反应如静脉炎、骨髓抑制、心肝肾毒性、神经毒性、皮肤毒性及过敏反应等，给予对症治疗。定期检查血象，如白细胞低于 $4.0 \times 10^9/L$、血小板低于 $80 \times 10^9/L$ 应暂停化疗，给予生血药物，待血象达标后方可继续进行。同时保证营养的摄入，使化疗能安全顺利地进行。

总之，应多与食管癌病人和家属进行交流，告知其手术前后的配合方法，根据不同病人的情况做好宣教。同时，密切观察特殊症状，与医生配合，给予特殊处理，积极预防并发症的发生，使患者早日康复。

第十八章 食管癌防治的进展

石 洋　张熙曾　屈大望

食管癌是常见的恶性肿瘤之一，遍及世界。我国为高发区之一，60%的食管癌集中于我国。世界其他的高发区有伊朗贡巴德，南非德班，哈萨克斯坦，土库曼斯坦等地。但各国各地流行病学调查显示，食管癌分布有明显差异，高发区的区内也有相对低发区，在低发区内也有高发区，形成各自特点。

食管癌在流行病学上有普遍性，即不论什么地理环境和人群，都有食管癌分布，仅程度不同。其又有特殊性，即地区及人群之间分布差异悬殊。但各地区食管癌有许多不同的影响因素，如职业不同发病不一。制酒业饮酒多者发病高，从事铅石棉作业的工人食管癌高发。种族不同发病不一，我国哈萨克族高，苗族低。移民由高发区移居低发区，食管癌仍保持相对高发。食管癌与环境、经济条件及一些特殊嗜好（吸烟、饮酒）、生活习惯（热食、快食及食物粗糙），以及接触亚硝胺化合物（为一种较强致癌性物质）等因素有关。实验证实钼、铁、锌、氟、硅与食管癌发病有关，还有一些生物致癌因素，如真菌、病毒、遗传因素等。总之，研究表明众多因素与食管癌的发生有相连关系。

我国对食管癌防治做了大量工作。由于地区不同，有关发病因素也不一致，因此防治食管癌各地有所不同。目前国内已做了大量工作，在防治方面有些成就，但离解决克服食管癌的发生还有相当距离，尚需不断努力。

我国河南、河北、山西、四川、广东、江苏及其他一些地方对食管癌防治做了大量工作。20世纪50年代河南、河北及医科院肿瘤研究所的工作人员在河南高发区林县（现称林州）以多学科方法对食管癌的流行病学、病因学、预防及治疗等进行了大规模的探索与研究。

预防为我国卫生工作方针之一，也是控制和消灭癌的主要途径。虽食管癌的病因研究仍未研究清楚，但经过半个多世纪流行病学和病因学的研究结果，已制定和采用了一些相应预防措施。几十年经验表明，食管癌的发病率目前有所下降。20世纪70年代食管癌死亡率次于胃癌居第2位（男性），女性居第3位，到90年代，食管癌死亡率为第4位（男）和第5位（女）。

根据病因学的研究大体上认为食管癌防治应从以下方面着手：①病因学预防。如去胺、防霉、改善不良饮食习惯、阻断亚硝胺类致癌物质的形成。②发病学预防。如积极处理食管上皮增生，处理食管癌前病变，增加机体体质及抗病能力。③健全抗癌组织。④治疗进展。

食管癌防治正处于研究发展中，但离消灭食管癌的发生尚有较大距离。

第一节 病因学预防

一、化学预防

食管癌的化学预防是指利用化学药物作用于肿瘤发生的某些环节，预防恶性肿瘤的发生。不少食物来源的化合物和微量营养元素可阻断食管癌的发生和发展，如异硫氰酸盐、维生素A类化合物等。

常见的致食管癌化学物质如亚硝胺、真菌等为前致癌物，它们经Ⅰ相酶（如细胞色素P_{450}酶）催化后形成亲电子的活性致癌物，然后攻击细胞内大分子，与DNA及蛋白质结合形成加成物，引起癌基因和抑癌基因的改变。而经Ⅱ相酶（如谷胱甘肽S-转移酶，GST）作用则可失去致癌活性。因此通过抑制致癌物的活化过程或诱导Ⅱ相酶的解毒作用可以阻断此类毒性物质的致癌过程。异硫氰酸盐类、鞣花酸类、花生四烯酸代谢抑制剂、黄酮类、蛋白酶抑制剂等是已知的阻断剂。

异硫氰酸盐类（Isothiocyanates） 广泛存在于十字花科植物中，有些可被人类食用，如芥末油中就含有大量的丙烯基异硫氰酸盐。实验表明，它们对啮齿类动物的肝癌、乳腺癌、肺癌、食管癌、前胃癌有明显的阻断作用，尤其对肺癌、食管癌、前胃癌的作用明显[1]。Stoner等用3-苯丙基异硫氰酸盐（PPITC）同时阻断N-亚硝基去甲基烟碱（NNN）诱发的大鼠食管癌，认为食物中含有浓度为1.0mol/g或2.5umol/g的PPITC可使大鼠食管肿瘤数目减少95%以上。同时，组织学分析表明，该物质对癌前病变有显著阻断作用[2]。其阻断癌机制为：①降低P_{450}酶的水平或抑制其催化活性，从而影响活性致癌终产物的形成；②诱导Ⅱ期酶的产生，如GST、NAD（PH）-醌还原酶，这些酶可以解除亲电子致癌物质的毒性作用，干扰其对DNA的结合及破坏，减少N^7-甲基鸟嘌呤等加成物的形成[2, 3]。

鞣花酸类（Ellagic acid，EA） EA是一种天然植物酚，广泛存在于水果与坚果中。现已证实EA具有抗癌作用，可以抑制化学致癌物所诱导的皮肤癌、肺癌、食管癌。该物质通过选择性阻止腺嘌呤06-位点上的甲基化，从而减少了06-甲基鸟嘌呤的形成，与代谢酶对亚硝胺类化合物的活化无关。Ahn等给大鼠食用含有EA的食物，观察P_{450}及一些Ⅱ相酶在大鼠食管粘膜中的表达及活性改变。发现，食用EA组与对照组相比两类酶的改变无明显差异[3]。同异硫氰酸盐相比，EA作用较弱，这与两者的吸收率和作用机制不同有关[2]。

花生四烯酸代谢抑制剂 近年来，流行病学研究表明，有规律服用非甾体类抗炎药（NSAIDs）可以降低大肠癌、食管癌、胃癌及肺癌的发生率[4]。Li M等报道，阿司匹林可以抑制食管癌细胞增殖，呈时间及剂量依赖性，并可下调bcl-2的表达，诱导癌细胞凋亡[5]。NSAIDs对肿瘤的抑制作用可能与抑制环氧合酶-2（Cox-2）活性有关。Cox-2在多种肿瘤组织中如食管癌、皮肤癌、结肠癌中表达增高，它可通过激活bcl-2或Akt活性而阻止癌细胞凋亡，其代谢产物PGE2可促进细胞增殖。此外Cox-2可提高VEGF表达，其代谢产物PGE2、PGI2、TXA2能直接或间接刺激内皮细胞生长及细胞因子诱导的肿瘤血管形成[6]。选择性阻断Cox-2可以抑制其表达阳性的食管腺癌细胞增殖，并诱导凋亡[7]。

随着研究的不断深入，人们发现食管癌患者体内的某些蛋白质可能与食管癌的发病有关。包括p53蛋白，γ-谷胺酰转肽酶，$β_2$-MG等等。

p53蛋白积聚和基因突变发生在食管癌变的极早阶段，甚至存在于轻度的基底细胞过度增生的组织中。Fagundes[8]等研究了182例患者，发现随病情发展p53表达率逐渐增高：正常粘膜11.7%，轻度慢性食管炎14%，中度慢性食管炎22.2%，重度慢性食管炎33.3%，轻度非典型增生36.4%，重度非典型增生100%，鳞状细胞癌100%（$P=0.000\,25$），可见p53表达与食管癌发生发展密切相关。Dong[9]等研究结果表明p53蛋白积聚是在高危易感人群中诊断食管癌的重要早期生物学标志。p53基因的失活可导致细胞异常增殖及恶性转化，p53蛋白阳性表达不仅发生于食管癌变的早期阶段，而且在食管癌发生发展中起重要作用，p53检测可成为诊断早期食管癌的一种分子生物学指标。

白经修等[10]根据食管上皮细胞癌变的表达必有癌样蛋白合成和γ-GT参与癌样蛋白合成中的氨基转运的机理，以γ-GT反应作为判定食管上皮癌变风险大小分类的主要依据。经过3年对食管癌高发区居民进行了反复的追踪监测，所得结果提示：①γ-GT阴性患者，无论病理改变如何，无论年龄大小，3年中从未发生癌变。认为γ-GT阴性者无癌变风险，而且随时间推移，病变可能稳定或渐减轻。②γ-GT阳性的重增患者年龄不足40岁，追踪中未见有癌变者。课题中有30～39岁重增Ⅰ级患者19例，皆为γ-GT阳性，3年中无一例癌变。③γ-GT阳性的40岁以上患者开始出现癌变，重增Ⅰ级癌变率为5.7%，重增Ⅲ级癌变率为14.3%，随病变加重癌变率逐渐升高。故认为食管癌高发区的预防应以γ-GT转阴而定。在食管癌预防中应将重增患者依据γ-GT反应进行分类，仅对γ-GT阳性伴重增的患者进行干预，可明显提高食管癌防治中的效价比。此方法简单且符合中国国情。

杨文峰[11]等通过对比食管良恶性疾病及手术前后血中β2-MG水平变化，认为食管癌病人血清β2-MG水平升高和肿瘤的消长有一定的相关性，对食管癌的治疗效果和预后判断有重要的临床价值。机理：①作为恶性肿瘤标志的细胞表面蛋白直接分泌到血液体液中。②肿瘤细胞局部刺激浸润区域淋巴细胞，使其活性增高，β2-MG产生增加。③癌细胞坏死分解，释放β2-MG到血液及体液中。可以用于食管癌的辅助诊断及预防复发。

类似的研究还表明[12]，血清CEA，SCC，Cyfra21-1联合检测可用于食管癌的辅助诊断以及对病期及预后的判断。其中Cyfra21-1更有意义。肿瘤体积愈大、病期愈晚、肿瘤浸润愈深者，血清中CEA，SCC和Cyfra21-1的术前总体水平愈高，其中尤以SCC和Cyfra21-1相关性更好，且这两种标志物之间的相关性也很好。术前对于血清CEA水平 > 20 ng/ml者，应仔细检查有无广泛淋巴结转移或远处转移，并应严格掌握手术适应证。端粒酶的激活及ras基因突变在食管癌的发生、发展中起重要作用，可作为食管癌的诊断指标，两者具有显著相关性。ras在肿瘤的启动期和进展期都起一定作用，ras基因异常可能参与端粒酶的活化，使端粒酶的活性增高[13]。这些指标有望用于食管癌的二级以及三级预防和预后的评判。

二、营养学预防

1985～1991年河南林县在高危人群中开展的营养干预试验是规模最大、持续时间最长的试验，这是世界上首次用随机人群试验，证明补充复合维生素和微量元素不但能降低人类癌症的发生和死亡，而且可减少某些常见疾病的患病风险。1993年的结果报道，补充胡萝卜素、维生素E，以及硒复方营养素能够降低高发区普迪人群的总死亡率9%，恶性肿瘤死亡率13%和胃癌死亡率21%。1996年的最新普查结果表明，干预人群的食管癌死亡率已经有了下降趋势。目前，这一研究仍在继续随访观察之中，以期判断营养干预的长期效果和转归。林县的营养干预试验也证实了补充维生素B_2的效果。经过为期5年的随访，每日口服维生素B_2 3.2mg和烟酰胺40mg人群组的食管癌发病率降低了14%，死亡率下降了14%。食管癌高发区四川盐亭通过对3万人大规模长期观察维生素B_2补充的研究发现，维生素B_2可能具有阻断或逆转癌前病变的作用，说明维生素B_2强化食盐是改善食管癌高发区人群营养状况经济、方便、切实可行的一级预防措施，能切实有效地补充人体所需要的维生素B_2，降低食管癌发生和死亡的危险性[14]。

第二节 外科治疗进展

随着用于血管的自张式支架的出现，非血管性空腔脏器内支架成形术也相继问世。20世纪90年代以来相继报道有裸支架和覆膜支架在食管狭窄中应用[15]。晚期食管癌患者，失去了吞咽能力，肿瘤向周围呈浸润性生长，往往形成食管气管瘘，致使肺内吸入和感染，危及患者生命。上段食管癌的患者，肿瘤向前方突出生长，会压迫主气管，造成严重的呼吸困难。采用内支架治疗的主要目的是打通狭窄或闭塞的食管，恢复吞咽功能，从而提高患者的生活质量。封堵食管气管瘘的目的是防止因为肺部的持续吸入造成感染而致患者死亡。

内支架治疗已成为晚期食管癌狭窄及食管瘘的主要治疗方法，能较好解决病人的进食问题。内支架治疗可以出现出血、穿孔、胸骨后痛、发热及支架移位、再次狭窄等并发症[16]。带膜内支架能防止肿瘤组织从网眼向食管内生长，并能堵住食管瘘口，在食管贲门癌病人治疗中已有取代无膜支架的趋势。也有文献报道，覆膜支架置入后再次发生瘘的病例。造成再次食管瘘的原因可能有以下几个方面：①后续治疗对食管的损伤，如有的病人在首次内支架治疗后进行过放射治疗及X刀治疗，可能会损害内支架的膜；有的病人进行中药汤剂治疗，可能腐蚀食管癌或支架膜导致再瘘。②食管癌病情的进展，癌组织向支架的两端侵袭、缺血、坏死、腐烂、穿孔，导致再瘘[17]。此外，支架治疗还可用于反复扩张无效的食管术后吻合口狭窄[18]。

如果将放化疗和支架治疗结合起来，也能取得不错的疗效[19]。放疗可使50%~70%的患者得到缓解，而联合放化疗可使缓解率增加至90%。单独应用放疗时部分患者可因食管组织水肿及继发性纤维化而再度狭窄，放疗联合化疗虽然使再狭窄的发生率降低，但由于这类患者长期进食困难，全身营养状况极差，对化疗的耐受性很低。置入食管覆膜支架后，可以立即解除食管梗阻症状，纠正患者的营养不良状况，阻塞瘘孔，有效减轻或治愈肺及纵隔感染，避免患者死于肺部并发症。更重要的是为病人创造了承受放、化疗必备的条件，这对提高患者生活质量和延长生存时间尤为重要；使合并远处转移、吻合口复发的患者有可能接受放、化疗。患者一般情况改善快，生活质量大为提高，出血、穿孔、吸入性肺炎等合并症的发生率也有所下降。总体而言，两者联合临床疗效优于单用放化疗和只安支架而未行放化疗者。

由于胸部解剖的特殊性，常规的开胸手术切口一般长约30~40cm左右，切断胸部肌肉多，有时甚至要切除或切断1~2根肋骨。手术创伤大，失血多，术后恢复慢，住院时间长，并常遗留大的手术切口瘢痕和长久的胸痛。正常的肺有弹性回缩力，胸膜腔是负压，在开胸手术时，肺萎陷后，胸腔有较大的空间，有利于内镜下操作。电视胸腔镜外科是一种全新的手术治疗方法。它是通过胸壁1个1cm以下的小孔，将胸腔镜插入胸腔，使胸内病变放大显示在高清晰度电视屏幕上，然后再通过2~3个1cm的小孔，插入特殊的手术器械到胸腔内进行手术操作。近年由于高清晰度电视摄像系统将手术区域放大显示，使手术操作更加精细、准确。这一新技术的问世，彻底改变了传统胸外科手术创伤大，恢复慢的观念。除了电视胸腔镜手术外，还可用胸腔镜辅助小切口完成各种微创胸心外科手术，使以前认为需要开胸手术而又不能耐受常规开胸手术创伤的年老体弱患者，现在可以通过微创的电视胸腔镜手术来完成。其主要并发症包括出血、术后肺不张、肺炎、吻合口瘘等。

曲家骐[20]（1996）报告7例食管癌切除术，认为VATS食管切除术避免了神经与肌肉的损伤。朱成楚[21]（2001）认为VATS进行食管癌根治术49例取得满意结果，认为纵隔淋巴清扫易于完成。周乃康[22]（2001）认为VATS加用胸部小切口，可加快食管游离速度，减少单肺通气时间，还可用常规结扎法处理奇静脉。胸腔镜手术的优点主要有：胸部创伤小，小切口加上两个操作孔总长度约10~14cm；对心肺的影响小，手术在胸腔的操作范围小，对心肺的机械压力小。但也有缺点，主要为手术时间长。由于胸腔镜的操作者不能接触术野，游离食管、结扎奇静脉等非常困难，耗时较长。本组较常规开胸时间平均长1~2h。胸腔淋巴结的清扫受限，除食管旁的淋巴结外，其他各组理论上虽能清除，但实际操作中非常困难。游离工作必须行腹部切口，这样食管中下段癌本来胸部一个切口就可以手术，应用胸腔镜会增加颈、腹两个切口，手术创伤增加，手术切口的总长度平均增加15cm。从美观的角度上看，胸腔镜没有优势，"微创"的目的没有体现。对年老、心肺功能差的患者，能耐受4h的单肺通气，一般都能耐受普通的开胸手术[23]。

根据多家[24, 25, 26]经验认为胸腔镜的适应证为：①早期食管癌（Ⅱ期以下）；②肿瘤长度<5cm；③CT、MRI等检查未发现肿瘤外侵，纵隔内无明显肿大淋巴结；④心肺功能不全，不能耐受剖胸术；⑤无严重胸膜与肺疾病。

目前中上段食管癌切除后，常规选用胃代食管，此术式简单实用，胃血供好，手术成功率高。但术后食管反流、消化功能差、胸胃综合征等发生率亦较高。且如果食管病变位置过高、胃部有病变、小胃或过去曾行胃大部切除术者不能选用胃作替代，此时的最佳选择就是结肠。此外，胃或空肠代食管术失败者，晚期癌肿患者为解决进食问题做旁路术者，亦可选用结肠。其突出之优点是结肠间置吻合后胃未移位符合生理，并且结肠较长且直，血管弓靠近肠管边缘、发育恒定，移植后血液供应良好，可以上提至颈或下咽部吻合，不需要吻接血管。结肠粘膜分泌物为碱性，耐酸能力强。但结肠代食管术的缺点是污染重，肠腔口径较食管口径大，易发生感染，吻合口瘘的发生率也较高，少数病例移植到下咽部吻合时，可因距离长、张力大而失败。

要重视移植肠段和血管弓的选择，特别是血管弓。一般结肠系膜较长，血管弓发育比较恒定、完全，单独的结肠动脉可供给从升结肠到降结肠的全部血运，中结肠动脉与左结肠动脉最常被选择，近年来更趋向于后者。乔保安[27]等用结肠左动脉作为滋养血管，无结肠坏死发生。同时要重视吻合技术，尽可能采用顺蠕动的移植方向，符合生理要求，且不易出现食物潴留及胆汁、胃液的反流。颈部结肠食管宜采用单层端端吻合，这样既可避免因过多缝合而影响吻合口的血运，也避免了因套包缝合而增加术后吻合口狭窄的机会。腹部胃结肠吻合时，应尽量将结肠拉直，勿使屈曲过度，吻合口应尽量靠近贲门，口径小于3cm，且采用隧道式或套式吻合为宜，这样更接近人体解剖生理，吻合口又起到活瓣作用，进一步减少了反流及胸结肠综合征的发生。结肠移植的径路，可采用经原食管床，此径路短，术后结肠很快与食管床创面贴紧粘连，故渗血少，对心肺功能影响小，安全性高。近年有的学者开展结肠代食管手术，取得不错的效果。朱金美等采用此种术式，吻合口瘘的发生率低于相关报道[28]。这种术式不常用，其临床价值还有待于实践检验。

随着医学科学的发展，人口寿命逐年增长，胸外科医生面临高龄食管癌就医者增多。而高龄患者身体条件较差，心肺储备功能下降，相对围手术期危险更高，手术死亡率、并发症更多。天津医科大学附属肿瘤医院食管肿瘤科近年来采用左上腹旁正中切口联合肠部（左或右）小切口对75岁以上高龄的食管中下段癌患者施实手术治疗。这是对扩大食管外科手术治疗范围，提高治愈率，减少并发症和死亡率，提高手术安全性的一种成功的尝试。

世界食管癌高发区，大多数为经济不发达地区，食管癌多发生在经济条件较差的人群中。这些地区人群中据调查他们（人群）摄入动物蛋白，维生素C，维生素B_2和新鲜蔬菜较少，这是食管癌高发区的特点。动物实验给予营养成分，能降低食管肿瘤的成分。我国在林县进行研究调查，补充维生素缺乏（维生素B_2、维生素C、维生素A、烟酸），补充金属元素（钼、铁等）能降低发病率。

第三节 病因学防治

临床及普查资料表明食管癌患者口腔卫生状况多为口腔卫生不良、一致认为做好口腔卫生，对食管癌的发生减少有益。

食管癌高发区食管炎患病率高，沈琼报告食管癌伴食管炎，占80%；而食管炎发病率较食管癌提早10年。

营养欠佳，维生素缺乏，在食管癌的发生可能起一定作用。口腔卫生不良、食管炎、细菌在口腔内滋生，有利于亚硝胺及其前体的形成，加之食管炎，使细胞对致癌物更敏感。一些疾病如食管憩室、白斑、瘢痕狭窄、失弛缓症等对食管癌发病可能有一定作用。因此都一致认为要积极处理。

防治需要一定的健全防治机构来推动防治食管癌。我国肿瘤防办、卫生信息中心近些年来根据一些市县试点对肿瘤的发病率、死亡率进行调查，从而推动防癌的工作。如林县在防癌组织的指导下，促进了林县食管癌的早期发现、早期诊断及早期治疗，邵令方等发现对林县早期食管治疗，5年生存率达90%以上。

参考文献

1. Hecht SS. Inhibitiion of carcinogenesis by isothiocyanates [J]. *Drug Metab Rev*, 2000 Aug-Nov, 32(3-4) : 395-1443
2. Stoner GD, Adams C, Kresty LA, *et al*. Inhibition of N-nitrosonornicotine induced esophageal tumorigenesis by 3-phenylpropyl isothiocyanate [J]. *Carcingoenesis*, 1998 19(12): 2139-2143
3. Ahn D, Putt D, Kresty L, *et al*. The effects of dietary ellagic acid on rat hepatic and esophageal mucosal

cytochromes p450 and phase II enzymes [J]. *Carcinogenesis*, 1996, 17(4): 821-828

4. Sjodahl R. Extent, mode, and dose dependence of anticancer effect [J]. *Am J Med*, 2001, 110(1 suppl): 566-599

5. Li M, Lotan R, Levin B, *et al*. Asperin indction of apoptosis in esophageal cancer: a potential for chemoprevention [J]. *Cancer Epideiol Biomarkers Prev*, 2000, 19(6): 545-549

6. Gately S. The contribution of cyclooxygenase-2 to tumor angiogenesis [J]. *Cancer Metastasis Rcv*, 2000, 19(1-2): 19-27

7. Souza RF, Shewmake K, Beer DG, *et al*. Selective inhibition of cyclooxygenase-2 suppresses growth and induces apoptosis in human esophageal adenocarcinoma cells [J]. *Cancer Res*, 2000, 60(20): 5767-5772

8. Fagundes RB, Mello CR, Tollens P, *et al*. p53 protein in ephageal mucosa of individuals at high risk of squamous cell carcinoma of the esophagus [J]. *Dis Esophagus*, 2001, 14(3-4): 185-190

9. Dong WL, Bin YW, Zhou Y, *et al*. Endoscopic screening and detentintion of P53 and proliferating cell nuclear antigen in esophageal multistage carcinogenesis: a comparative study between high- and low-risk populations in Henan, northem China [J]. *Dis Esophagus*. 2002, 15(1): 80-84

10. 白经修, 胡建平, 白蓉. 食管癌防治的新策略, 胃肠病学和肝病学杂志, 2002, 9: 265-266

11. 杨文峰, 王善政, 杨国涛. 食管癌病人检测血清B2微球蛋白的临床意义. 肿瘤, 2002, 11: 512-513

12. 毛友生, 张德超, 赵晓航. 食管癌患者血清CEA, SCC和Cyfra21-1含量检测及临床意义. 中华肿瘤杂志, 2003, 9

13. 毕超, 肖创清, 黄修海, 等. 食管癌端粒酶活性及ras基因突变的研究, 中国内镜杂志, 2003, 1: 4-6

14. 魏文强, 乔友林, 邵壮. 食管癌高危人群的预防与控制研究进展, 实用肿瘤杂志, 2001,6(16): 371-373

15. 杨仁杰、张宏志, 黄俊等. 被覆支架成型术在食道癌姑息治疗中的作用. 中华放射学杂志, 1995, 27(7): 641-646

16. 张先家, 喻驰龙, 程端等. 防止食管胃（肠）吻合口瘘、狭窄及反流的临床研究. 中国现代医学杂志, 2001, 16(5): 69-70

17. 戴益琛, 陈文柳, 申爱华等. 食管癌带膜内支架治疗后再次瘘的治疗. 中国现代医学杂志, 2003, 13(20): 91-92

18. 程远方, 刘建华, 王江波等. 金属支架治疗食管癌术后吻合口狭窄的临床应用价值, 河南外科学杂志, 2003, 5(9): 27-28

19. 王若雨, 陈英海, 王丽. 复发食管癌行支架置入加腔内放疗的疗效观察, 实用肿瘤杂志, 2002, 1(17): 96-97

20. 曲家骐, 侯维平, 高昕. 电视胸腔镜食管癌切除术八例初步报告, 中华外科杂志, 1996, 2(34): 84-86

21. 朱成楚, 叶加洪, 叶中瑞. 电视胸腔镜辅助食管癌切除及并发症预防, 中华胞心血管外科杂志, 1999, 2(15): 102-103

22. 梁朝阳, 周乃康, 崔忠厚等. 胸腔镜食管切除术治疗食管癌, 解放军医学杂志, 2002, 12(27): 1074-1076

23. 胡成广, 冯守山, 杨悦. 胸腔镜切除食管癌的临床应用及评价. 临床医药实践杂志, 2003, 3(12): 203-204

24. 严志锟. 电视胸腔镜治疗应用进展. 现代实用医学. 2002, 3(14): 113-115

25. 王良旭. 电视胸腔镜外科进展. 安徽医学. 2003, 4(24):80-81

26. 谢彤, 刘德森. 电视辅助胸腔镜食管疡切除临床应用概况. 中国医学文摘. 肿瘤学, 2000, 3(14): 265-266

27. 乔保安, 孙耀昌. 结肠代食管治疗特殊类型食管癌. 中国基层医药, 2003, 7(10): 658

28. 朱金美, 钱卫平. 结肠代食管术治疗中上段食管癌初探. 皖南医学院学报, 2002, 4(21): 293

第十九章 其他少见的食管恶性肿瘤

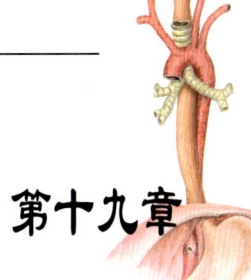

张熙曾

食管肿瘤绝大部分为恶性。Burt统计2630例中恶性占2526例（96%），良性4%。在恶性肿瘤中鳞癌和腺癌为2475例（98%），其他少见食管恶性肿瘤仅51例（2%）。日本Saguki统计少见的食管肿瘤占0.9%。Boring统计11000例食管恶性肿瘤中，少见的恶性肿瘤占2%。邵令方统计11000食管肿瘤中恶性占97.1%，其中少见的恶性食管肿瘤占2%[1]。今按组织学发生将少见的食管恶性肿瘤介绍如下。

第一节 食管癌肉瘤

本肿瘤有癌组织和肉瘤成分，在命名上有众多名称，如梭形细胞癌、假肉瘤癌、息肉状癌、癌肉瘤、癌肉瘤病、假肉瘤等[1-4]。

肉瘤成分多为梭形细胞。肿瘤宽大带蒂的实性肿块突入食管腔，呈息肉状。肿瘤表面不平，多见于食管中下段，偶可进入食管上段。肿瘤的肉瘤成分众多如纤维肉瘤、平滑肌肉瘤、横纹肌肉瘤等。癌组织则多在蒂部，多为鳞癌。血行转移则含有两种成分（肉瘤与癌），大小平均7cm，息肉型88%，浸润型12%[1]。

肿瘤的来源学说颇多，均来源上皮细胞。癌来源于上皮细胞变异的梭形细胞，癌肉瘤来源于鳞状细胞的梭形化生。在食管恶性肿瘤中食管癌肉瘤占0.16%～2.4%，国内较国外低[1]。

食管癌肉瘤男性多于女性，男:女为4.2:1。发病年龄为42～84岁，中位年龄[1]为62岁。

食管癌肉瘤侵及食管很少侵及食管全周，因此症状仍是吞咽困难，但持续时间长一些。也有胸骨后不适、疼痛，有溃疡可有出血、贫血现象。病变在食管中下段占87%[1]。

本病治疗仍以手术为主。生存率优于食管癌。邵令方报告5年生存率为54%。本病死亡原因多为远处转移。

第二节 食管小细胞癌（燕麦细胞癌）

McKeown于1952年报告食管燕麦细胞癌。除肺部外，食管是好发部位。近些年来食管小细胞癌报告增多，大约占食管癌的0.5%～1%[1]（作者单位为0.5%）。

根据乔思杰[5]对食管小细胞癌免疫组织化学染色检验，认为此种肿瘤起源为多种组织细胞，如上皮细胞（包括食管腺）、APUD系细胞、燕麦细胞。其诊断依据HE染色下观察细胞的形态特点，即细胞小，细胞形状为圆形、卵圆形、立方形、燕麦形；细胞体积小，胞浆稀少，染色质丰富；分布均匀，排列多样，弥漫、团块、菊心团。本病多为蕈伞型肿块。食管小细胞癌多发生在下段，部位依次为下段（50%），中段（42%），上段（8%）。

本病男性多于女性，男:女为1.4：1，年龄为38～88岁（中位为62岁）。

本病症状时间短，约3个月，症状与普通食管癌相似，但发展快。许金良[4]在18例随访中有11例在1年内死亡，1年以上死亡4例，生存3年和4年各1例（此2例均为手术加化疗）。综合多家及作者单位的经验，食管小细胞癌预后差。

第三节 食管腺样囊腺癌

食管腺样囊腺癌是更为少见的恶性食管肿瘤。Burt与各家报道其在恶性食管肿瘤中占0.07%～0.8%。多认为食管腺样囊腺癌起源于粘膜下层管状腺。显微镜下表现近似唾液腺的腺样囊腺癌[1]。

病理特点为：① 胞浆少，由核深染的暗细胞及核明亮、核仁清的亮细胞所组成；② 癌组织呈筛状、格子状、腺管状排列；③ 管腔内及间质有玻璃样或粘液样物（AB/PAS 阳性）[1]。

本病多见于中段（62%）、下段（31%），上段少见（7%）。

Sakurai（1993）收集文献50例指出男（71%）多于女（29%），为2.5：1。年龄为36～84岁，中位年龄为62岁。

主要症状亦为吞咽困难。在Sakurai文献综述中指出50%患者发现晚期有肝、肺及脑转移。大部分病人（38例）于发病后6个月内死亡。28例手术，6例术后死亡，余下22例活3年占35%，无一例生存超过54个月，预后明显低于唾液腺样囊腺癌。Spino对264例唾液腺样囊腺癌手术切除，其5年生存率达69%，完全与发生在食管内的腺样囊腺癌不一样[1,6,7]。

第四节 食管类癌

本病也少见。Brenner首先报告，Suguki报告11932例食管恶性肿瘤中仅占0.02%[1]。邵令方于1965～1990年期间行食管癌外科治疗的9107例中仅发现1例[1]。

此种肿瘤起源于APUD细胞[1]，本病为Apudoma之一。细胞亲嗜银染色，在食管鳞状上皮的基底部。电镜可见神经分泌颗粒。

Siegal[8]收集文献7例，年龄为55～75岁。症状为吞咽困难，肿瘤为覃伞型或带蒂，也可有溃疡形成和侵及肌层。镜下与其他部位类癌相同。Siegal介绍7例中有4例纵隔转移，7例均切除，最终死于广泛转移。7例5年生存率为12%，中位生存期为11个月。说明食管类癌恶性度高，预后不佳。

第五节 食管粘液表皮样癌

本病也非常少见。1995年Burt报告24年间2526例食管恶性肿瘤中发现率为0.4%，Suguki与Nagayo收集日本文献11932例食管恶性肿瘤中发现率为0.4%。

本病组织来源不清楚，但组织学上与粘液腺癌极相似。食管粘液表皮样癌可能源于粘膜下及管状分支粘液腺。显微镜下见粘液细胞。细胞呈四方形，圆柱形或如高脚杯形聚集于浆液细胞的粘液中。大体标本为溃疡形肿块（占50%），在食管壁中的硬结表面覆盖正常上皮，极大多数穿透肌层达食管外膜。有淋巴结转移。

本病男性多于女性，男女之比为5.6：1。年龄在46～81岁间（中位60岁）。症状为吞咽困难，体重下降等。在22例中20例手术，术后4例死亡，16例5年生存率为18%；另2例放疗，其中1例加化疗均存活7个月。与Spino报告367例唾液腺粘液癌5年生存率59%相比，食管粘液表皮癌预后差，两者有明显差别[1]。

第六节 食管肉瘤

由食管间叶组织发生的恶性肿瘤为肉瘤，发生于食管的肉瘤较少见，而发生在任何部位的肉瘤在食管均可发生。Burt（1995）收集2526例食管恶性肿瘤中肉瘤仅13例（0.5%）。Suguk与Nagay收集日本文献11932例，其发病率也为0.5%。邵令方在1982年报告3155例食管癌手术，同期仅有纤维肉瘤2例，平滑肌肉瘤1例，横纹肌肉瘤1例，食管肉瘤发生率为0.16%。

肉瘤体积较一般食管癌大，带蒂呈息肉样，圆形、卵圆形或结节状。作者单位1例冰结状的平滑肌肉瘤向纵形发展，正如邵令方介绍质地坚实。横纹肌肉瘤和纤维肉瘤质地较软。食管肉瘤除极少数软骨肉瘤和骨肉瘤外（两者绝大多数为软骨肉瘤）。Burt报告文献73例，加上邵令方5例共78例，其中平滑肌肉瘤与纤维肉瘤最多见。见表19-1。

表 19-1 原发食管肉瘤组织学分类

种类	例数	百分率（%）
平滑肌肉瘤	50	64.1
纤维肉瘤	10	12.8
横纹肌肉瘤	6	7.7
脂肪肉瘤	3	3.8
滑膜肉瘤	3	3.8
恶性血管外皮细胞瘤	2	2.6
硬纤维瘤	1	1.2
恶性周围神经瘤	1	1.2
软骨肉瘤	1	1.2
骨肉瘤	1	1.2
共计	78	100

在邵令方介绍78例原发食管肉瘤中男性45例，女性33例，男女之比为1.36:1。年龄从15~81岁，中位年龄55岁。主要症状为吞咽困难（占80%）。此外还有胸骨后痛、消瘦、发热、咳嗽乏力、黑便及无症状。但无症状病例少，病变多见于中下段（占2/3）。

50%为息肉状块，肿瘤位于粘膜下层；50%肿瘤有溃疡形成，其内有出血、坏死，偶可穿孔。作者曾见一例肿物围绕整个食管，固定于纵隔。59例手术，6例术后死亡（死亡率10.2%），5年生存率36%，中位生存39个月；11例放疗5年生存率11%，中位生存8个月。8例未作任何治疗平均生存1个月，5年生存率为零。作者1例手术探查未能切除，术后1年内死亡。

食管平滑肌肉瘤、横纹肌肉瘤、纤维肉瘤其病理特点与其他部位常见的食管平滑肌肉瘤、横纹肌肉瘤、纤维肉瘤镜下一致。不过由于食管肉瘤局限且食管发现症状早，其他肉瘤就诊时肿物体积均大于食管癌。食管肉瘤发生于其他部位不像食管多沿食管长轴生长，可能受限于邻近组织关系，由于阻挡少向四周发展。

第七节 食管恶性黑色素瘤

Burt（1995）在40年（1946~1986）间确诊食管恶性肿瘤2526例，其中恶性黑色素瘤8例，发生率为0.3%。Suguki及Nagayo收集日本切除11932例食管恶性肿瘤中恶性食管黑色素瘤发病率为0.13%。邵令方（2002）介绍国内3例，均说明本病发病率低。

原发性恶性食管黑色素瘤组织学发生在食管粘膜黑色素细胞。而黑色素细胞在食管粘膜仅占4%~8%。恶性黑色素瘤多发生在皮肤和接近于皮肤的粘膜。在食管粘膜基底层的黑色素母细胞有黑色素颗粒和树状突。细胞呈大卵圆形和多棱角形的上皮细胞，偶见梭形细胞，也见奇特的多核细胞。显微镜下见色素沉着，经特染见黑色素。恶性黑色素瘤细胞对DOPA和酪氨酸呈强阳性反应，内含不等量黑色素。黑色素瘤大部分瘤细胞可见多个清晰的银染色阳性的黑色小点，嗜银蛋白（AgNORs）为阳性反应。在免疫组化检测中，HMB-45对恶性黑色素瘤具有高度特异性单克隆抗体，它对癌、恶性黑色素瘤或肉瘤则呈阴性反应[9]。

肿瘤大小不等，带蒂息肉状，结节状，在2~17cm间，多数呈黑色，覆以鳞状上皮。在162例中，上段占10%，中段37%，下段53%。男多于女，男占67%，女占33%，男女比例为2:1。年龄为7~86岁，中位年龄为60岁。80%有吞咽困难，其他有胸痛、体重减轻，少数有黑便。就诊时66%已有转移，多转移到肝、纵隔淋巴结、肺、脑和胸膜等。

食管恶性黑色素瘤为高度恶性肿瘤。手术为较好方法。在文献中未手术者11例，中位生存为4个月，5年生存率为零。对文献报告切除53例，手术死亡7例，余下46例5年生存19%，中位生存10个月[1]。

第八节 食管恶性淋巴瘤

恶性淋巴瘤在恶性肿瘤中的发病率有上升趋势。在确诊食管恶性淋巴瘤时必须详细检查以排除是其他处淋巴瘤在食管的转移。

恶性淋巴瘤有两大类,一为霍奇金淋巴瘤,另一为非霍奇金淋巴瘤。

(一) 食管霍奇金淋巴瘤

本病少见。Yale统计1980~1987年155例霍奇金淋巴瘤,原发于食管仅占0.6%。Stanford收集1960~1980年1470例,食管占0.07%。诊断本病必须排除远处病变,病变必须单独在食管内。

症状为吞咽困难。镜检见突入食管腔内光滑肿物,确诊后应放疗化疗,效果不佳则可手术。由于本病甚少,因此对本病诊断治疗各家经验不多。

(二) 食管非霍奇金淋巴瘤

Roswell Park确诊813例非霍奇金淋巴瘤12%发生在消化道,但无1例在食管。邵令方1965~1990年25年间食管手术9107例中仅见1例非霍奇金淋巴瘤。美国肿瘤研究所收集12357例非霍奇金淋巴瘤,在淋巴结外1497例中仅3例(0.2%)源于食管。Freeman统计原发食管非霍奇金淋巴瘤发生率为0.02%。

诊断本病要排除他处转移。因此要有足够证据。Burt1995年总结文献原发食管非霍奇金淋巴瘤18例,男11例,女7例,年龄11~86岁(中位61岁)。吞咽困难占78%,胸痛11%,呕吐6%,消瘦6%。内镜确诊率高(89%)。发生部位上段28%,中段39%,下段33%。

确诊后放疗化疗综合治疗。在Burt综述中,患者单一手术2例,切除加放疗1例,切除加化疗1例,单一放疗5例,放疗加化疗3例,单一化疗4例,未治疗2例。由于治疗方式不一,因此每种治疗为数均少。但总结这些病例,平均生存为14个月,5年生存为49%。尚需积累更多经验以提出更好的治疗方案。

参 考 文 献

1. 邵令方. 罕见食管恶性肿瘤. 邵令方, 王其彰主编, 新编食管外科学, 河北科技出版社, 石家庄, 2002: 577-590
2. 张洵, 李竞贤, 刘秀云等. 食管癌假肉瘤的临床病理分析及超微结构观察. 中华病理学杂志, 1988, 17: 292-294
3. 王永岗, 张汝刚, 王小艾等. 食管癌肉瘤14例报告. 中华胸心外科杂志, 1999, 15: 15-17
4. 许金良, 高宗人, 卫功铨等. 原发性食管燕麦细胞癌(附21例报告). 癌症, 1991, 10: 325-329
5. 乔思杰, 岩田宏, 吉庆明等. 20例食管小细胞癌免疫组织化学观察. 中华病理学杂志, 1994, 23: 47-49
6. Peturson SR. Adenoid cystic carcinoma of the esophagus: complete responec to combination chemotherapy. *Cancer*, 1986, 57: 1464-1467
7. Cerar A, Juteresek A, Vidmar S. Adenoid cystic carcinoma of esophagus: a clinic pathologic study of three cases. *Cancer*, 1991, 67: 2159-2164
8. Siegal A, Swartg A, Aronheim M. Malignant carcinoid tumor of the esophagus. *Thorax*, 1991, 46: 76-78
9. 邱丙森. 恶性黑色素瘤. 范娜娣等主编, 王德延肿瘤病理诊断学(第2版), 天津科学技术出版社, 天津, 1999: 1780-1797

第二十章　食管良性肿瘤及囊肿

张熙曾　任明鹏　马全　姜宏景

第一节　食管良性肿瘤及囊肿概况

食管良性肿瘤在临床上较少见，它占食管肿瘤的比率不一。邵令方[1]提到国外有报告为0.5%～0.8%，而尚立群[2]提到为1%～10%。上海胸科医院在外科手术的6868例中，食管肿瘤中占2.9%。由于症状轻微或无症状，早年多为尸检时意外发现。由于影像学和食管镜的发展，其逐步被临床医师认识。食管良性肿瘤种类众多，但食管平滑肌瘤、食管息肉、食管源性囊肿居多，身体其他部位软组织发生的任何肿瘤，在食管均可见到。Nemir[3]将食管良性肿瘤分成三类：

1. 上皮肿瘤
（1）鳞状上皮：乳头状瘤，囊肿。
（2）腺上皮：腺瘤、息肉。

2. 非上皮性肿瘤
（1）肌瘤：平滑肌瘤、纤维肌瘤、脂肪肌瘤、纤维瘤。
（2）血脉管来源：毛细血管瘤、淋巴管瘤。
（3）中胚叶及其他肿瘤：网状内皮瘤、脂肪瘤、粘液纤维瘤、巨细胞瘤、神经纤维瘤、骨软骨瘤。

3. 异位组织来源
来源于先天性异位组织的肿瘤，如源于胃粘膜、皮脂腺、色素母细胞、胰腺、甲状腺结节、颗粒母细胞等。

Plachta[4]收集432例食管良性肿瘤发生率见表20-1。

表20-1　432例食管性肿瘤的发生率（Plachta）

病名	例数	百分比（%）
平滑肌瘤	225	52.1
息肉	108	25.0
囊肿	34	7.9
乳头状瘤	14	3.2
纤维瘤	13	3
血管瘤	9	2.1
脂肪瘤	7	1.6
腺瘤	4	0.9
其他	18	4.2
总计	432	100

尚立群[2]介绍根据肿瘤所在部位可分为：①粘膜型（腔内型），如息肉腺瘤；②粘膜外型，在粘膜外如食管平滑肌瘤等。

第二节 食管平滑肌瘤

一、一般概况

食管平滑肌瘤在食管良性肿瘤中最为常见，占食管良性肿瘤的6%～8%不等，其与食管癌之比差距甚大，平均比为1:62.8（162/10174），也有人认为食管癌的发病率超过食管平滑肌瘤50倍。本病男多于女，男女比约为2:1。年龄12～70岁，半数以上在21～40岁[1]。

食管平滑肌瘤可发生于食管任何部位。下段居多，其次为中段，上段少。邵令方[1]文献介绍上段9.3%，中段35.4%，下段53.7%。

食管平滑肌瘤的病因不清楚，尚立群[2]指出对食管平滑肌瘤并发X染色体连锁的Alpot综合征的病因已有深入研究。编码Ⅳ型胶原a5和a6链的CoL4A5和XoL4A6基因5'端缺失与其有关。Heidet[5]也发现食管平滑肌瘤存在编码Ⅳ型胶原a5和a6链的COL4A5和COL4A6基因5'端缺失。这意味着食管平滑肌瘤发生与胶原合成的基因学关系密切。

食管平滑肌瘤是发生于食管平滑肌组织的良性肿瘤，恶变者极少。生长缓慢，临床上如生长巨大则有症状，一般无症状或症状轻。

二、病理

食管平滑肌瘤起源于食管固有肌层，也可起源于食管壁内血管肌层和迷走神经的胚胎组织。起源于食管粘膜肌尚未证实[1]。食管平滑肌瘤可分为壁内型（97%），壁外型（2%）（有人称为纵隔型）及腔内型（1%）（有人称为息肉型）。

肿瘤绝大部分为单发，极少多发，有人报告可多达15个肿瘤。肿瘤大小多在3～5cm之间，10cm以上较少见。邵令方[1]报1例13cm×10cm×5cm。他介绍肿瘤大者为28cm×5cm×4cm，重量一般多在2g以下，但大的达1400g。邵令方[1]切除1例食管平滑肌瘤，由胸腔到腹腔重2754g。食管平滑肌瘤大部分位食管下段，形状不一，多呈圆形、椭圆形、结节形、哑铃形、腊肠样或生姜状。食管平滑肌瘤多位于壁内，为实性肿物，肿物表面光滑，有完整纤维性包膜，质地较硬如子宫平滑肌瘤。环形生长可使食管腔狭窄。肿瘤切面可见纵横交错的肌束，少血管，呈灰色，瘤内可有灶性出血、液化、坏死、囊性变和钙化等。

HE染色可见分化良好的平滑肌细胞，呈长梭形，胞浆丰富，边界清楚。细胞核为梭形，无核分裂，瘤细胞呈束状互相交织或漩涡状排列，也可呈栅栏网。平滑肌束有一定量纤维组织和毛细血管网，也可含神经成分，因此有时需与神经纤维瘤区别。平滑肌瘤细胞可出现水肿或空泡形成。肌纤维可呈玻璃样变性，有时有钙质沉积。冰冻切片区别食管平滑肌瘤与平滑肌肉瘤不如石蜡包埋切片，若在石蜡切片中见到核分裂象可诊断平滑肌肉瘤。实际上食管平滑肌肉瘤比平滑肌瘤少得多。

随着免疫组织化学、分子生物学方法及电镜的广泛开展，一些平滑肌瘤其实往往为食管间质瘤。当前胃肠道间质瘤的概念逐渐为病理及临床所接受，它往往起源于肌壁间的非上皮性及梭形细胞为主要成分的间叶性组织。食管间质瘤与平滑肌瘤在病理学和分子生物学上有所不同，以往HE染色5光镜诊断为平滑肌瘤者，现在可分为平滑肌瘤、间质瘤、神经纤维瘤、神经鞘瘤、自主神经瘤等。在诊断过程中食管间质瘤通常对CD117及CD34表达，而食管平滑肌瘤则对波形蛋白和肌动蛋白表达。王其彰对43例病理诊断为食管平滑肌瘤进行免疫组化检测，结果发现其中11例为食管间质瘤，31例为平滑肌瘤，1例为神经源性肿瘤。

三、临床症状

食管平滑肌瘤所引起的症状一般较轻，病程长，有的无症状，往往由镜检或其他原因做胸部或胃肠道X线检查意外发现。临床症状往往与肿瘤大小及部位有关。邵令方在111例外科治疗食管平滑肌瘤中，99例有轻重不同的症状，另12例无症状或叙述不明。常见症状有吞咽困难，疼痛，消化功能紊乱（反酸、嗳气、食欲不振等）；肿瘤大者可引起邻近器官出现压迫症状，如咳嗽、气短等[2]。（表20-2）

表 20-2 邵氏外科治疗 111 例食管平滑肌瘤的症状

症状	病例数	百分数 %
吞咽困难	50	45
疼痛	43	38.6
消化功能紊乱	37	33.3
无症状	12	10.8
体重减轻	11	10.0
呼吸困难	4	3.6

邵令方[1]指出肿瘤的大小、形状、部位与症状有一定关系，但也有例外。他指出Ohiawa（1933年）报告1例肿瘤仅1cm，但已有下咽困难症状。Miller（1912年）在一青年尸检发现1个15cm长的平滑肌瘤，在生前却无症状。

四、诊　断

食管钡餐为诊断食管平滑肌瘤的最常用方法。在食管造影上出现钡剂充盈缺损，粘膜保持完整，边缘光滑锐利与正常食管界限截然分开。食管呈现光滑的半月状压迹，轮廓清晰。肿物影与食管壁近端及远端呈锐角，突入食管腔肿物表面粘膜皱襞消失，但对侧粘膜正常。肿瘤区看不到粘膜皱襞其表面附着钡剂，呈现均匀或颗粒状阴影，称之为涂抹征或瀑布征。肿瘤往往表面光滑，缺乏薄层钡剂，但与食管长轴垂直的半圆形阴影，呈环形征。

胸部平片偶见肿瘤阴影，但需与纵隔肿瘤区别，完全靠平片则诊断较难。

食管镜检查为诊断食管平滑肌瘤的重要手段与依据之一，它可确定肿瘤部位、大小、数目、形状、活动度。肿瘤多为圆形，椭圆形，表面粘膜光滑完整，粘膜皱襞消失，镜头推动肿物可见有的肿物在粘膜下活动。若考虑为食管平滑肌瘤时不宜咬检，因为粘膜损伤使之与平滑肌瘤粘连，造成对肿瘤摘除不利的影响，在摘除时易致食管穿孔。

超声内镜对食管平滑肌瘤诊断与鉴别诊断有帮助。它可探及肿物的位置、形态、密度、质地、内部结构及附近关系，从而区别良恶。其回声影像图示肿瘤均质低回声，与正常食管肌肉相延续；粘膜及粘膜下光滑完整，边界清楚，与周围无粘连，能示肿物内部结构，有无淋巴结肿大[1]。

CT及MRI扫描对肿瘤定位、确定范围大小有助，对手术进路、术式有助，尤其区别恶性病变有帮助，以指导手术治疗。

五、治　疗

食管平滑肌瘤的治疗绝大部分多采用手术治疗但亦有分歧。一种认为病变小（小于2cm）或身体情况差，如老年体弱或患者有其他严重疾病无手术指征者可采取观察。有的病变大于2cm，但食管平滑肌瘤生长缓慢，又无症状亦可观察。若病变不论大小有症状或肿瘤增长有加快征象则应手术。有些肿瘤巨大，肿物与食管粘连，估计摘除困难尚需行食管切除及食管胃肠合术。若肿瘤增大如息肉，尤其位于食管上方也应切除，以避免食管上段或环咽肌附近的息肉呕出，阻塞呼吸道，引起窒息。

手术前应做好充分检查，确定肿瘤部位，位于食管何侧，内镜对此甚有帮助。根据肿瘤部位采取相应切口。肿瘤在颈段可行颈切口，位食管上中段可行右胸前或后切口。位食管下段者多行左胸切口。也有位食管中段者肿瘤偏左可取左胸切口，若估计主动脉有阻挡者则行右胸切口方便。

当前胸腔镜发展，许多单位已采取胸腔镜（微创外科之一）摘除。若估计肿物巨大，肿物与周围粘连，胸腔镜无法摘除者仍应手术方式切除。胸腔镜手术在施行中应避免损伤粘膜。胸腔镜手术损伤小，恢复快，并发症少，住院时间少，较经济。目前仅限于一些可处理的较小病变者，尚不能代替开胸手术。

第三节　食管息肉

一、概　况

食管息肉在食管疾病中较少见，但在食管良性肿瘤中较多见，仅次于食管平滑肌瘤。此病可发于任何年龄，Postlethwait[6]收集文献食管息肉共51例，其中男性37例（72.5%），女性14例（27.5%）。男女发病年龄不一致，男性发病年龄为26～83岁，50岁以上占64.9%；女性发病年龄为21～65岁，30岁以下占42.9%。尚立群[7]介绍本病可发生在婴儿，但以60岁以上男性居多。

食管息肉为食管腔内息肉状带蒂的病变，起源于食管粘膜或粘膜下，向食管腔内凸入，由纤维、血管或脂肪组织构成，形成带蒂肿瘤。瘤蒂厚薄不一，长短不一，可发生于食管任何部位。大部分发生于颈段食管（80%~85%），尤其在环咽肌附近。食管息肉颈段占78.4%，上段2%，中段9.8%，下段9.8%[3]。食管息肉大小不一，小者仅1cm，肿块巨大者可充满食管腔，有长达25cm者[3]。

息肉起源于食管粘膜下，向食管腔内凸入生长，其表面覆一正常食管粘膜，息肉组织结构不一致。因此根据息肉内主要组织来命名，如疏松结缔组织中有散在成团的真皮细胞组成，则称之为真性粘膜息肉；以致密的胶原纤维为主者则称为纤维息肉瘤；纤维组织与粘液样变混合存在则称之为粘液纤维瘤；其他根据组织成分分别称为纤维脂肪瘤、脂肪瘤、纤维肌瘤、纤维血管瘤、嗜伊红肉芽肿等。

二、临床表现

小的息肉可无任何症状，较大的息肉可致食管腔梗阻，造成不同程度的吞咽困难。息肉蒂长者，当腹压增高，剧烈咳嗽、呕吐、变动体位时息肉可达口腔内或吐出口腔外，也可随吞咽动作咽下，少数患者肿瘤可误入呼吸道而引起窒息。息肉一旦压迫呼吸道及心血管可致胸骨后痛、闷胀[7-9]。

三、诊断与治疗

X线食管钡餐造影显示病变部位食管腔梭形肿大，病变处食管管壁光滑，粘膜皱襞消失。钡剂在肿瘤表面有分流现象。肿物随吞咽动作可上下移动。

CT扫描有助于了解息肉轮廓、范围、蒂的长度、肿瘤与食管壁的关系。

若见到肿瘤表面溃疡时，应考虑肿瘤恶变的可能。

食管镜检查可明肿瘤的大小、形态、部位、质地、基底部位、粘膜情况及瘤蒂大小、长度、瘤体有无恶变等。可以咬取活检，瘤体小可在镜下切除。镜检可帮助手术方式的选择。直径小者也可经食管镜圈套摘除。

超声内镜检查报告较少，经验不多。尤其对食管息肉的报告少，但超声内镜可有助于判断肿瘤内部结构及血运程度，对手术方式的选择有参考价值。

第四节 食管囊肿

一、概况

食管囊肿在食管良性肿瘤中较少见。食管囊肿的概念与纵隔的食管源性囊肿以及食管重复畸形囊肿之间易混淆。食管囊肿与纵隔食管源性囊肿均发生于胚胎前肠囊肿，但从解剖部位而言，食管囊肿的概念应为发生于食管壁内囊性病变，而食管壁外囊肿则为属于纵隔肠源性囊肿[10]。

食管囊肿在食管良性肿瘤中少见，次于食管息肉占第3位。Plachta[11]报告99例食管良性肿瘤并复习文献432例，其中囊肿占34例（7.9%）。刘复生在河南林县切除的200例食管标本中，食管囊肿仅为1例。

食管囊肿从起源上可分为两种：

1. 先天性食管囊肿

此类囊肿内壁衬以食管、胃或肠上皮，分别称之为食管囊肿、胃囊肿、肠囊肿。若同时有几种上皮存在，称为肠源性混合囊肿。如发育中为一个单独空泡，形成圆形囊肿；如发育中几个空泡连在一起沿食管纵轴发展，则形成食管重复畸形囊肿。

2. 后天性囊肿

发生在食管粘膜基底层或粘膜下层，形成囊肿向食管腔内凸出，其表面覆盖正常食管粘膜。往往由于食管炎症、腺体阻塞或腺体导管狭窄、分泌物潴留而形成囊肿，称之为潴留囊肿或炎性食管囊肿。此囊肿多小，无症状，多见食管下段，以男性居多。

二、临床症状

食管囊肿的临床症状多无，偶尔发现。肿物较大时凸向食管腔内或腔外，此时可有食管梗阻症状。幼儿食管囊肿压迫气管可致咳嗽、憋气、发绀。食管梗阻可出现吞咽困难，胸骨后不适、胸痛，严重梗阻可致呕吐。囊内出血可致胸部剧痛，若囊肿溃疡穿透气管支气管可致咯血。

三、诊　断

食管钡餐可见食管圆形充盈缺损，光滑，局部粘膜皱襞消失。胸片在囊肿较大时则示纵隔肿物阴影，可使气管、支气管或食管移位。

食管镜检查有助于囊肿定位，检测囊肿大小，粘膜变化（有无溃疡及其他变化）。若考虑为食管囊肿时不宜活检，因活检使粘膜损伤，影响此后外科治疗。

CT和MRI可提供病变的影像学依据，表现为食管壁内肿物，并可见肿物内低密度液体成分。若肿物在食管壁外并与食管关系不密切时，则多为纵隔囊肿（食管源性，支气管源性或其他囊肿）。

超声内镜检查对诊断有助，可提供囊肿位置、大小、形态等信息，还可提供囊肿内部回声、相邻组织关系等信息。食管囊肿声像图表现为肿物位于肌层内，粘膜光带完整，边界清楚，与周围组织无粘连。整个肿物为低回声，囊肿内为液体性低回声。

食管囊肿鉴别诊断较困难。术前确诊难，多为手术后确诊。

四、治疗与预后

食管囊肿小，无症状可以观察。若囊肿大有症状则宜行手术切除。手术切开食管肌层暴露囊肿，防止损伤粘膜予以切除。由于是良性，因此切开囊肿予以摘除，但肌层尽量避免过分损伤。如婴幼儿囊肿血运丰富，粘连甚紧，完整切除难度大，则可行囊肿部分切除或囊内壁切除，个别也可行食管部分切除。

胸腔镜的发展更受近来推广，但本病不多，因此大组病例报告甚少，尚需积累更多病例。不过此方法已成为治疗食管囊肿的重要手段，因损伤少，并发症少，住院日期短，值得进一步推广。

第五节　其他几种少见的食管良性肿瘤

一、食管乳头状瘤

食管乳头状瘤少见，根据尸检报告本病占食管良性肿瘤的2.2%～6.8%[13、14]。此后plachta[14]曾报告其为食管良性肿瘤的3%。

食管乳头状瘤源于食管粘膜，呈粘膜局限增生，可多发或单发，但多为单发。大小0.4～1.5cm，内球形多见，带蒂的分叶状或分枝状细小瘤体，可突入食管腔，表面覆盖无粘膜皱褶的平滑鳞状上皮。瘤体内纤维血管组织突入粘膜下层。

良性食管乳头状瘤可发生于任何年龄[15]，有介绍为24～73岁[13]。尚立群[15]指出40～60岁居多。男女均可发病，Pozteethwat[16]介绍男：女为4：1。本病可发生于食管各部位，中下段相对多见，也有认为各段发生率相差无几[13]。

本病病因不清，一般认为局部慢性刺激如与化学刺激、机械刺激、炎症及病毒感染等与其有关。

食管乳头状瘤可以恶变为鳞状细胞癌或腺棘细胞癌，因此可视本病为一种癌前病变[13、15]。

由于本病细小，临床上多无明显症状，偶有胸骨后烧灼感，咽下不适。常由内镜检查时发现。纤维内镜的广泛使用，增加了本病的发现率。

较小的食管乳头状瘤可经内镜切除或激光、微波烧灼，对病理检查可疑恶变者，则结合冰冻切片行食管切除。

二、食管血管瘤

食管血管瘤少见，约占食管良性肿瘤的3%[15]。天津市肿瘤医院1953～2004年间行食管手术3161例，仅发现1例食管血管瘤。Plachta收集432例食管良性肿瘤，其中食管血管瘤仅9例（2.1%），多数病例在尸检中发现。

肿瘤起源于血管组织，多位于食管粘膜下层。肿瘤可发生于食管各段，有报告食管血管瘤好发于食管上中段。天津肿瘤医院曾报道1例发生在食管中段上端。肿瘤大小不一，天津1例直径为

1.5cm。肿物可为紫黑色，红色及紫红色。本瘤可单发或多发。

根据组织结构可有下列几种类型：毛细血管瘤、海绵状血管瘤、混合型血管瘤、静脉血管瘤、血管淋巴瘤、肉芽肿型血管瘤、血管球瘤等。天津1例紫红色，1.5cm，椭圆形，长轴与食管一致，无粘连，由肌层与粘膜下层间发出。

本病可发生于任何年龄[13,15]，男性居多，约占80%。较大食管瘤可阻塞管腔。作者诊疗1例有轻度吞咽不适，钡餐检查在食管中段上方呈圆形隆起，粘膜光滑，诊断为食管平滑肌瘤。镜检粘膜下隆起包块，边界光滑，粘膜色泽无变化。右胸切口切除血管隆起椭圆形肿物，病理证实为海绵状血管瘤。文献均指出若考虑食管血管瘤不宜活检，以防大出血。食管下段如有分叶状、屈曲如蚯蚓状，要注意与门静脉高压食管静脉曲张的鉴别，因血管瘤与其区别不容易。

食管血管瘤可采取放射和手术治疗，较小局限的也可行硬化剂注射治疗或内镜下结扎。但内镜必须做好充分手术准备，因内镜可致出血。

三、食管颗粒细胞瘤

颗粒细胞瘤发生于食管者少，多发生于皮肤。也可发生于舌、皮下、唇、咽、乳腺、呼吸道、胃肠道等处。

发生于食管部位的意见不一[13,15]。免疫组织化学及超微结构检查（电镜）视此肿瘤源于神经组织施旺细胞。细胞多形性，由巢状细胞群构成，胞核小而密，有众多颗粒细胞浆，S-100蛋白强阳性，PAS阳性。肿瘤小，位于粘膜下，结节状、灰白色、细胞内无脂肪，本病可恶变。

食管颗粒细胞瘤女性多于男性，发病年龄报告有19～59岁[13,17]，19～77岁等[15]，本病多单发，大小直径以0.5cm的多见。

本病有多种症状，瘤体大可致进食发噎。多由内镜检查发现，主要表现为粘膜灰白色肿块，小于2cm（占95%）。低回声实体型，最后仍由病理确诊。可经内镜切除、电凝、微波、激光烧灼。较大肿瘤或恶变者需手术治疗[13,15,17]。

四、其他极罕见的食管良性肿瘤

其他极罕见食管良性肿瘤如下：

1. 食管腺瘤　源自食管固有腺体、贲门腺体、复位胃粘膜。
2. 食管神经源性肿瘤　本瘤源自神经纤维，多见于神经纤维瘤病（Von Reckling hausen病），也可源自神经鞘的Schwannoma神经鞘瘤。
3. 其他食管炎性假瘤　包括脂肪瘤、骨软骨瘤、软骨瘤、淋巴管瘤、横纹肌瘤、巨细胞瘤、错构瘤、嗜酸性肉芽肿，还有胚胎异位团块如胰腺、甲状腺等。

上述食管良性肿瘤报道极罕，症状均不显，除非肿块增大引起食管梗阻，一般甚难发现。钡餐检查，CT和MRI均有帮助。食管内超声有助，虽开展20年，但报告甚少。内镜检查有帮助，但确诊仍需病理学检查。一般内镜可处理，病变大者或有恶变，估计胸腔镜难以处理时，仍需手术治疗。

参 考 文 献

1. 邵令方. 食管良性肿瘤. 邵令方、王其彰主编, 新编食管外科学, 河北科技出版社, 石家庄, 2002: 316-322
2. 尚立群. 食管良性肿瘤及囊肿. 李辉主编现代食管外科学, 人民军医出版社, 北京, 2004: 318-330
3. Nemir P Jr, Wallace HW, Fallahnejad H. Diagnosis and surgical management of benign disease of the esophagus. *Curr Probl Surg*, 1976, 13:1-74
4. Plachta A. Benign tumors of esophagus review of the literature and report of 99 Cases, *Am J Gastroentel*, 1962, 38:639-642
5. Heidet L, Boye E, Cai Y, et al. Somatic deletion of the ends of both the COLAA5 and COL4A6 genes in a eporadic Leiomyoma of the esophagus, *AM J pathol*, 1998, 152: 673
6. Postlethwait RW. *Surgery of the esophagus*, lst edition. Illinois. Charles Thomas. 1979, 9: 360-360
7. 尚立群. 食管良性肿瘤. 李辉主编, 现代食管外科学, 北京. 人民军医出版社（第1版）2004: 316-330

8. 邵令方. 食管息肉瘤. 邵令方, 王其彰主编, 新编食管外科学(第1版), 河北科技出版社, 石家庄, 2002: 508-512
9. Shamji F, Todd T. R. J. Benign Tumors. In: Pearson F. eds. *Getal Esophageal Surgery*, Second Edition. Health Science Asia: Elsevier Science 2002: 637-654
10. 邵令方. 食管囊肿. 邵令方、王其彰. 新编食管外科学, 河北科技出版社, 石家庄, 2002: 323-330
11. Plachta A. Benign tumors of the esophagus review of the literature and report of 99 cases. *Am J Gastroenterology*, 1962, 38: 639-642
12. Segeu DL, Donahoe P. h, Doody D. p. Other congenital disorders in children. In: Peareon FG eds. *Esophageal Surgery*. 2 Edition. Health Science Asia: Elsevier Science 2002: 207-209
13. 邵令方. 食管乳头状瘤. 邵令方、王其彰主编, 新编食管外科学, 河北科技出版社, 石家庄, 2002:510-512
14. Plachta A. Benign tumors of the esophagus review of the literature and report of 99 cases. *Am J Gastroenterol,* 1962, 38: 639
15. 尚立群. 食管乳头状瘤. 李辉主编, 现代食管外科学, 人民军医出版社, 北京, 2004: 326-330
16. Pozteethwat RW. Benign tumors and cysts of the esophagus. *Surg Clin North Am,* 1983, 63: 925
17. 邵令方, 食管颗粒细胞瘤. 邵令方、张毓钟, 食管外科学, 河北科学技术出版社, 石家庄, 1987: 480-508
18. Shami F, Todd T.R.S. Benign Tumors. In: Pearson F.G. eds. *Esophageal Surgery*, 2 Edition. Health Science Asia: Elsevier Science, 2002: 637-653

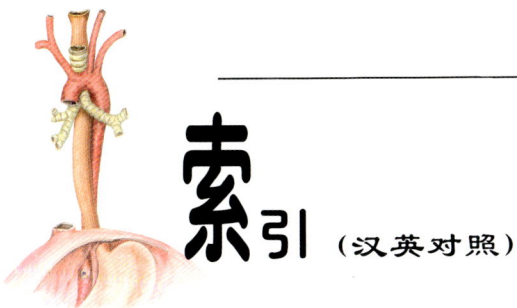

索引（汉英对照）

Ⅰ型单纯疱疹病毒　HSV-Ⅰ, Herpes simplex virus type Ⅰ　105
3-苯丙基异硫氰酸盐　PPITC，3-propenyl-propyl-isothiocyanates　128
β-胡萝卜素　β-carotene　9
CO_2 激光　CO_2 laser　67
γ-谷胺酰转肽酶　γ-Glutamine peptidyl transferase　128
Kaposi 肉瘤　Kaposi sarcoma　17
NAD（PH）-醌还原酶　NAD(PH)-quinone reductase　128
Nd：YAG 激光　Nd:YAG laser　67
N-亚硝基去甲基烟碱　NNN，N-nitroso-nornicotine　128
Plummer-Vinson 综合征　Plummer-Vinson syndrome　10
ras 基因　Ras gene　129
RNA 病毒癌基因　RNA virus-oncogene　49
WHO（2000）食管肿瘤的组织学分类　WHO histological classification of oesophageal tumours　17

A

癌　Carcinoma　17
癌基因　Oncogene　49
癌前病变　Lesion precancerous　49
癌肉瘤　Carcinosarcoma　43, 133
癌肉瘤病　Carcinosarcoma disease　133
癌性穿孔　Carcinoma perforation　61
奥沙利铂　Oxaliplatin　99, 102

B

白斑　White spotting　131
斑块型　Plaque type　39, 51
瘢痕狭窄　Cicatricial constriction　131

半奇静脉　Hemiazygos vein　3
钡餐造影　Barium swallow opacification　37
苯并芘　Benzo-pyrene　9
标本的采集方法　Specimen collection　35
标记免疫技术　Labeling immuno-technique　50
冰冻切片　Frozen section　58
丙烯基异硫氰酸盐　Propenyl-isothiocyanates　128
病毒　Virus　127
病毒性肿瘤相关物质　Virus tumor related substances　50
病因学和发病机制　Etiology and pathogenesis　9
博来霉素　Bleocamicina　114
薄层强回声　Lamella dense echo　45
不良的生活饮食习惯和营养微量元素缺乏　Bad eating habit and lack of nutrition and trace element　9

C

超声内镜　Ultrasonic endoscope　35
充盈缺损　Filling defect　38
穿孔症状　Perforation　52
串珠镰刀菌　Fusarium moniliforme　10
错构瘤　Hamartoma　142

D

单纯经食管超声探头　EEUS，Transesophageal ultransonography　44
蛋白酶抑制剂　Protease inhibitor　128
氮芥　Caryolysine　114
低发区　Low incidence area　7
电化学治疗　Electrochemistry therapy　67
电镜　Electron microscope　138
凋亡　Apoptosis　128
端粒酶　Telomerase　129
多环芳烃　Ploycyclic aromatic hydrocarbon　9
多西紫杉醇　Docetaxol　101
多原发癌　Multiple primary lesion　10

E

恶性　Malignant　17
恶性黑色素瘤　Malignant melanoma　17，43
恶性间质瘤　Malignant stromal tumors　31
恶性纤维组织细胞瘤　Malignant fibrous histiocytoma　43
恶性血管外皮细胞瘤　Malignant hemangiopericytoma　135
恶液质　Dyscrasia　52
耳鼻咽喉癌史　Ear, nose and throat cancer history　10

F

放射学检查方法　Radiological examination method　37
非上皮肿瘤　Non-epithelial tumours　17, 137
肺部并发症　Bellows complication　70, 123
氟尿嘧啶　Fluorouracil　114
副半奇静脉　Accessory hemiazygos vein　3

G

高发区　High incidence area　7
膈裂孔　Diaphragmatic hiatus　38
更新的个体资料　Updated individual patients data　84
功能锻炼　Functional exercise　122
姑息手术　Palliative operation　60
姑息性化疗　Chemocherapy of metastatic tumor　100
谷胱甘肽 S- 转移酶　GST，Glutathione S-transfering enzyme　128
谷胱甘肽转移酶　GSTS，Glutathione transferase　50
骨肉瘤　Osteosarcoma　135
骨软骨瘤　Osteochondroma　137
管壁僵硬　Rigidity wall　39
灌洗液检查法　Irrigating solution examination　35
光动力治疗　Photodromy therapy　67, 68
光敏剂血卟啉衍化物　HpD, Photosensitizer hematoporphyrin derivative　68
国际抗癌联盟　International Union Against Cancer　53

H

海绵球法　Sponge　35
横纹肌肉瘤　Rhabdomyosarcoma　17, 134
红宝石脉冲激光　Ruby spike　67
红甲酯　Red methyl ester　9
后程加速超分割组　LCAF，Late course accelerated hyperfractionated　86
呼吸道的管理　Respiratory management　122
呼吸窘迫综合征　Respiratory embarrassment syndrome　70
花生四烯酸代谢抑制剂　Arachidonic acid metabolic inhibitor　128
滑膜肉瘤　Synoviosarcoma　135
化疗护理　Nursing of chemotherapy　126
化学预防　Chemoprevention　128
化学致癌因素　Chemical carcinogenic factors　10
环氧化物　Epoxide　9
黄酮类　Flavonoids　128

J

肌瘤　Muscular tumour　137
基底细胞鳞状细胞癌　Basaloid squamous cell carcinoma　17, 25
畸胎瘤　Dysembryoma　39
激光治疗　Laser therapy　67
吉西他滨　Gemcitabine，GEM　102
剂量体积直方图　DVH，Dose volume histogram　89
继发肿瘤　Secondary tumours　17
假肉瘤　Pseudosarcoma　133
间质瘤　Interstitialoma　138
交界性　Uncertain malignant potential　17
芥末油　Mustard oil　128
进展期食管癌声像图　Sonogram of advanced esophageal carcinoma　46
禁食　Abrosia　37
经济与心理因素　Economical and psychological factor　10
颈部皮瓣　Cervical skin flap　57
静脉丛　Plexus venosus　3
静脉注射造影剂　Intravenous contrast medium　37
巨食管症　Megaloesophagus　10
巨细胞瘤　Giant cell tumor　137, 142

K

抗氧化物　Antioxygen　9
颗粒细胞瘤　Granular cell tumor　17, 21
口服造影剂　Oral contrast material　37
口腔卫生不良　Poor oral hygiene　131
溃疡型　Anabrosis type　39, 40, 51, 60

L

拉网脱落细胞学检查　Net-balloon exfoliocytology examination　13
类癌　Carcinoid tumour　17
梨状窝　Sinus piriformis　38
良性　Benign　17
淋巴管瘤　Angiolymphoma　137
淋巴瘤　Lymphoma　43
鳞状上皮　Squamous　17
鳞状上皮乳头状瘤　Squamous cell papilloma　21
鳞状细胞癌　Squamous cell carcinoma　17, 23
裸 DNA　Naked DNA　105

M

慢性食管炎　Chronic esophagitis　10
慢性支气管炎　Chronic bronchitis　121
毛细血管瘤　Capillary angiomas　137
真菌　Mycetes　127
免疫组织化学　Immunohistochemistry　138
钼　Molybdenum　127

N

纳斯　Pan　8
奈达铂　Nedaplatin　99
囊肿　Cystis　137
逆转录酶　RT, Reverse transcriptase　105
粘膜皱襞　Mucosa plica　38
粘液表皮样癌　Mucoepidermoid carcinoma　17, 25
粘液纤维瘤　Mucusfibroma　137
念珠菌性食管炎　Monilia esphagitis　42

P

胚胎异位团块　Embryo-aberrance mass　142
平滑肌瘤　Leiomyoma　17, 137
平滑肌肉瘤　Leiomyosarcoma　17, 43, 134
平均肺受量　Mean lung dose　89
平阳霉素　Pingyangmycin　114
普查与预防　General investigation and preservation　13

Q

奇静脉　Azygos vein　3
铅石棉作业　Plumbum asbestos performance　127
腔内型　Intracavitary type　39, 40, 60
强回声　Dense echo　45
切缘残端阳性　Cutting edge and stump positive　58
全程加速超分割组　CAHF, Continual accelerated hyperfractionated　86

R

人类乳头状瘤病毒（HPV）　Human papilloma virus, HPV　9
鞣花酸类　EA, Ellagic acid　128
蠕动波　Peristaltic rushes　38
乳糜胸　Chylothorax　123
乳头型　Mamilla type　39, 51
乳头状瘤　Papillary epithelioma　137

软骨肉瘤　Chondrosarcoma　135
弱回声　Dark hypoecho　45

S

三早　Early diagnosis, early discover and early treatment　14
上括约肌　Superior sphincter　5
上皮内瘤变　Intraepithelial neoplasia　17
上皮肿瘤　Epithelial tumour　17，137
上腔静脉　Superior vena cava　3
少见的食管恶性肿瘤　Scarce malignant tumor of esophagus　133
神经丛　Nerve plexus　3
神经鞘瘤　Neurilemmoma　138
神经纤维瘤　Fibroneuroma　137，138
神经纤维瘤病　Neurofibromatosis, Reckling hausen's disease　142
神经元特异性烯醇化酶　NSE, Neurone specific enolase　50
生存曲线　Survival curve　62
生活质量　Quality of life　118
生理性狭窄　Physiological stenosis　38
生物传感技术　Biology sensing technologies　50
生物芯片技术　Biochip technique　50
生物学致癌因素　Biologic carcinogenic factors　9
生物治疗　Biotherapy　67
声带麻痹　Vocal cord paralysis　52
失弛缓症　Achalasia　131
食管癌CT分期　CT staging of esophageal carcinoma　41
食管癌标志物　Tumor marker of esophageal carcinoma　49
食管癌病变分段标准　Esophageal carcinoma segmentation standard　53
食管癌的发病率与死亡率　Disease incidence and mortality rate of esophageal carcinoma　7
食管癌的流行病学　The epidemiology of esophageal carcinoma　7
食管癌的声像图　Sonogram of esophgeal carcinoma　45
食管癌的综合治疗　General treatment of esophageal carcinoma　113
食管癌防治的进展　Advancement to prevention and cure of esophageal carcinoma　127
食管癌放化疗综合　Radio-chemotherapy for esophageal carcinoma　115
食管癌患者的心理治疗与康复　Psychotherapy and recovery for patients　119
食管癌前病变　Esophagus precancerous change　127
食管癌肉瘤　Esophageal carcinosarcoma　133
食管长度　Length of esophagus　1
食管常规造影　Esophageal routine opacification　37
食管冲洗　Douche esophagus　121
食管带膜支架　Esophageal covered stent　61
食管短轴声像图　Minor axis sonogram of esophagus　45
食管恶性黑色素瘤　Esophageal malignant melanoma　30，135

食管恶性淋巴瘤　Malignant lymphoma of the esophagus　31
食管腐蚀性病变　Esophagus causticity pathological changes　10
食管管径　Caliber of esophagus　1
食管静脉曲张　Esophageal varices　41
食管镜检查　Esophagoscopy　14
食管颗粒细胞瘤　Granular cell tumor of esophagus　142
食管旷置　Esophageal leisure　61
食管拉网　Cytologic examination by esophageal abrasive balloon　35
食管类癌　Esophageal carcinoid　43, 134
食管良性肿瘤　Benign tumor of esophagus　137
食管内镜超声　EUS，Endoscope esophageal ultrasound　44
食管囊肿　Esophageal cysts　20, 140
食管平滑肌瘤　Leiomyoma of esophagus　137
食管平滑肌瘤或良性间质瘤　Leiomyomas or benign stromal tumors of the esophagus　19
食管气管瘘　Esophago-tracheal fistula　52, 129
食管憩室　Esophageal diverticulum　10, 131
食管肉瘤　Esophageal sarcoma　134
食管乳头状瘤　Esophageal papilloma　141
食管上皮非典型增生　Esophagus endepidermis atypical hyperplasia　14
食管上皮增生　Esophagus epithelial proliferation　127
食管双对比造影　Esophageal dipl-contrast opacification　37
食管外压性或牵拉性改变　Esophageal extra-piezotropy or dragged change　41
食管胃吻合包裹缝扎　Esophagus-gaster anastomosis encapsulation transfixion　58
食管吻合器　Esophagus stapler　58
食管息肉　Esophageal inflammatory polyps　20
食管细胞学涂片　Esophagus cell film preparation　36
食管下括约肌　Inferior sphincter　5
食管腺样囊腺癌　Adenoid cystic carcinoma of esophagus　134
食管血管瘤　Esophagus hemangioma　21, 141
食管炎　Esophagitis　131
食管源性囊肿　Cystis origin from esophagus　137
食管粘膜碘染色　Iodine staining to mucous membrane of esophagus　13
食管粘膜过短症　Syndrome of mucous membrane of esophagus　10
食管粘液表皮样癌　Mucoepidermoid carcinoma of esophagus　134
食管支架置入术　Esophageal stenting　68
食管重复畸形囊肿　Cyst of esophageal duplication　140
食管重建手术　Esophagus reconstitution operation　57
食管转移瘤　Metastatic tumor of esophagus　43
食管纵轴声像图　Longitudinal axis sonogram of esophagus　45
嗜酸性肉芽肿　Eosinophilic granuloma　142
嗜伊红肉芽肿　Philo-eosine granuloma　140
手术禁忌证　Operation contraindication　59

手术前后药物治疗 Pre-post-operative drug treatment 114
手术前护理 Nursing before operation 121
术后放疗 Post-operative radiotherapy 114
术前放疗 Pre-operative radiotherapy 113
双腔橡皮管 Double trunk rubber bulb 35
双原发癌 Double primary lesion 10
水囊法 Water-filled balloon method 46
髓质型 Medullary type 39, 40
梭形细胞（鳞状细胞）癌 Spindle cell (squamous) carcinoma 17
梭形细胞癌 Spindle cell caicinoma 133
缩窄型 Sclerotic type 39, 40, 51, 60
锁骨上淋巴结转移 Metastasis of supraclavicular lymph nodes 52

T

体位 Body position 37
铁 Ferrum 127
停滞 Detention 39
同期加量 Concomitant Boost Radiotherapy 85
团注法 Bolus injection 37
吞水音图法 Phagosonogram 14
吞咽困难 Dysphagia 51

W

晚期食管癌症状 Symptoms of late esophageal carcinoma 52
网状内皮瘤 Reticuloendothelioma 137
微波治疗 Microwave therapy 67
微创外科 Minimally invasive surgery 58
微量营养元素 Micronutrient 128
围手术期 Perioperation 61
卫星灶 Satellite focus of infection 10
未分化癌 Undifferentiated carcinoma 17, 26
胃、肠造瘘 Stomach intestine stoma 61
胃肠道间质肿瘤 Gastrointestinal stromal tumour 17
胃食管反流 Gastroesophageal reflux 123
吻合口出血 Stoma bleeding 123
吻合口梗阻和狭窄 Stoma obstruction and stenosis 123
吻合口瘘 Stoma fistula 122
无病生存率 Disease-free survival 88
五叶酸钙 Leucovorin 99

X

吸烟与饮酒　Smoking and drinking wine　9
息肉　Polypus　137
息肉状癌　Polypoidosis　133
稀盐酸初筛法　Dilute hydrochloric acid preliminary screening　14
狭窄　Stenosis　2
纤维肌瘤　Fibromyoma　137
纤维瘤　Fibroma　137
纤维肉瘤　Fibrosarcoma　43, 134
纤维血管瘤　Fibroangioma　140
腺癌　Adenocarcinoma　17, 24
腺棘细胞癌　Adeno-prickle cell carcinoma　141
腺鳞癌　Adenosquamous carcinoma　17, 25
腺瘤　Adenoma　137
腺上皮　Glandular　17
腺相关病毒　AAV, adeno-associated virus　105
腺样囊性癌　Adenoid cystic carcinoma　17, 25
消化性食管炎　Peptic esophagitis　41
小细胞癌　Small cell carcinoma　17
小厌氧棒状杆菌　CP, Corynebacterium parvum　104
心肺代偿功能　Cardiorespiratory compensatory function　61
心理护理　Mental nursing　121
心理社会因素与肿瘤的发生与发展　Psycho-social factors and occurrence and development of carcinoma　117
心理治疗与生活质量　Psychotherapy and quality of life　117
心血管并发症　Cardiovascular complication　123
锌　Zincum　127
新辅助化疗　New adjuvant chemotherapy　97
信息技术　Information technology　50
胸腔闭式引流的护理　Nursing of thoracic close drainage　122
胸腔镜科　Thoracoscope division　58
血脉管来源　Origin from canalis haemalis　137
血清唾液酸法　Blood serum sialic acid examination　14
蕈伞型　Mushroom type　39, 40, 60

Y

压迹　Impression　38
亚硝胺　Nitrosamine　9
亚硝基化合物　Nitroso compound　9
氩离子激光　Argon ion　67
烟曲菌　Aspergillus fumigatus　10

腌制品　Pickling food　9
炎性假瘤　Inflammatory pseudotumor　142
伊立替康　Irinotecan, CPT-11　101
遗传易感性　Hereditary susceptibility　8
遗传因素　Hereditary factor　10, 127
异硫氰酸盐类　Isothiocyanates　128
异位性肿瘤相关物质　Tumor in atopy related substances　50
异位组织来源　Origin from heterotopic tissue　137
异型细胞　Allotype cell　36
抑癌基因　Anti-oncogene　50
饮食习惯　Eating habit　9
隐血珠检查　Occult blood examination　14
营养缺乏　Lack of nutrition　9
影像学检查　Imageology examination　37
硬纤维瘤　Desmoid　135
疣状癌　Verrcous (squamous) carcinoma　17
原位肿瘤相关物质　Tumor in situ related substances　50
远期疗效　Prospective efficacy　62

Z

早期癌　Early carcinoma　39
早期发现　Early discovery　49
早期食管癌声像图　Sonogram of earlier esophageal carcinoma　45
早期诊断　Early diagnosis　49
正常声像图　Normal sonogram　46
支架的护理　Nursing of stent　125
脂肪肌瘤　Lipomyoma　137
脂肪瘤　Lipoma　17, 21, 137
脂肪肉瘤　Liposarcoma　135
脂质体载体　Liposome vector　105
致癌因子　Carcinogenic factor　10
中部横纹肌　Middle striated muscle　5
中胚叶　Mesoblast　137
肿瘤标志　Tumor markers　49
肿瘤病毒学　Oncovirology　49
肿瘤的病期因素　Cancer stage factor　60
肿瘤耳部烔据诊断法　Cancer pinna　14
种族　Race of people　127
注射用奈达铂　Nedaplatin to inject　115
转流　By-pass　61
转移瘤　Metastatic tumors　31
紫杉醇　Paclitaxol　101

自动化　Automation　50

自张式支架　Idio-stretch support　129

自主神经瘤　Autonomic neuroma　138

组织多肽抗原　TPA, Tissue polypeptide antigen　50

组织发病　Tissue Pathogenesis　49